파자마
요가

파자마 요가

펴낸날 1판 1쇄 2011년 8월 5일
펴낸날 1판 2쇄 2014년 1월 15일

지은이 | 에이미 | **펴낸이** 고영수

펴낸곳 청림Life | **출판등록** 제2010-000315호
주소 135-816 서울시 강남구 도산대로 38길 11번지(논현동 63)
       413-756 경기도 파주시 교하읍 문발리 파주출판도시 518-6번지 청림아트스페이스
전화 02)546-4341 | **팩스** 02)546-8053
홈페이지 www.chungrim.com | **이메일** life@chungrim.com

기획편집 장선희 양춘미 이선일
외서기획 우정민 | **마케팅** 유경민 김재욱 | **제작** 김기창
총무 문준기 노재경 송민진 | **관리** 주동은 조재언 신현민

ⓒ 에이미, 2011
ISBN 978-89-965348-9-1 13690

감수 | 송은지
사진 | 김범경
헤어&메이크업 | 뷰티레이 www.beautylei.co.kr
이너웨어 | 이랜드그룹 헌트, 바디팝 www.eland.co.kr
요가복 | 이지요가 www.easyoga.co.kr

* 책값은 뒤표지에 있습니다. 잘못된 책은 바꾸어 드립니다.
* 청림Life는 청림출판㈜의 논픽션·실용도서 전문 브랜드입니다.

슈퍼모델 **에이미**의 잠들기 전 10분 이완 휴식

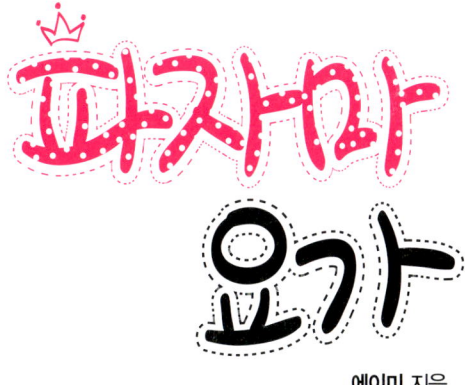

파자마 요가

에이미 지음

청림Life

《 들어가는 말

요가 초보자를 위한 종합선물세트

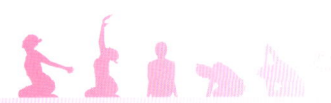

『파자마 다이어트』와 『파자마 스트레칭』을 출간한 지 1년하고도 6개월이 지났다. 수많은 독자들로부터 기대 이상의 사랑을 많이 받아 너무나 행복했다. 간단한 동작만으로도 잘못된 자세가 교정된다고, 생기가 돌며 몸이 아름다워진다고, 신진대사가 활발해졌다고, 몸에 쌓여 있는 독소가 배출된다고, 몸의 변화뿐만 아니라 마음도 자신감으로 가득 차게 되었다고 감사의 인사를 보내왔다. 이보다 더한 보람이 어디 있으랴.

하지만 한편으로는 복잡하기도 하고 재미가 떨어져서 꾸준히 운동하기란 생각처럼 쉽지 않다고, 그래서 몸이 무겁고 어깨가 뭉치는 통증은 쉽게 해결되지 않고 만성적인 피로에 시달리게 되었다고, 또한 필요 이상으로 몸을 움직여 오히려 수면을 방해한다고 불만을 보내왔다. 생각지도 못한 복병을 만난 듯이 무척이나 난감했다.

쉽고 간단히 따라 할 수 있는 동작으로 구성했는데도, 복잡하고 재미가 떨어진다니…….

요즘 건강과 미용을 위한 수련법으로 각광받고 있는 것이 바로 요가이다. 할리우드 스타들이 몸매 관리를 위해 배운다는 것이 전해지면서 최근 10년 새 우리나라에도 요가 인구가 많이 늘었다. 그래서 그런지 동네마다 요가를 가르치지 않는 곳이 없을 정도이다. 하지만 아직 요가는 그 용어부터 낯설기만 하고, 힐링·핫·파워 등 종류도 매우 다양하다.

요가는 인도에서 약 6천 년 전부터 수행자들 사이에서 전해 내려오는 수행방법이라 알려져 있다. 요가의 어원을 보면 '결합한다'는 뜻의 'yuj'이며, '소우주인 자아와 대우주가 완전한 하나가 되는 것'이라는 의미를 가지고 있음을 알 수 있다. 많은 분파가 있지만 세계적으로 요가 수행자들이 따르는 요가는 대부분 '라자 요가'와 '하타 요가'로 나뉜다. 몸과 마음을 다스려 '합일'을 이루고자 하는 목적은 같지만 라자 요가는 명상을, 하타 요가는 신체 단련을 보다 중시한다.

우리나라에서 가르치는 요가는 대부분 몸 동작을 가르치는 하타 요가 수련법이다. 하타 요가도 취하는 동작, 수련 지침 등에 따라 시바난다·아쉬탕가 빈야사·비크람·아이엥가 요가 등으로 분류된다.

요가의 효과와 장점은 이루 말할 수 없을 정도이다. 체형을 교정하고, 체력을 강화하며, 폐와 심장 기능을 향상시키고, 유연성과 근력을 조화시키며, 정신력을 높여주고, 신진대사를 증가시키며, 자율신경계를 조절하고, 근육과 관절의 유연성을 향상시키며, 독소와 노폐물을 제거하고, 다이어트 효과가 있고, 몸과 마음의 피로와 스트레스를 이완시켜준다.

이렇게 좋은 요가를 쉽게, 재미있게 배울 수만 있다면 얼마나 좋을까…….

'파자마 시리즈'의 완결 편은 그렇게 해서 만들어졌다. 전편의 스트레칭 동작들이 복잡하거나 재미가 떨어져서 잠들기 전 간단한 운동을 내려놓고 다시 맥주잔을 집어든 독자들을 위한 고민의 결과물이다. 바쁜 일상으로 요가원에 가서 꾸준히 수련법을 배우기 쉽지 않은 독자들을 생각했다. 요가 비디오 속의 난해하고 어려운 동작을 억지로 따라하다 텔레비전을 꺼버리는 독자들을 이해했다. 무엇보다 전편의 독자들이 요즘 트렌드에도 맞고 재미있게 따라 할 수 있도록 효과는 아주 좋으면서 동작은 아주 쉬운 '요가' 수련법을 알려달라고 했기 때문이다.

『파자마 요가』는 아직 요가를 한 번도 접해보지 않은 독자들도 따라 할 수 있도록 집에서 '파자마'를 입고 간편하게 할 수 있는 동작들로 선별하여 구성되었다. 요일별 프로그램을 통해 그날의 피로는 그날에 바로 풀 수 있는 '요일 요가', 복부·가슴·엉덩이·허벅지·종아리가 탄력 있고 아름다워지는 '뷰티 요가', 어깨·목·등·허리·골반·종아리 등 뻐근하고 결리는 곳이 시원해지는 '힐링 요가' 그리고 침대·의자·책상 등을 이용해서 간단하게 몸을 풀어주는 '툴 요가' 등이 실린, 말 그대로 요가 초보자를 위한 종합선물세트 같은 책이다. 사회생활을 하면서 과다한 업무로 스트레스를 받는 직장인과 하루 종일 의자에서 생활하는 학생, 아직 성장하고 있는 아이들, 살림살이에 자세가 불균형해진 주부 등 건강을 되찾고 싶은 모든 독자들에게 이 책이 도움이 되길 바란다.

끝으로 이 책이 나오기까지 많은 도움을 준 (사)대한피지컬트레이너협회 송은지 교육이사와 '파자마 시리즈'의 제작진 김영회 디렉터, 장선희 에디터, 김범경 포토그래퍼에게 감사의 말을 전한다. 그리고 『파자마 다이어트』와 『파자마 스트레칭』의 독자들에게, 『파자마 요가』의 독자가 될 여러분에게 이 책을 바친다.

2011년 8월
에이미

≪ 이 책의 특징 및 보는 법

해당 요가의 이름과 효과를 설명합니다.

해당 요가의 전체 순서를 보여줍니다.

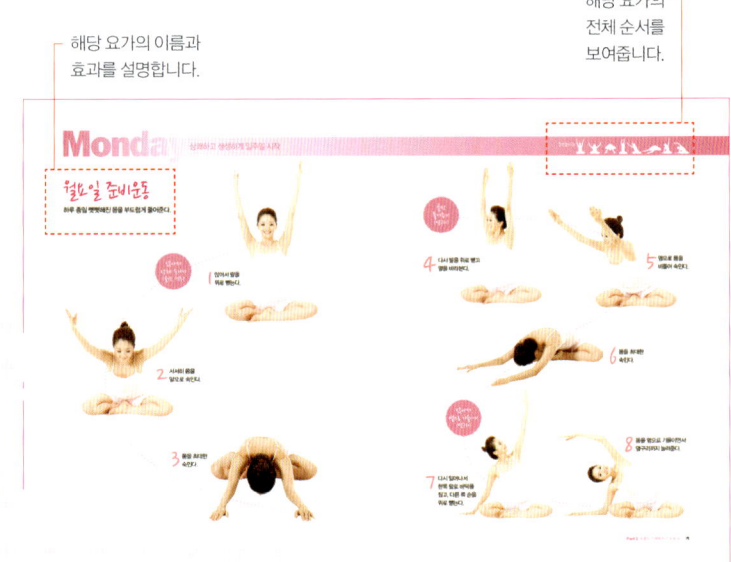

{ 요일 요가 }

일주일 동안 피로해진 몸의 구석구석을 시원하게 풀어줄 수 있는 요가 동작을 소개했습니다. 요일에 맞춰 잠들기 전 10분씩만 따라해보세요. 다음 날 아침이 매우 상쾌해집니다.

해당 요가가 어려울 경우 쉬운 동작으로 대체합니다.

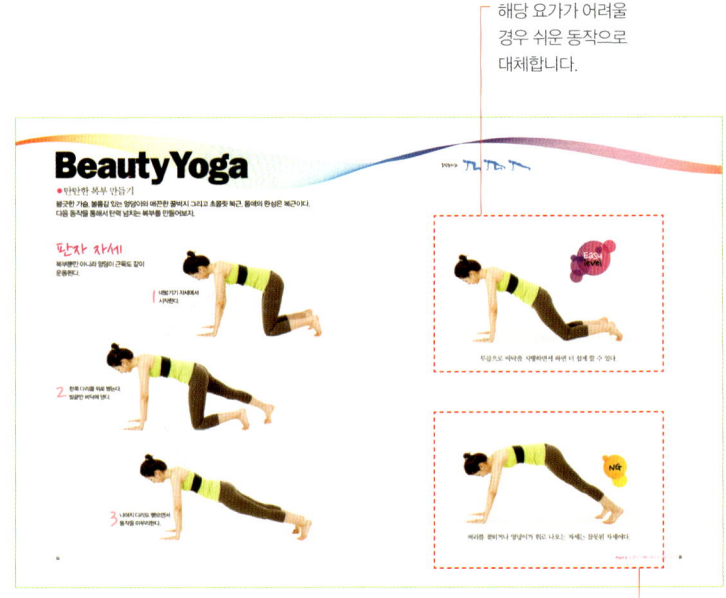

{ 뷰티 요가 }

복부, 가슴, 옆구리, 허벅지, 종아리 등 여성들이 가장 신경 쓰이는 몸의 부위를 탄력 있고 아름답게 가꾸어주는 데 도움이 되는 요가 동작을 소개했습니다. 요일 요가를 한 뒤에 한 부위를 집중적으로 관리하는 방법으로 차근차근 해보면 멋진 몸매로 변신합니다.

해당 요가의 자세를 잘못 잡은 경우를 보여줍니다.

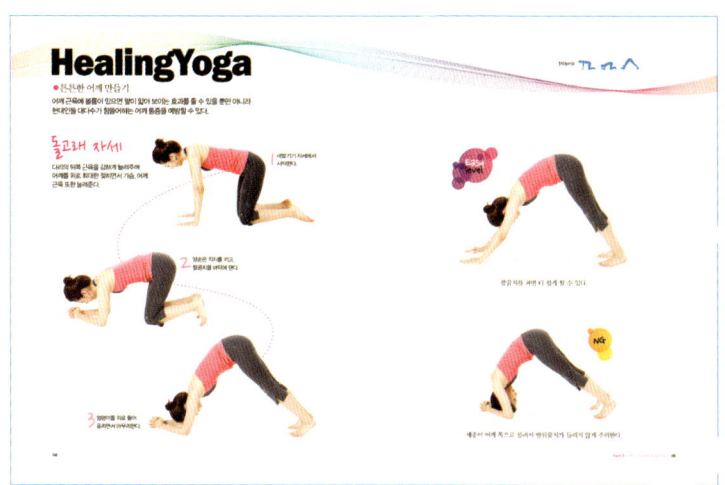

[힐링 요가]

어깨, 목, 등, 허리, 엉덩이, 종아리 등 뻐근하고 결리는 곳을 요가로 시원하게 풀어주는 동작을 소개했습니다. 요일 요가를 한 후에 가장 아프고 신경 쓰이는 부위를 집중적으로 관리해보세요. 하루하루 몸이 가벼워지는 것을 느끼게 됩니다.

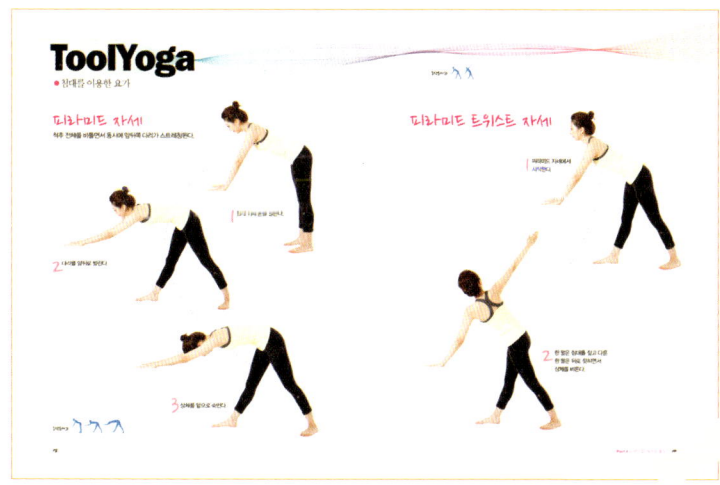

[툴 요가]

집 안에 있는 침대, 의자, 책상 등을 이용해서 간단하게 몸을 풀어줄 수 있는 요가 동작을 소개했습니다. 일부러 준비를 하지 않아도 되어 매우 간편합니다. 잠들기 전 침대에서, 책상이나 의자를 이용해서 간단하게 동작을 따라해보세요. 몸이 한결 유연해집니다.

차례

들어가는 말 4
이 책의 특징 및 보는 법 6

01 내 몸이 가벼워지는 요일 요가

파자마 요가의 의미 12 / 파자마 요가 시 주의할 점 13 / 아사나 + 파자마 요가 14 / 파자마 요가 클리닉 16

요일 요가
월요일 준비운동 18 / 어깨, 옆구리 풀어주기 20 / 척추 이완시키기 22
화요일 준비운동 24 / 골반, 척추 비틀기 26 / 골반, 척추 풀어주기 28
수요일 준비운동 30 / 팔, 옆구리 이완시키기 32 / 다리, 골반 풀어주기 34
목요일 준비운동 36 / 누워서 다리 늘리기 38 / 누워서 골반 비틀기 40
금요일 준비운동 42 / 누워서 하체 단련시키기 44 / 척추 유연하게 만들기 46
토요일 준비운동 48 / 엎드려 다리 풀어주기 50 / 등, 허리 풀어주기 52
일요일 준비운동 54 / 상체와 하체 풀어주기 56 / 상체와 골반 비틀기 58

02 내 몸이 아름다워지는 뷰티 요가

탄탄한 복부 만들기
판자 자세 62 / 복근운동 자세 64 / 보트 자세 66 / 두 손으로 온몸 들기 자세 68

군살 없는 옆구리
옆으로 지지한 판자 자세 70 / 무릎으로 서서 옆으로 기울이기 72
누워서 비틀기 자세 74 / 반물고기신 자세 76 / 런지 비틀기 자세 78

날씬한 허리 만들기
반달 자세 80 / 아 치 자세 82 / 버드독 자세 84 / 팔 다리 들어 올린 메뚜기 자세 86
다리 들어 올린 메뚜기 자세 88

볼륨 있는 엉덩이 만들기
변형된 전갈 자세 90 / 반활 자세 92 / 활 자세에서 발끝 모으기 94

꿀벅지 만들기
전사 자세 1 96 / 전사 자세 2 98 / 의자 자세 100 / 손 뻗어 엄지발가락 잡기 102
옆으로 누워서 다리 들기 104

균형감각 UP!
나무 자세 106 / 무용수 자세 108 / 독수리 자세 110 / 별 자세 112

예쁘고 건강한 팔 만들기
팔꿈치 뒤로 보내기 114 / 팔꿈치 구부려 가슴 열기 115 / 팔 펴서 어깨 열기 116
한 팔 들어 어깨 열기 118 / 어깨 늘리기 119

멋진 뒤태 만들기
물고기 자세 120 / 활 자세 122 / 깍지 끼고 상체 들기 124 / 비둘기 합장 자세 126
코브라 자세 128 / 위로 향한 개 자세 130

03 내 몸이 건강해지는 힐링 요가

튼튼한 어깨 만들기 돌고래 자세 134 / 테이블 자세 136

뻐근한 목 풀어주기 목 옆으로 기울이기 138 / 목 옆으로 기울여 앞으로 숙이기 139
목 옆으로 기울여 뒤로 젖히기 139 / 깍지 끼고 목 뒤로 젖히기 140 / 목 앞으로 숙이기 141

어깨 결림 풀어주기 고양이 자세 142 / 앉아서 등 뒤에서 손 합장하기 144
손목 구부려 팔 근육 늘리기 146 / 앉아서 어깨 늘리기 148

뭉친 등 풀어주기 깍지 끼고 견갑골 벌려주기 150 / 낙타 자세 152 / 앉아서 옆으로 기울이기 154
고양이-소 자세 156

무릎 통증 완화시키기 런지 자세에서 다리 접기 158 / 백조 자세에서 다리 접기 160 / 반비둘기 자세 162
누운 영웅 자세 164

종아리 풀어주기 서서 상체 숙이기 166 / 피라미드 자세 168 / 아래로 향한 개 자세 170 / 종아리 주무르기 172

엉덩이 풀어주기 뻗은 백조 자세 174 / 앉아서 엉덩이 스트레칭 176 / 누워서 엉덩이 스트레칭 178
반딧불이 자세 180

허리 통증 완화시키기 바람빼기 자세 182 / 누워서 좌우 비틀기 183 / 무릎 잡고 구르기 184 / 교각 자세 186

골반 교정하기 소머리 자세 188 / 변형 반연꽃 자세 190 / 골반 교정 자세 192 / 나비 자세 194

04 내 몸이 즐거워지는 툴 요가

침대를 이용한 요가 피라미드 자세 198 / 피라미드 트위스트 자세 199
한 손 위로 들고 상체 젖히기 200 / 한 다리 앞으로 펴고 상체 숙이기 201

책상을 이용한 요가 책상 잡고 앞으로 숙이기 202 / 전사자세 1+옆으로 기울이기 203
전사자세 2+옆으로 기울이기 204 / 전사자세 1+뒤로 기울이기 205

의자를 이용한 요가 다리 옆으로 눕혀 상체 숙이기 206 / 다리 꼬고 앉아 비틀기 207
손 모아 기지개 켜기 208 / 목뒤, 등 늘리기 210 / 의자 잡고 상체 비틀기 212

커플 요가 전사 자세 1 214 / 등 맞대고 전후굴 자세 215 / 넓게 서서 상체 숙이기 216
태양을 향한 전사 자세 217 / 나비 자세 218 / 엎드려 상체 들어 올리기 220
엎드려 하체 들어 올리기 222

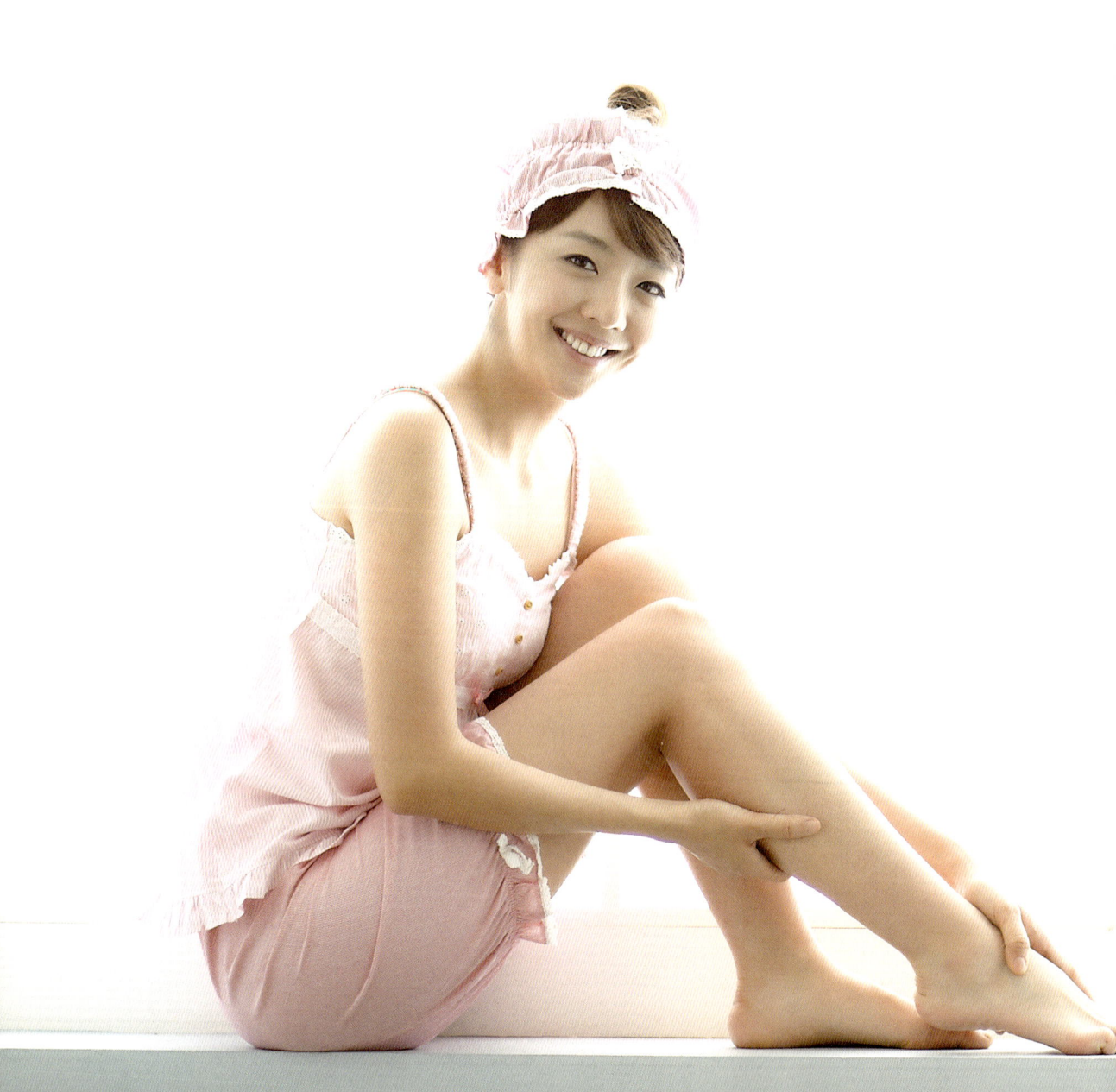

Part 1
내 몸이 가벼워지는 요일 요가

파자마를 입고 집 안에서 편안하게 잠들기 전 10분만 요가를 해도 내 몸이 한결 가벼워지고 아름다워집니다. 무리하지 말고 하루하루 그 날의 동작만 천천히 따라해보세요. 다음날 달라진 내 모습을 발견합니다.

《 파자마 요가의 의미

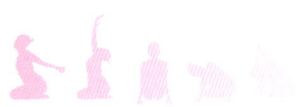

파자마 요가는?

보통 요가하면 어떤 생각이 떠오르나요? 요가복을 입고 멋진 자연 속에서 멋지게 아사나 포즈를 취하는 것이 떠오르나요? 왠지 종교적인 색깔이 느껴지는 명상이 떠오르나요? 혹은 아무 것도 먹지 않고 같은 포즈를 취하면서 고행을 하는 수행자의 모습이 떠오르나요? 최근 요가가 각광을 받으면서 위와 같은 편견은 많이 사라졌습니다. 하지만 아직도 요가를 멀게, 어렵게만 느끼는 분들이 많이 있습니다.

직장인으로서 요가원이나 헬스클럽에 따로 등록해서 다닌다는 건 많은 시간과 비용 부담이 따르기 마련입니다. 하지만 요가는 그리 멀리 있는 것이 아니랍니다. 일상생활 속에서 틈틈이 할 수 있는 만큼 수련한다면 그만큼 앞으로 나아갈 수 있습니다.

파자마 요가는 말 그대로 요가를 어렵게 여기고 멀게 느끼는 분들, 시간이 없어서 운동을 멀리 해야 했던 직장인들을 비롯해서 모든 연령층이 특별한 준비 없이 파자마를 입고 잠들기 전에 편안하게 요가를 할 수 있도록 구성되어 있습니다.

파자마 요가의 특징

❶ 손쉽게 배울 수 있는 동작으로 구성하였습니다.
❷ 번거로운 준비물 없이 파자마를 입고 편안하게 할 수 있는 요가 동작들입니다.
❸ 따로 시간을 내기 힘든 직장 여성을 위해 요일별로 10~20분이면 온몸 전체가 운동이 되게끔 구성했습니다.
❹ 테마별로 효과 및 집중되는 부위가 설명되어 있어서 운동뿐만 아니라 몸을 치유하는 효과도 누릴 수 있습니다.
❺ 어려운 동작은 책상, 의자와 같은 도구를 이용하여 더 쉽게 따라 할 수 있도록 했습니다.
❻ 칼럼을 통해 현대인들이 흔히 겪는 근골격계 질환과 극복 방법에 대한 설명도 했습니다.
❼ 스텝 바이 스텝으로 한 단계 한 단계 동작을 배울 수 있도록 구성되어 있기 때문에 요가 인스트럭터 없이도 어렵지 않게 배울 수 있습니다.
❽ 동작 별로 잘못된 동작, 흔히 하는 실수 및 난이도가 높은 경우 좀 더 쉽게 할 수 있는 요가 동작도 참고로 구성하였습니다.

파자마 요가 시 주의할 점 »

파자마 요가 할 때 주의할 점

하나, 호흡을 편안하게 합니다

요가 책을 보면 대개 몇 초간 숨을 들이마시고 숨을 내뱉고, 몇 초간 호흡을 멈추고 하는 식의 설명이 많습니다. 하지만 호흡은 그 자체만으로도 오랜 수련이 필요한 영역이고 잘못된 호흡 방식은 우리 몸에 불필요한 긴장을 줄 수 있습니다. 때문에 파자마 요가에서는 일반인들에게 쉽게 다가가기 위한 평소 본인의 자연스러운 호흡을 유도합니다. 요가 동작을 완성한 후 3~5회 정도 호흡을 하고 돌아오는 방식으로 수련합니다. 어느 정도 동작이 익숙해지고 호흡이 편안해지면 그 횟수와 호흡 길이를 늘려보세요.

둘, 필요 없는 긴장을 풀어줍니다

예전과는 달리 날로 발전하는 과학기술로 생활이 훨씬 윤택해지고 안락해졌습니다. 현대인들은 덕분에 움직임이 줄어서 삶은 편안해졌지만, 몸은 훨씬 긴장되어 있습니다. 목, 어깨, 등, 허리 항상 격무에 시달려 긴장으로 똘똘 뭉친 부위들을 최대한 편안하게 그리고 자유롭게 이완시킵니다. 요가를 하는 동안만이라도 몸에게 자유를 주고 싶은 것입니다.

셋, 긴장할 때는 긴장해야 합니다

하루의 대부분을 앉아서 생활하는 현대인들은 활동량이 없음에도 불구하고 근육은 더 긴장하고, 더 긴장했음에도 불구하고 근육의 힘은 오히려 약합니다. 많은 사람들의 요가에 대한 편견 중 하나가 "요가 아사나(동작)는 근육을 스트레칭해줄 뿐이지 근육을 강하게 하는 데는 큰 효과가 없다"고 생각하는 경우가 있습니다. 하지만 요가를 통해서도 얼마든지 근육을 강하게 만들 수 있습니다. 근육에 힘이 들어간다고 해서 잘못된 자세가 아니라는 것을 인식하고 요가를 접합니다. 그렇다고 필요 이상의 힘을 지나치게 주는 것은 앞에서 이야기했듯이 좋지 않습니다.

넷, 한 동작에 너무 집착하지 마세요

이를테면 엉덩이를 예쁘게 하는 동작이라고 해서 그 동작의 기능이 엉덩이에만 효과가 있는 것은 아닙니다. 한 동작이 엉덩이, 허리, 복부 등 여러 부위에 거쳐 영향을 끼치는 경우가 많습니다. 스스로 원하는 효과라고 해서 너무 그 동작에만 집착하지 말고 여러 가지 동작을 고루고루 밸런스 있게 해주는 것이 중요합니다. 음식도 편식하면 좋지 않듯이 운동도 편식하면 좋지 않습니다.

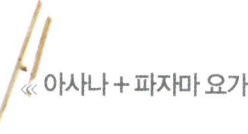
《 아사나 + 파자마 요가

아사나 요가와 파자마 요가

아사나

아사나(asana)는 산스크리트어로 앉아 있는 자세를 뜻하는 아사남(asanam)이라는 어원에서 유래했습니다. 아사나는 명상을 잘 수행하기 위한 자세로써 연구되었지만, 현재는 요가에서 수행을 위한 포즈나 자세를 의미하면서 좀 더 광범위하게 쓰이고 있습니다. 이 책에서는 다양한 아사나를 배워볼 겁니다.

호흡

호흡(pranayama)이 불안정하면 마음도 불안정하고, 호흡이 안정되면 마음도 안정된다는 말이 있습니다. 프라나야마는 산스크리트어로 생체에너지를 뜻하는 '프라나'와 조절을 뜻하는 '야마' 두 단어의 조합으로 이루어졌습니다. 프라나는 우리나라에서는 비슷한 개념으로 공기 속에 녹아 있고 우주의 근원인 '기氣'를 꼽을 수 있습니다. 즉, 공기를 들이키고 내뱉는 컨트롤을 프라나야마라고 합니다. 요가에서 호흡은

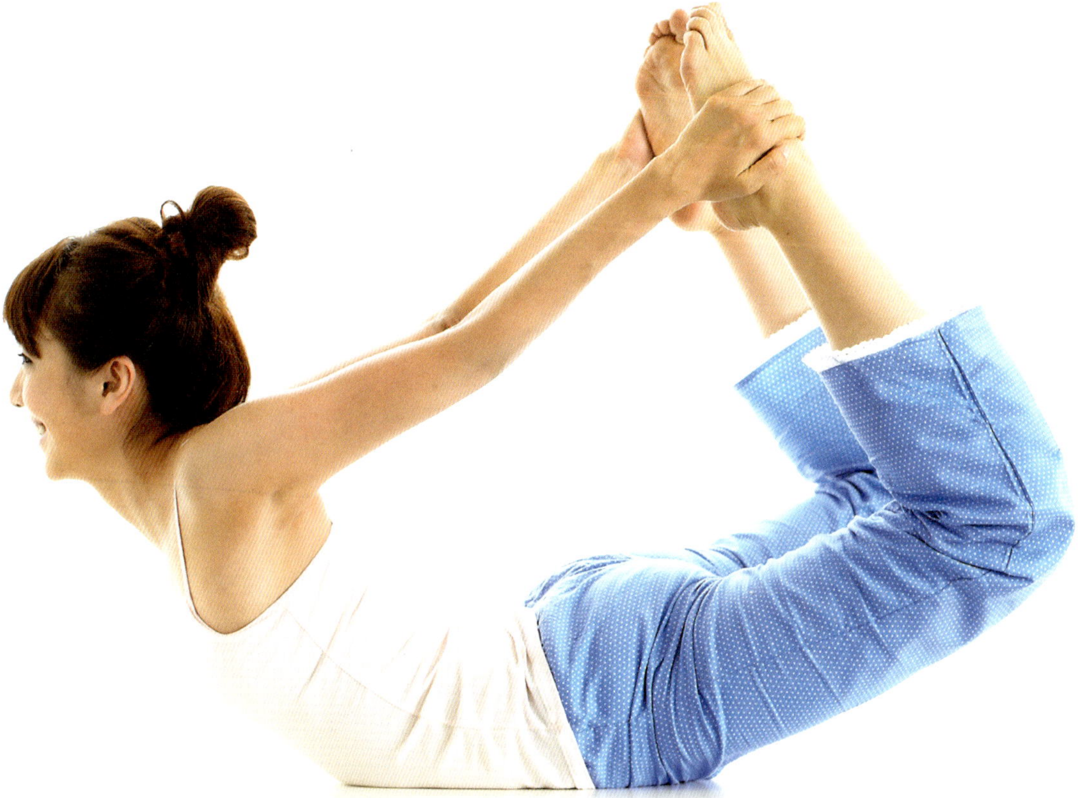

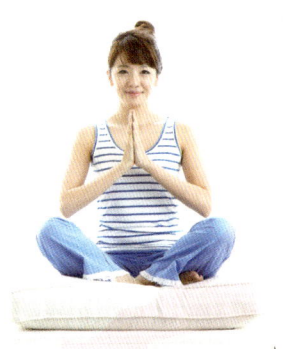

매우 중요한 부분을 차지하고 있기에 그 내용이 깊이 다루어져야 합니다. 하지만 카팔바티, 수리야베다나, 바스트리카, 우자이 호흡 등, 종류 또한 매우 다양하고 방대하므로, '파자마 요가'에서는 처음 시작 단계에 있는 독자들도 쉽게 따라 할 수 있게 호흡의 가장 기본 원리만 사용합니다. 평소에 하는 자연스러운 호흡에 서 점점 더 깊게 유도하는 방식으로, 가슴을 확장하면서 들이마시고 내뱉으면서 복부를 수축하는 연습을 조금씩 시작해봅니다.

명상

요가 아사나를 위해 명상을 하지는 않지만 명상(meditation)을 잘하기 위해서 요가 아사나를 수행해야 한다는 말이 있습니다. 이처럼 오랜기간 요가를 수행해오던 구루(Guru:스승)들은 요가에서 가장 중요한 요소로 아사나보다는 명상을 꼽는다고 합니다. 일상에 찌든 현대인들의 경우 명상을 통해서 이완하고 집중하는 방법을 익히고 향상시킬 수 있습니다. 하루에 10분만이라도 명상에 투자해 보세요.

반다

반다(bandha)란 산스크리트어로 '조이다' 혹은 '잠그다'는 뜻입니다. 실제 요가에 적용한다면 특정 근육을 수축해서 몸 안의 에너지 흐름을 원활하게 만드는 행위를 말합니다. 쿤달리니 요가에 따르면, 반다 테크닉을 통해서 쿤달리니 에너지가 더 잘 흐르고 한층 더 높은 의식과 조우할 수 있다고 합니다.
반다에는 세 가지 종류가 있는데, 물라반다(mulabandha), 우디야나 반다(uddiyana bandha), 잘란다라 반다(jalandhara bandha)입니다. 반다는 따로 연습할 수도 있지만 요가의 여러 동작과 함께 연습할 수도 있습니다. 이 중에 물라반다와 우디야나 반다만 간단히 언급하고 넘어가겠습니다. 물라반다는 현대식 운동의 개념에서 비슷한 것을 하나 꼽아 본다면 케겔 운동 혹은 골반 기저부 운동을 예로 들 수 있습니다. 항문을 조인다, 꼬리뼈가 말아 올라간다는 느낌으로 하시면 됩니다. 우디야나 반다는 복부근육을 조인다는 느낌으로 하면 됩니다. 또 숨을 내쉴 때 배꼽이 등 쪽으로 쏘옥 들어간다는 느낌으로 하면 됩니다.

자세정렬

바른 자세는 정말 중요합니다. 바르지 못한 자세로 인해 어깨, 목, 허리, 골반 등에 통증을 느낄 수 있고 자세 교정을 통해서 이 부분을 개선시킬 수 있음에 따라 자세를 어떻게 취해야 하는가에 대해 많은 전문가들의 관심이 쏠리고 있습니다. 현대인들의 경우 컴퓨터 앞에 있는 시간이 많고 의자에 앉아서 생활하는 시간이 많기에 바른 자세를 취하는 것은 상당히 중요합니다. 대부분 허리가 꾸부정하면 잘못된 자세라고 합니다. 하지만 상황에 따라 과도하게 젖힌 자세 또한 허리에 무리가 갈 수 있고 좋지 않은 자세일 수 있습니다. 반대로 상황에 따라 꾸부정한 자세가 더 좋은 자세일 수도 있습니다.
그냥 일반적인 자세를 봤을 때 가장 좋은 자세는 위의 사진처럼 꾸부정하지도 않고 너무 젖혀지지도 않은 중립 자세가 가장 좋은 자세입니다. 좋은 자세로 요가를 해야 균형도 잘 잡히고 전신이 잘 발달되며 부상도 예방할 수 있습니다.

≪ 파자마 요가 클리닉

다리가 저리면 무조건 허리 때문?

팔이 저린 증상이 나타난다고 해서 무조건 목 디스크는 아닙니다. 다리도 마찬가지입니다. 다리가 저리다고 해서 무조건 허리 때문은 아니라는 거죠. 다리로 내려가는 신경도 여러 근육 사이사이로 지나가고 그 근육들이 긴장했을 경우 신경이 눌려서 허리 디스크 아닌가라고 착각하게 만들 수 있습니다.
이상근이라는 근육이 있는데, 이상근 사이를 뚫고 좌골신경이 지나갑니다. 이상근이 긴장했을 경우 이 좌골신경을 압박해서 엉덩이, 허벅지, 종아리까지 통증을 유발할 수 있습니다. 이런 증상을 '이상근증후군(piriformis syndrome)'이라고 합니다. 다양한 방법의 스트레칭으로 긴장되어 있는 이상근을 풀어줄 수 있습니다. 스트레칭만 정확하게 해도 상태가 좋아지는 경우가 많으니까 열심히 따라해보세요.

긴장성 두통

두통은 사전적인 의미로는 머리에서 통증이 나타나는 현상을 말합니다. 뇌종양, 뇌염, 뇌혈관 질환과 같은 무서운 질병으로 인해서 생기는 두통도 있지만, 가장 많이 겪는 두통은 근육 등의 긴장으로 인해 생기는 '긴장성 두통(tension headache)'입니다.
성인 인구의 90% 이상이 긴장성 두통을 경험한 적이 있다고 합니다. 이 긴장성 두통은 남성보다 여성에서 3배 정도 많이 나타납니다. 한번 나타나면 무시무시하게 아프지만 적절한 마사지와 스트레칭으로도 개선될 수 있습니다. 얼굴, 목, 어깨 주변에는 많은 근육이 있고 그 사이사이로 많은 신경과 혈관들이 지나갑니다. 이 많은 근육들이 적절하게 이완되어 있으면 피도 잘 통하고 신경도 눌리지 않는데, 근육이 긴장하면 신경과 혈관들을 압박해서 긴장성 두통의 원인이 될 수 있습니다. 즉, 주변 근육만 잘 풀어주면 두통이 오는 현상을 많이 개선시킬 수 있습니다.

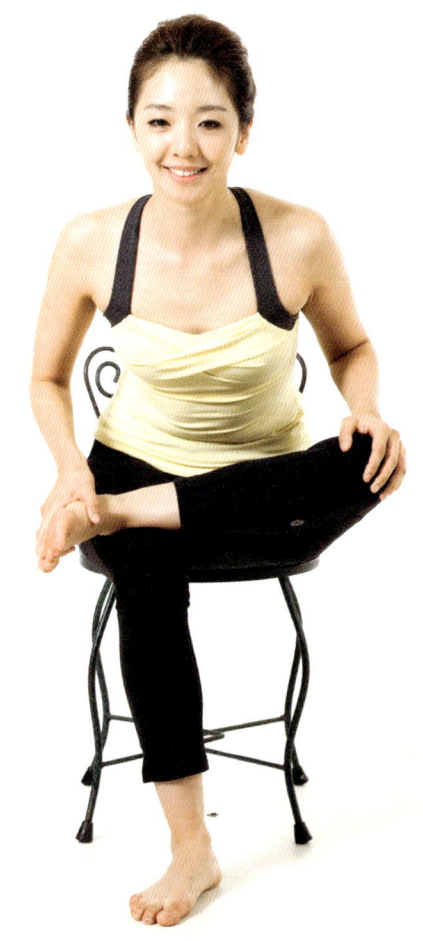

슬개대퇴증후군

무릎이 아파서 엑스레이 찍고 온갖 검사를 다해봤는데도 원인을 못 찾는 경우가 많습니다. 무릎 앞쪽에서 통증이 나타나며 특히 다리를 오래 구부리고 있을 때 통증이 나타났다가 다리를 펴면 통증이 완화되는 경우, 이런 현상을 '슬개대퇴증후군(Patellofemoral pain syndrome)'이라고 합니다.
원인은 무릎 앞쪽의 뚜껑뼈인 슬개골과 허벅지뼈인 대퇴골 사이의 압력 및 마찰로 인해서 생기는 경우가 많습니다. 여성은 남성에 비해 골반뼈가 크고 하이힐을 애용하기 때문에 슬개대퇴증후군을 겪는 경우가 더 많습니다. 허벅지 주변 근육 강화와 스트레칭만으로도 경미한 정도의 통증은 경감시킬 수 있습니다.

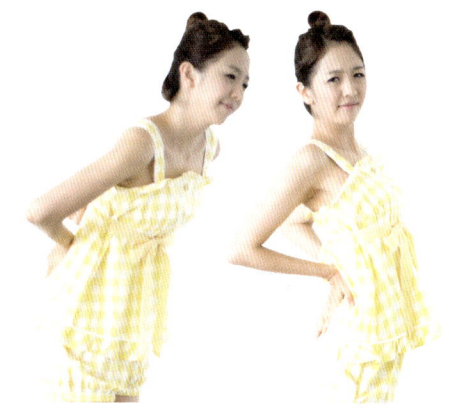

허리를 무조건 꼿꼿하게?

"구부정한 자세 하지 말고, 허리 좀 똑바로 펴봐." 다들 한 번쯤은 이런 잔소리 들어보셨죠? 좌식 생활을 하는 현대인들의 경우 좋지 않은 자세로 어깨 걸리고 허리 아프고 이런 경우가 많습니다. 좋은 자세라면 당연히 권장해야 하지만 무조건 허리를 꼿꼿이 펴는 것이 좋을까요? 아닙니다.
척추에는 많은 관절이 있습니다. 그 중에 하나 중요한 관절이 후관절(facet joint)인데요. 허리를 지나치게 펴면 압박으로 인해 오히려 통증을 유발하는 경우가 있습니다. 목에서 이런 현상이 생겼을 때는 두통까지 올 수 있고요. 그래서 지나치게 구부정하지도 않고 너무 젖히지도 않은 적당한 자세를 취하는 것이 중요합니다.

목디스크? NO NO!!! 흉곽출구증후군

손이 저리면 무조건 목 때문일까요? 목 때문이 아닐 수도 있어요. 목 주변 근육의 긴장으로 인해서 그런 현상이 나타날 수 있습니다. 물론 병원은 가봐야겠지만 간단한 마사지, 스트레칭 정도만으로도 통증을 가라앉힐 수 있는 경우가 많습니다.
특정 근육 사이로 노란 신경이 나옵니다. 그 근육이 긴장하면 사이로 지나가는 신경을 눌러서 팔을 아프게 할 수 있습니다.
근육을 푸는 방법은 간단합니다. 목 귀밑으로 불룩하게 나온 근육이 있습니다. 이 근육 바로 뒤에서 만져지는 근육이 신경을 누르는 나쁜 근육입니다. 지긋이 풀릴 때까지 눌러서 녹여주세요.

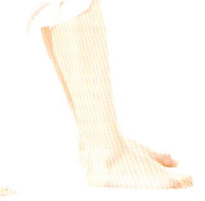

Monday

상쾌하고 생생하게 일주일 시작

월요일 준비운동

하루 종일 뻣뻣해진 몸을 부드럽게 풀어준다.

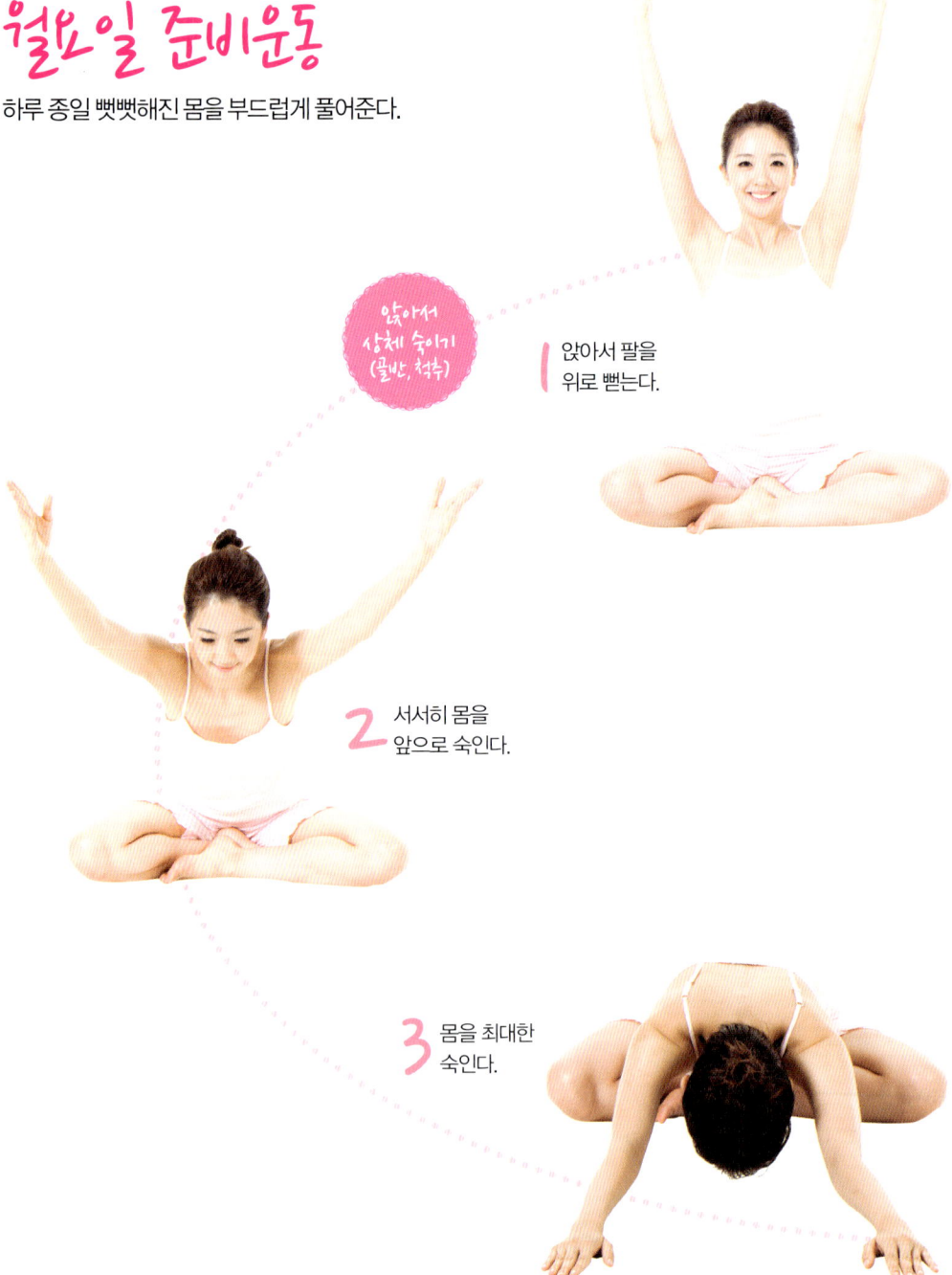

앉아서
상체 숙이기
(골반, 척추)

1 앉아서 팔을 위로 뻗는다.

2 서서히 몸을 앞으로 숙인다.

3 몸을 최대한 숙인다.

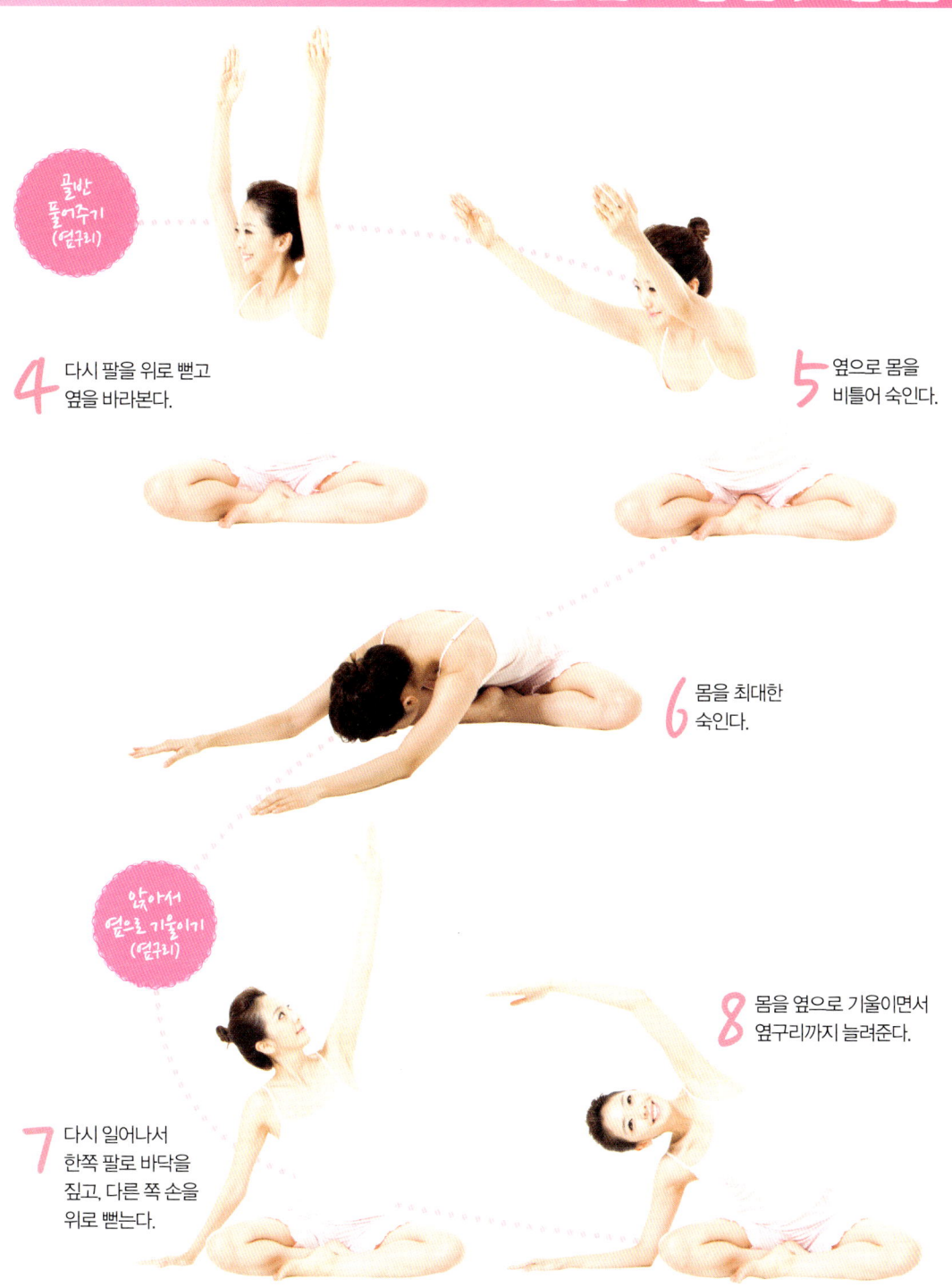

Monday

상쾌하고 생생하게 일주일 시작

어깨, 옆구리 풀어주기

어깨, 다리, 옆구리에 자극을 주어 혈액순환 및 피로해소를 돕는다.

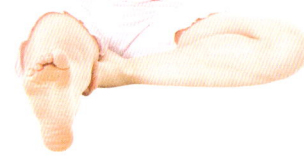

1 한쪽 다리는 펴고 다른 쪽 다리는 눕힌 상태에서 하늘을 향해 팔을 든다.

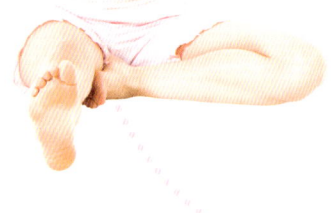

2 몸을 앞으로 조금씩 숙여준다.

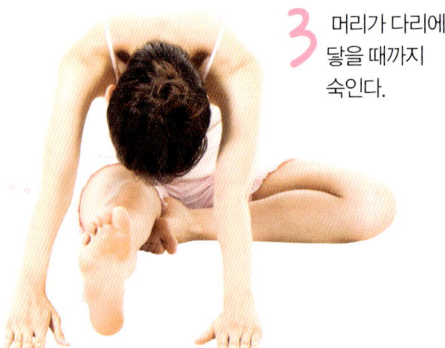

3 머리가 다리에 닿을 때까지 숙인다.

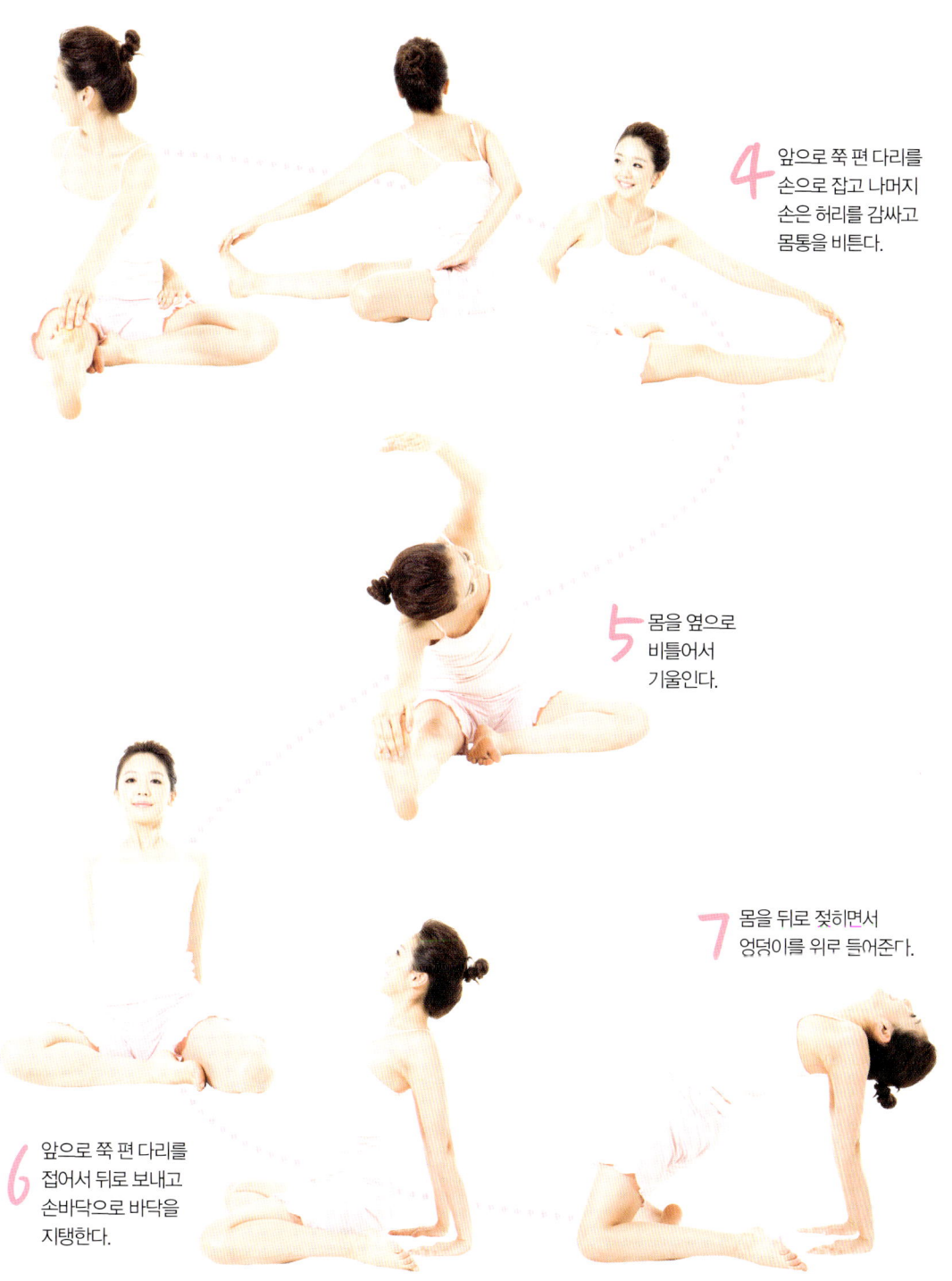

4 앞으로 쭉 편 다리를 손으로 잡고 나머지 손은 허리를 감싸고 몸통을 비튼다.

5 몸을 옆으로 비틀어서 기울인다.

6 앞으로 쭉 편 다리를 접어서 뒤로 보내고 손바닥으로 바닥을 지탱한다.

7 몸을 뒤로 젖히면서 엉덩이를 위로 들어준다.

Monday

상쾌하고 생생하게 일주일 시작

척추 이완시키기

척추 전체를 이완시켜 혈액순환이 원활해진다. 다리 뒤편의 근육을 강하게 늘려준다. 4번 동작은 하복부를 수축시켜 내장기관이 마사지되는 효과가 있다.

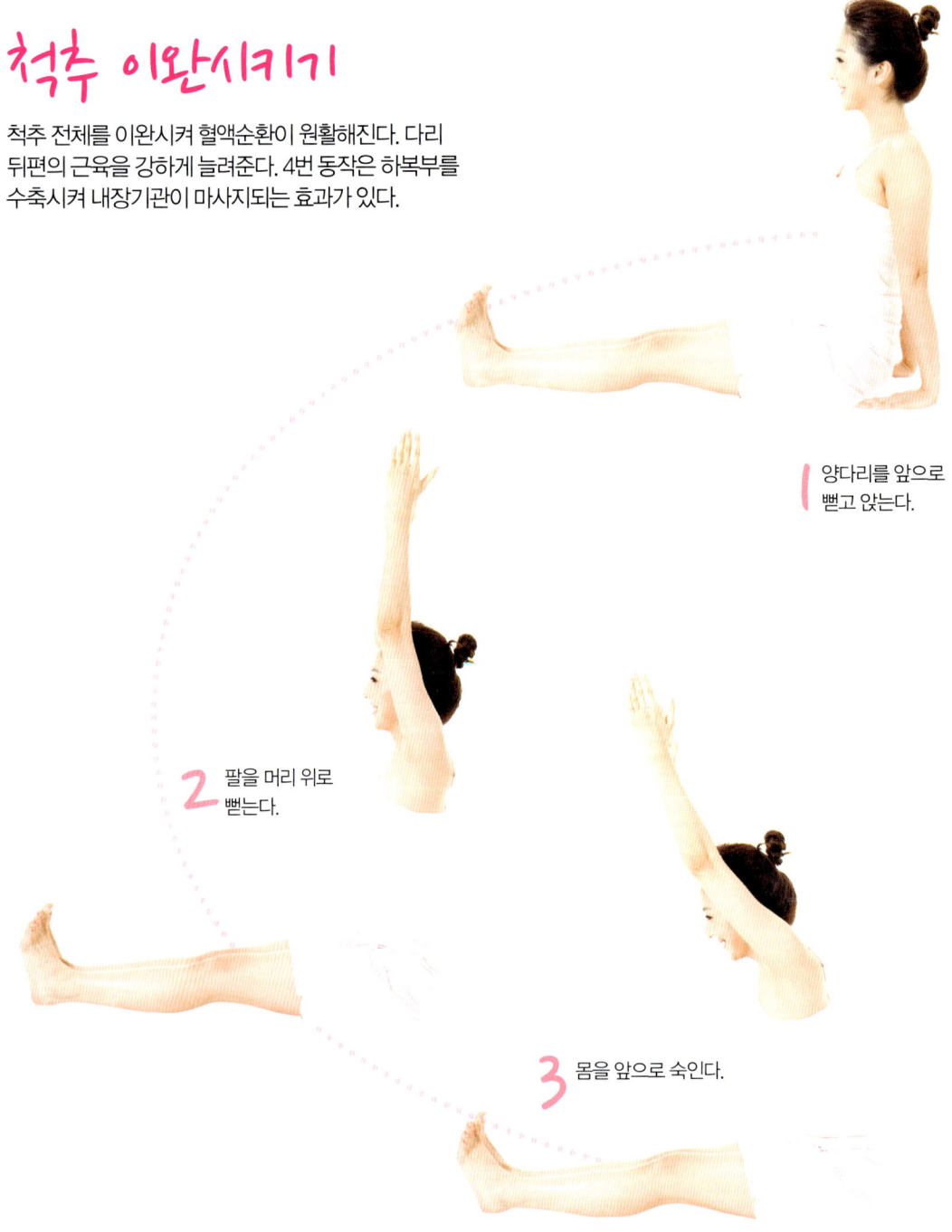

1 양다리를 앞으로 뻗고 앉는다.

2 팔을 머리 위로 뻗는다.

3 몸을 앞으로 숙인다.

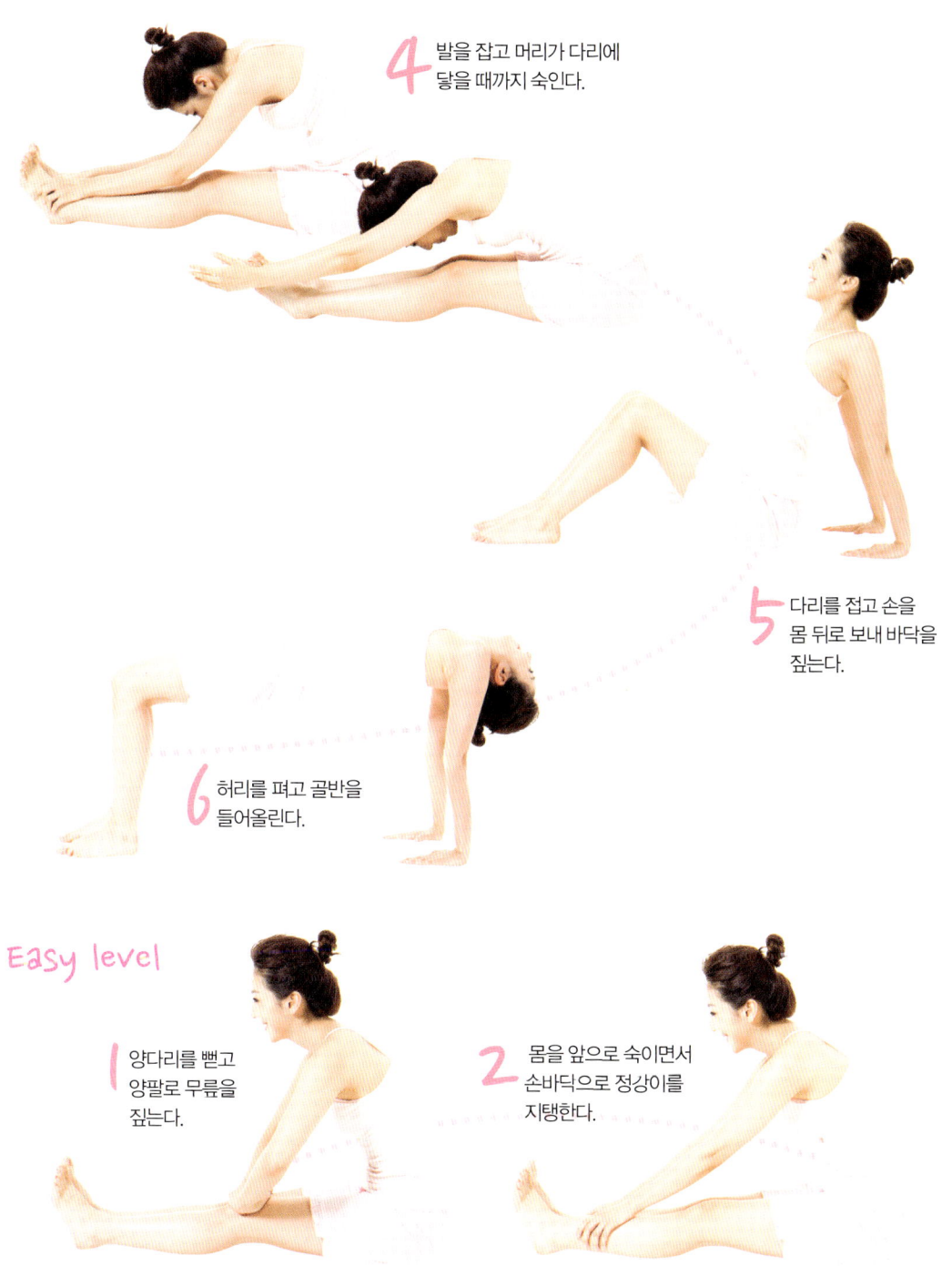

4 발을 잡고 머리가 다리에 닿을 때까지 숙인다.

5 다리를 접고 손을 몸 뒤로 보내 바닥을 짚는다.

6 허리를 펴고 골반을 들어올린다.

Easy level

1 양다리를 뻗고 양팔로 무릎을 짚는다.

2 몸을 앞으로 숙이면서 손바닥으로 정강이를 지탱한다.

Tuesday

활력을 불어넣어 일주일을 생생하게

화요일 준비운동

골반, 척추, 옆구리에 자극을 주어 혈액순환 및 피로해소를 돕는다.

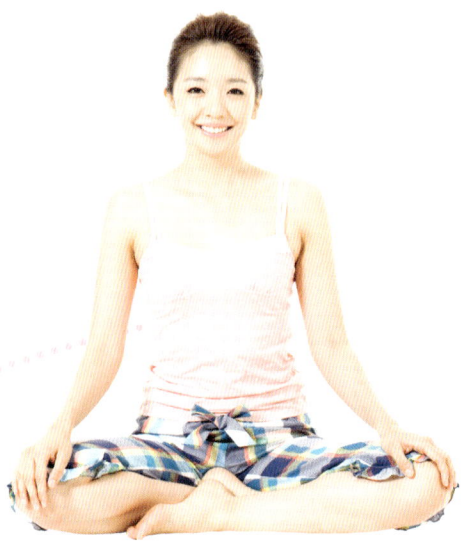

1 양쪽 다리를 접고 앉은 상태에서 팔로 무릎을 짚는다.

2 한쪽 손은 무릎, 한쪽 손은 엉덩이 옆 바닥을 짚고 상체를 비튼다.

3 머리가 바닥에 닿을 정도로 몸을 옆으로 숙인다.

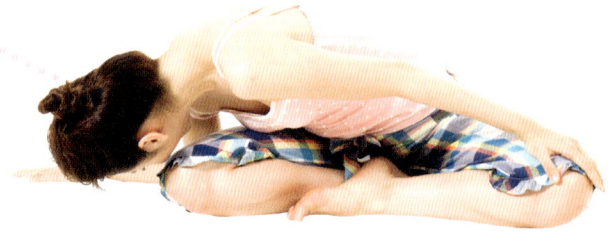

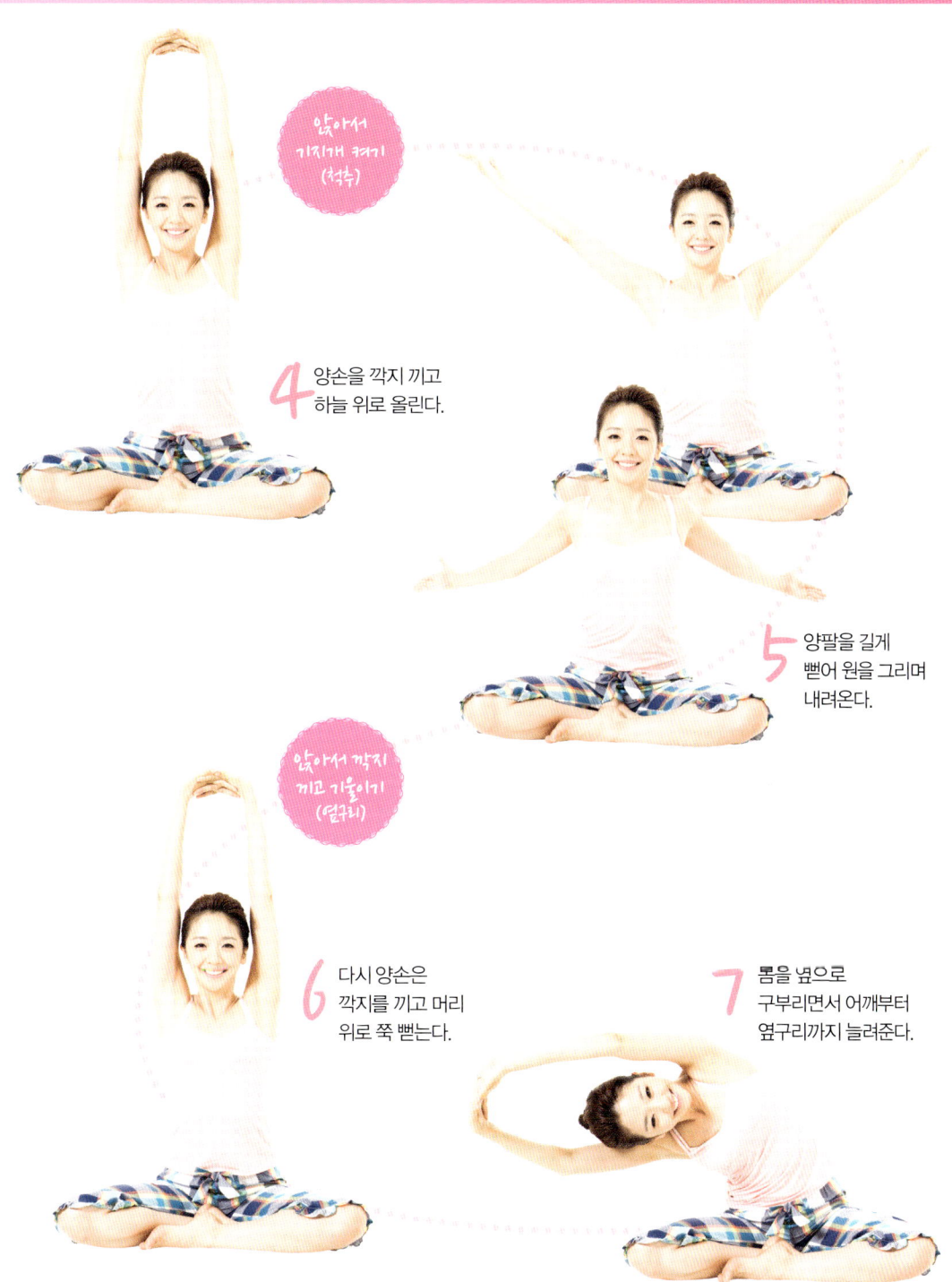

Tuesday

활력을 불어넣어 일주일을 생생하게

골반, 척추 비틀기

골반, 척추에 자극을 주어 혈액순환 및 피로해소를 돕는다.

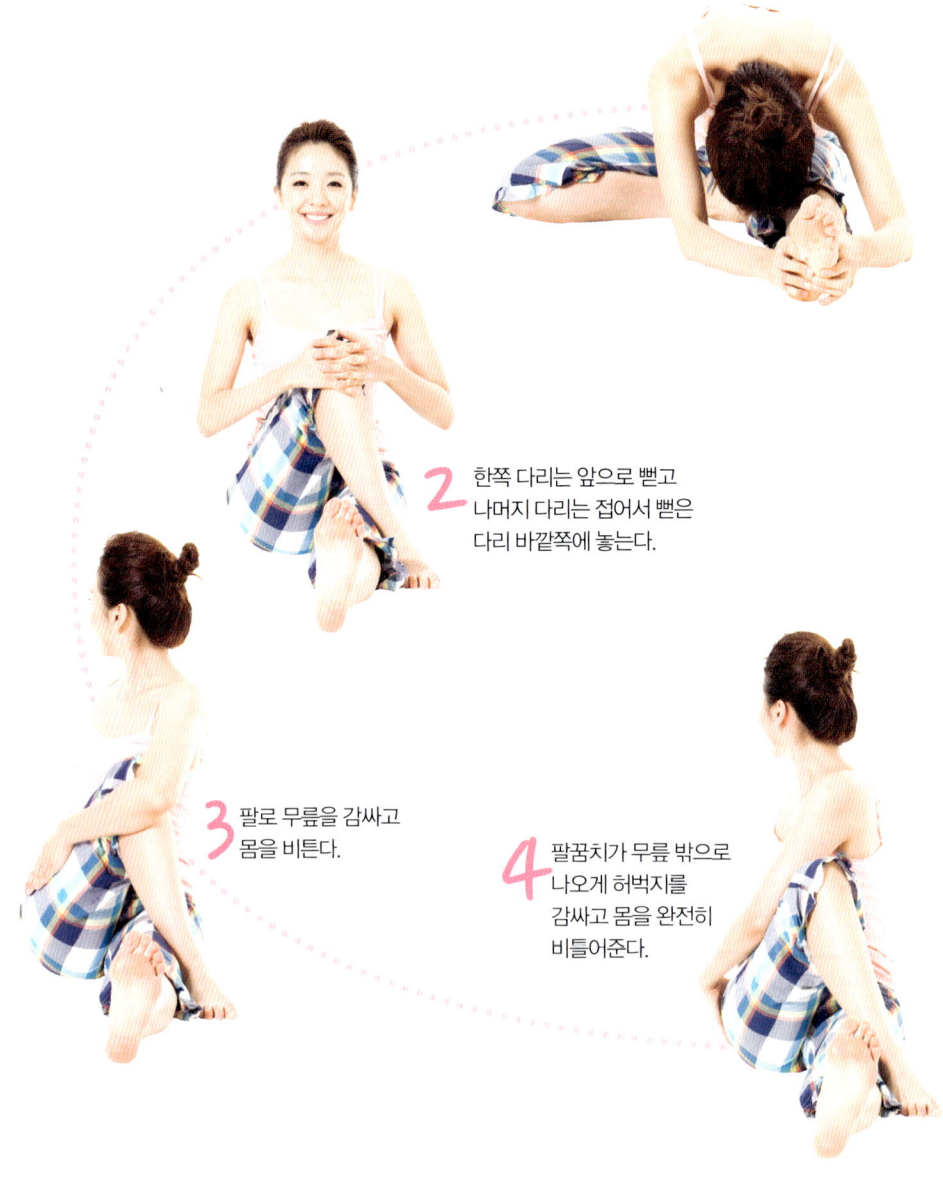

1. 한쪽 무릎을 굽힌 전굴 자세에서 시작한다.

2. 한쪽 다리는 앞으로 뻗고 나머지 다리는 접어서 뻗은 다리 바깥쪽에 놓는다.

3. 팔로 무릎을 감싸고 몸을 비튼다.

4. 팔꿈치가 무릎 밖으로 나오게 허벅지를 감싸고 몸을 완전히 비틀어준다.

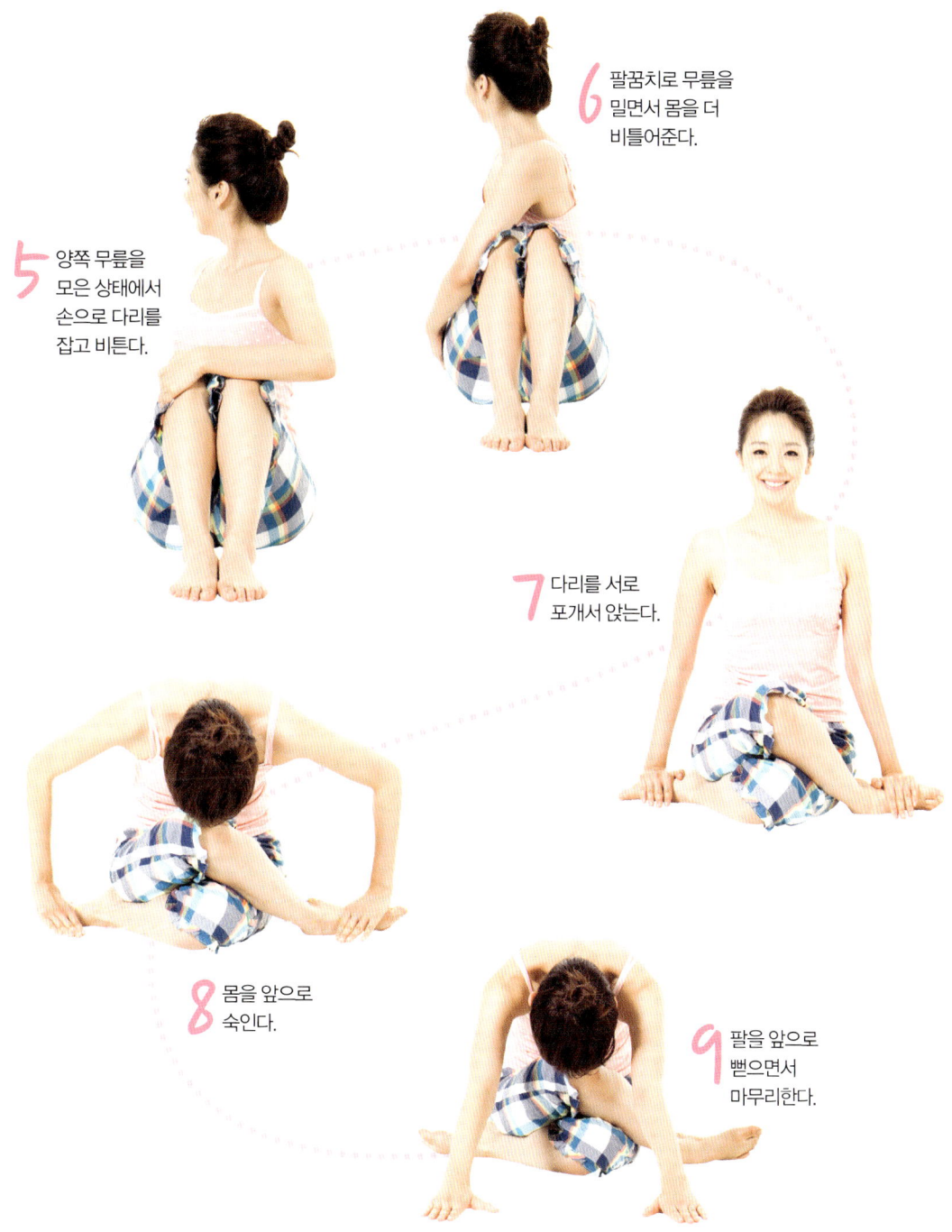

Part 1 내 몸이 가벼워지는 요일 요가

Tuesday

활력을 불어넣어 일주일을 생생하게

골반, 척추 풀어주기

골반, 척추에 자극을 주어 혈액순환 및 피로해소를 돕는다.

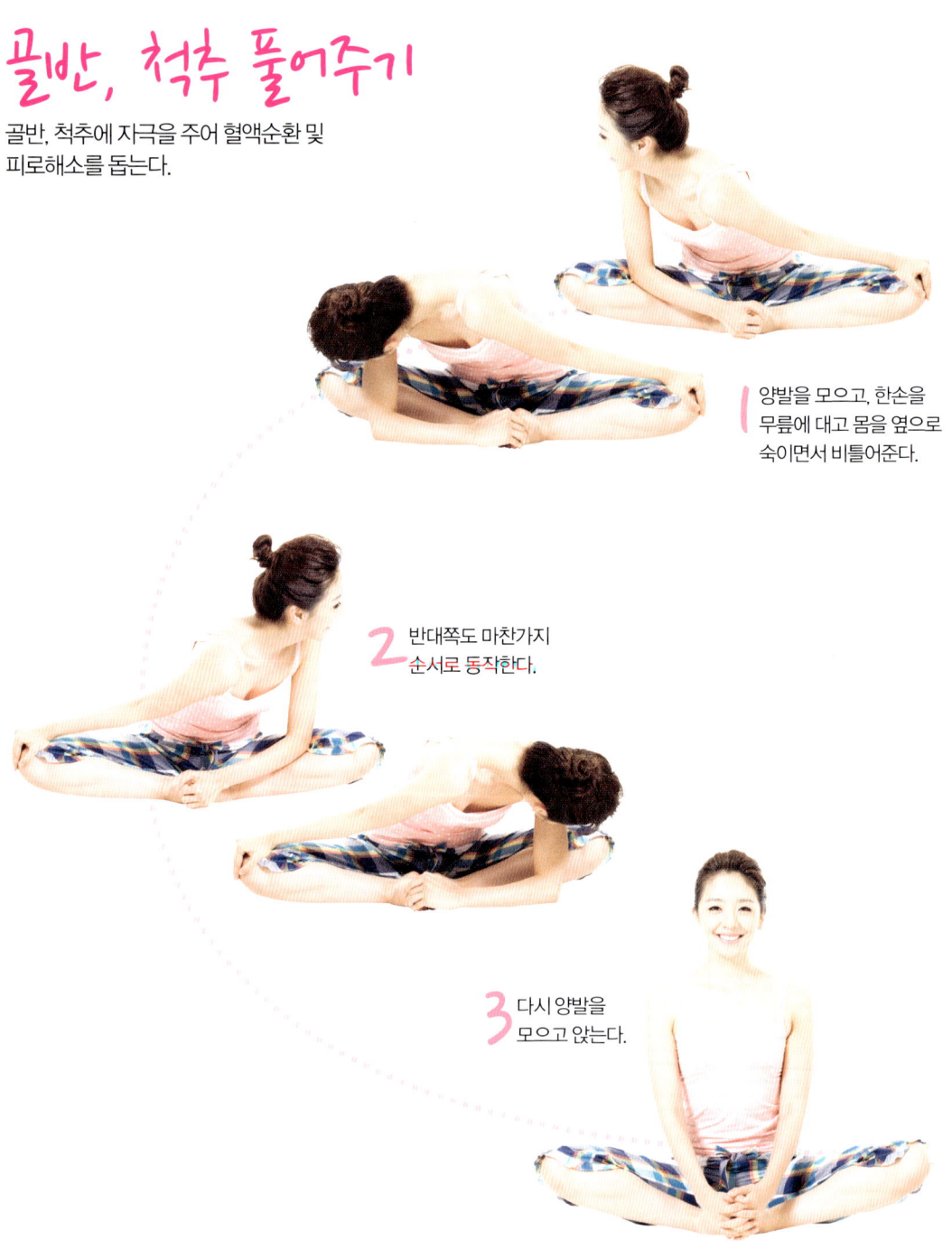

1 양발을 모으고, 한손을 무릎에 대고 몸을 옆으로 숙이면서 비틀어준다.

2 반대쪽도 마찬가지 순서로 동작한다.

3 다시 양발을 모으고 앉는다.

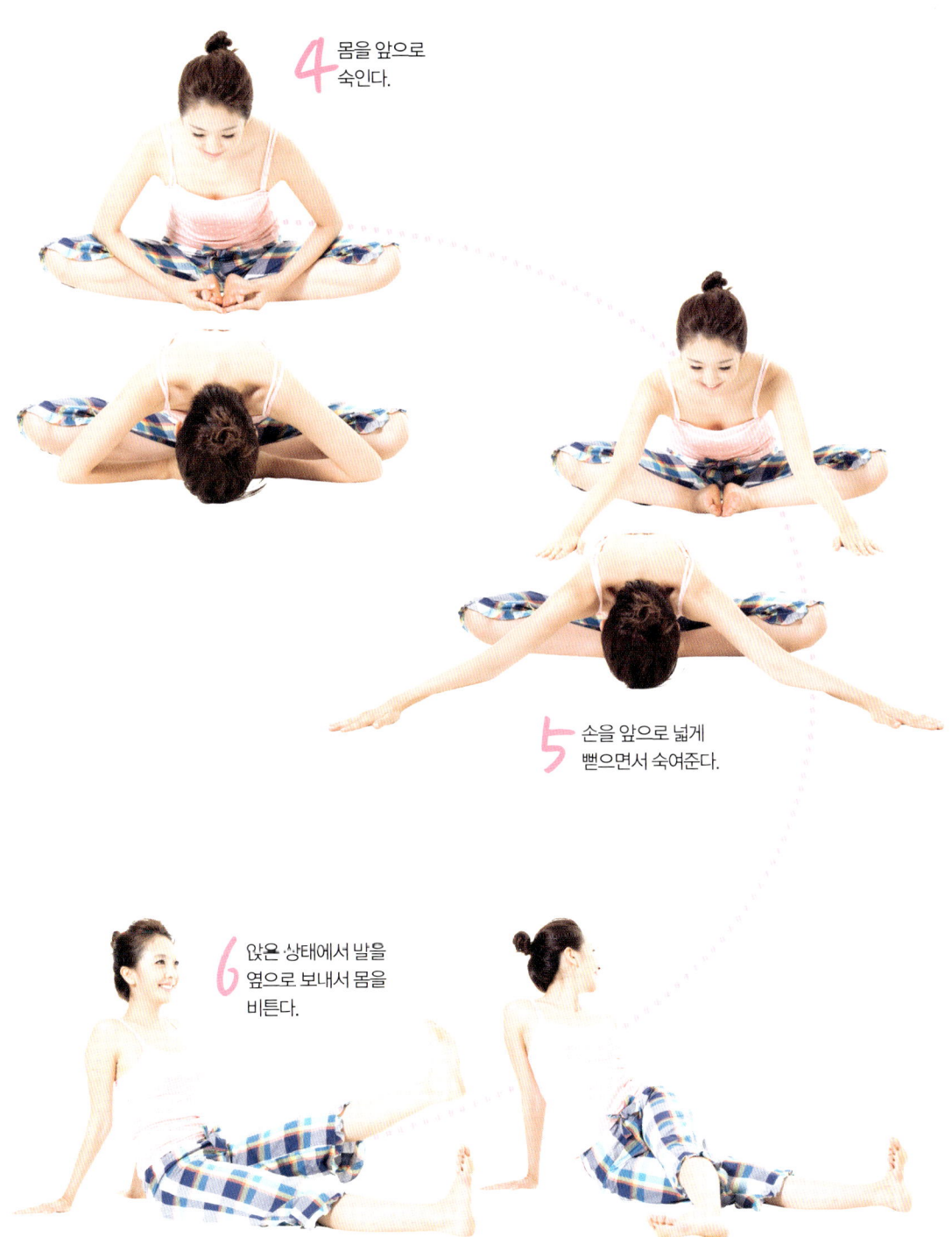

4 몸을 앞으로 숙인다.

5 손을 앞으로 넓게 뻗으면서 숙여준다.

6 앉은 상태에서 발을 옆으로 보내서 몸을 비튼다.

Wednesday

나른해진 몸을 개운하고 상쾌하게

수요일 준비운동

등, 허리, 하체 등 온몸에 자극을 주어 혈액 순환 및 피로해소를 돕는다.

가슴 열고 당기기 (척추, 어깨)

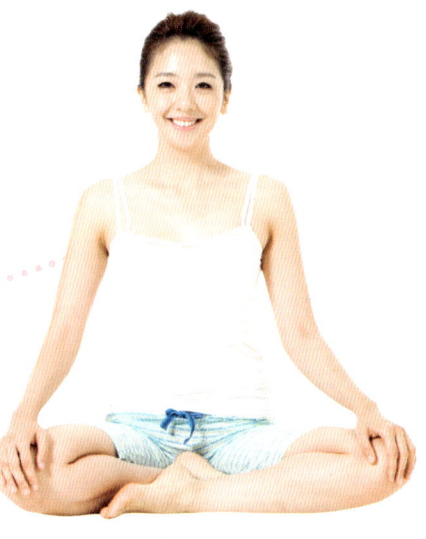

1. 양손으로 무릎을 잡고 편하게 앉는다.

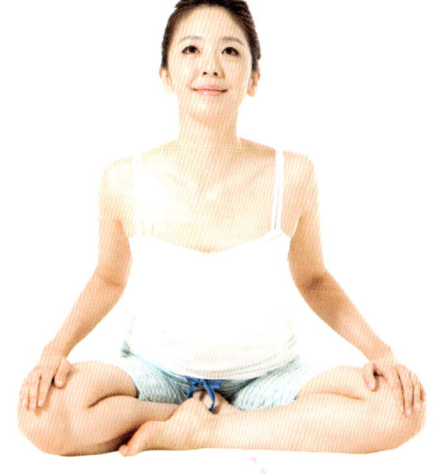

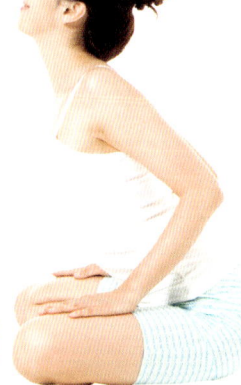

2. 앉은 상태에서 가슴을 앞으로 쭉 내밀어 척추를 펴준다. 시선은 정면보다 높은 곳을 바라본다.

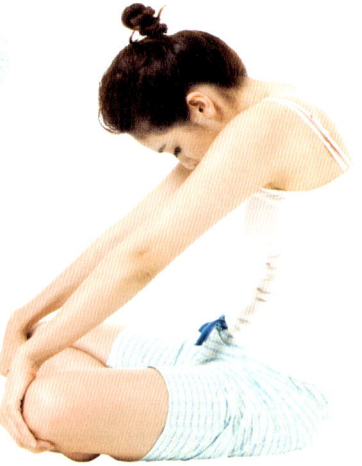

3. 무릎을 잡고 상체를 웅크린다. 시선은 배꼽을 바라본다.

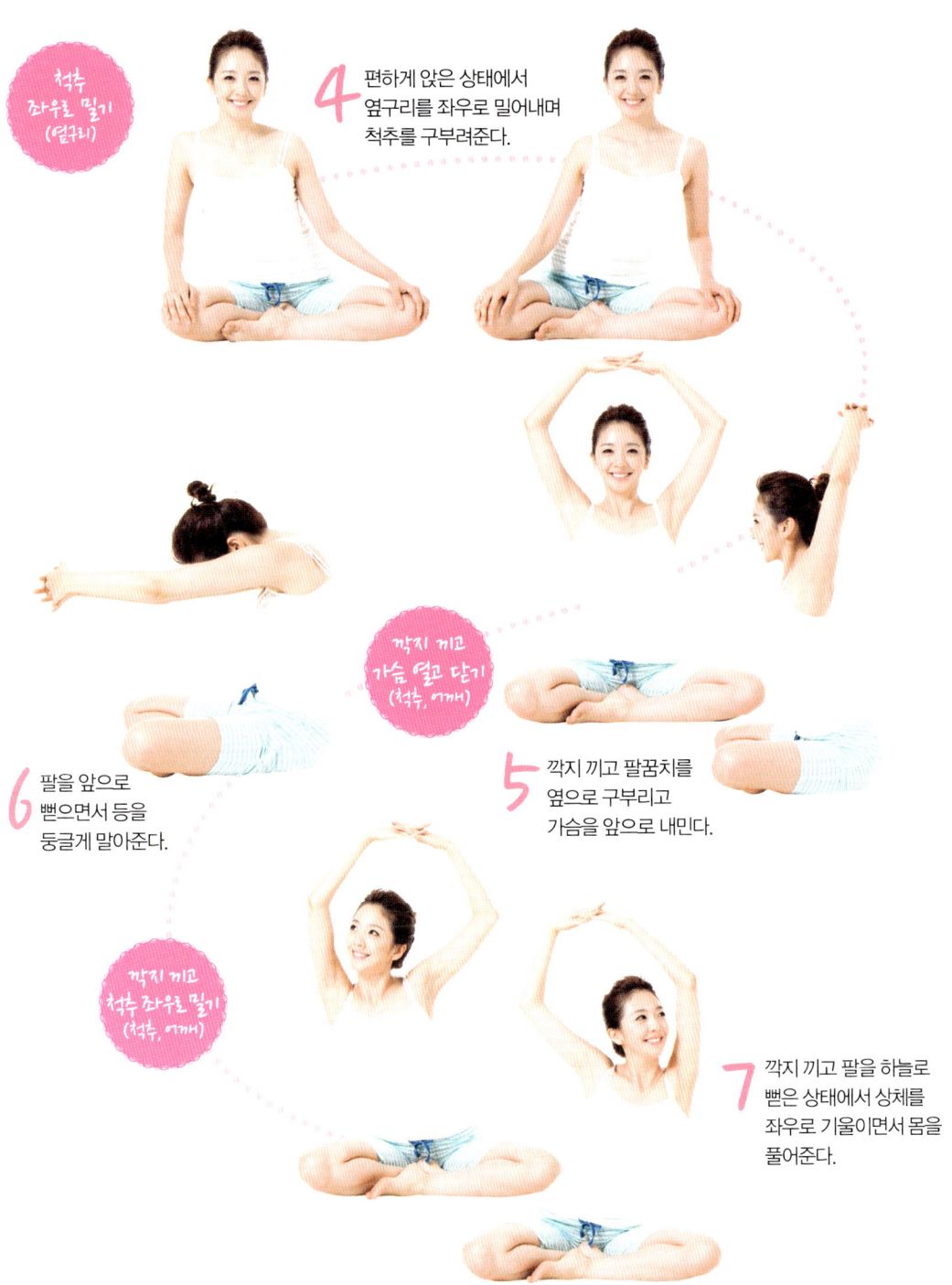

Wednesday 나른해진 몸을 개운하고 상쾌하게

팔, 옆구리 이완시키기

골반, 척추, 팔, 옆구리에 자극을 주어
혈액순환 및 피로해소를 돕는다.

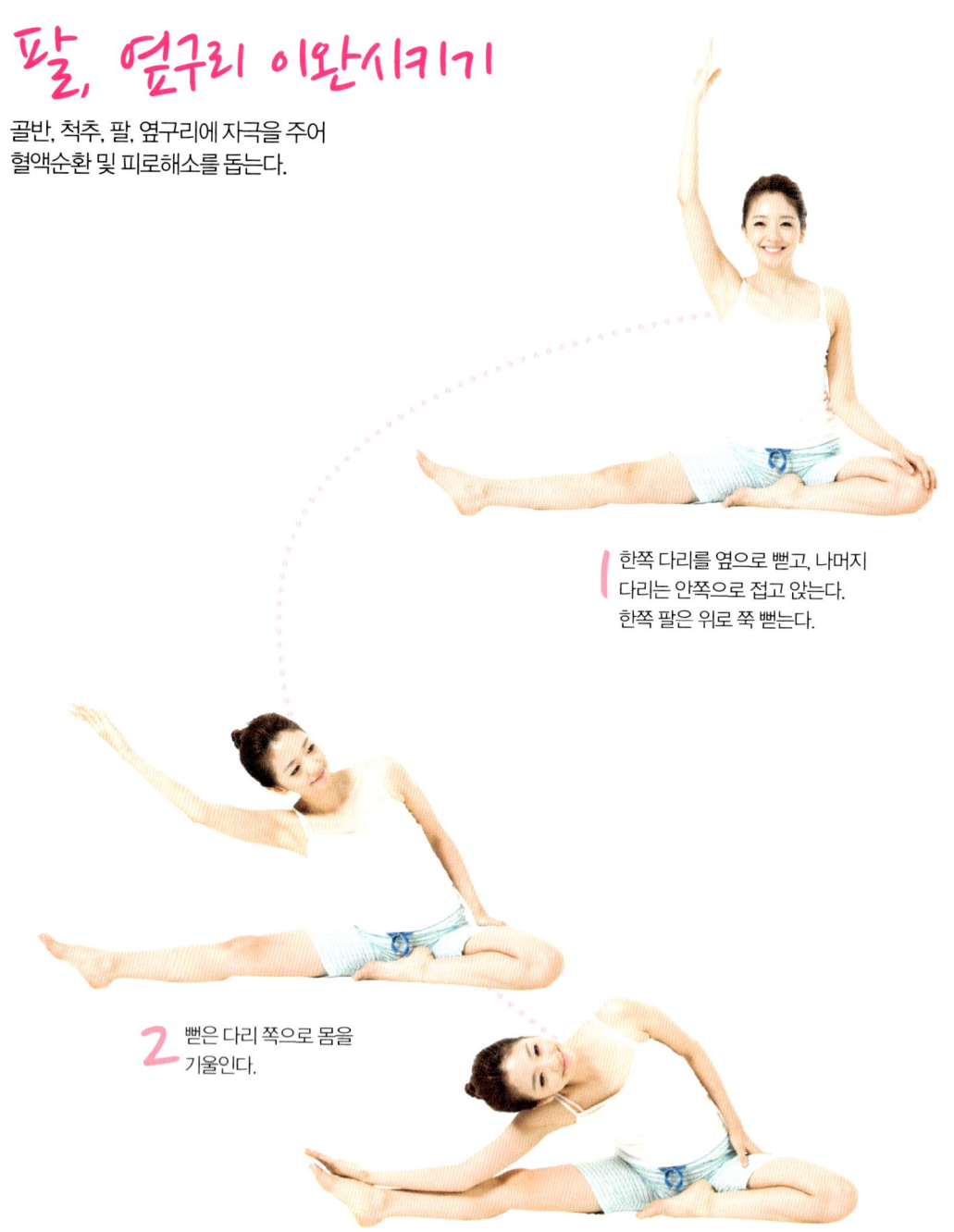

1 한쪽 다리를 옆으로 뻗고, 나머지 다리는 안쪽으로 접고 앉는다. 한쪽 팔은 위로 쭉 뻗는다.

2 뻗은 다리 쪽으로 몸을 기울인다.

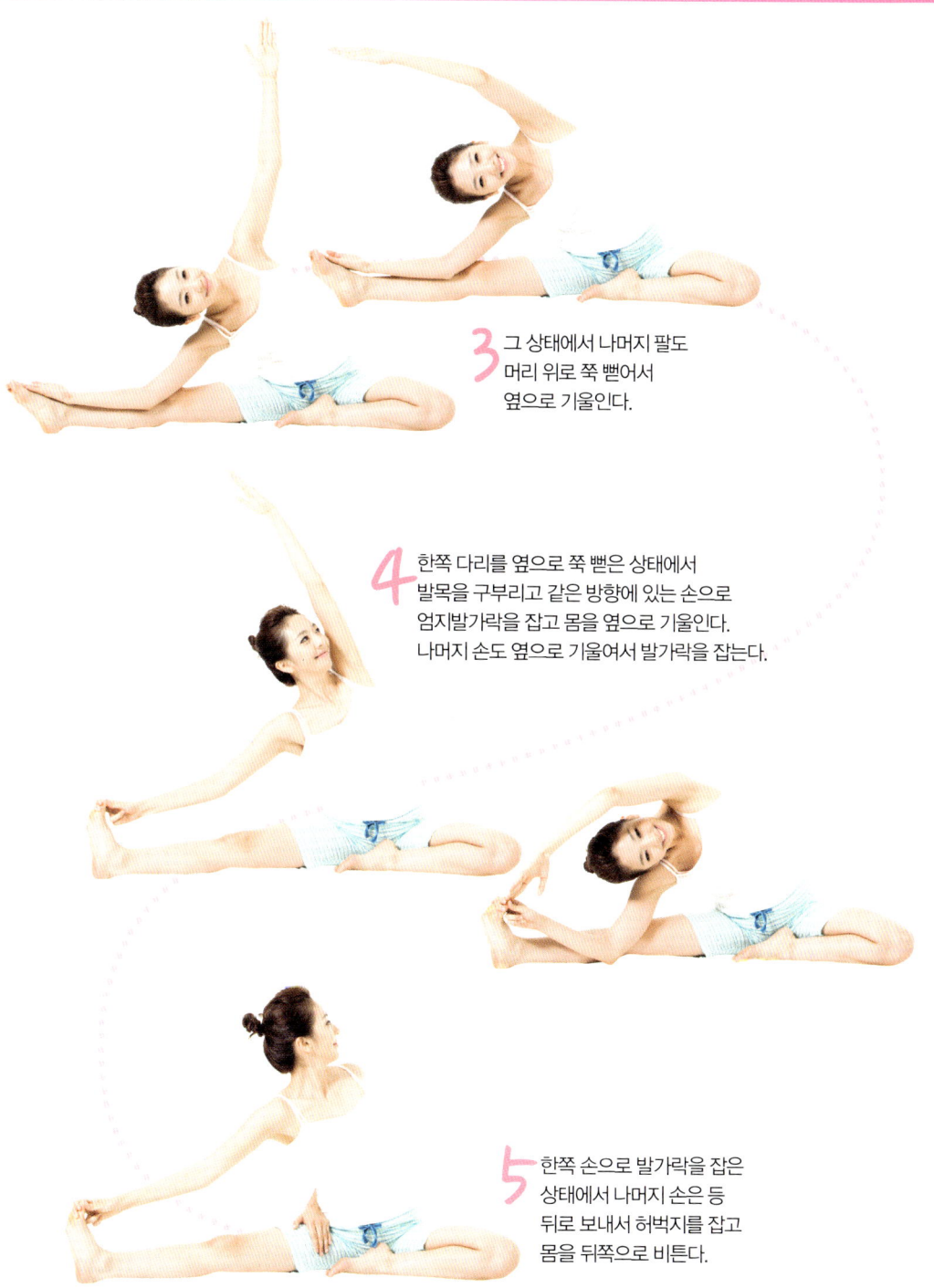

3 그 상태에서 나머지 팔도 머리 위로 쭉 뻗어서 옆으로 기울인다.

4 한쪽 다리를 옆으로 쭉 뻗은 상태에서 발목을 구부리고 같은 방향에 있는 손으로 엄지발가락을 잡고 몸을 옆으로 기울인다. 나머지 손도 옆으로 기울여서 발가락을 잡는다.

5 한쪽 손으로 발가락을 잡은 상태에서 나머지 손은 등 뒤로 보내서 허벅지를 잡고 몸을 뒤쪽으로 비튼다.

Wednesday
나른해진 몸을 개운하고 상쾌하게

다리, 골반 풀어주기

다리, 골반, 척추, 옆구리에 자극을 주어
혈액순환 및 피로해소를 돕는다.

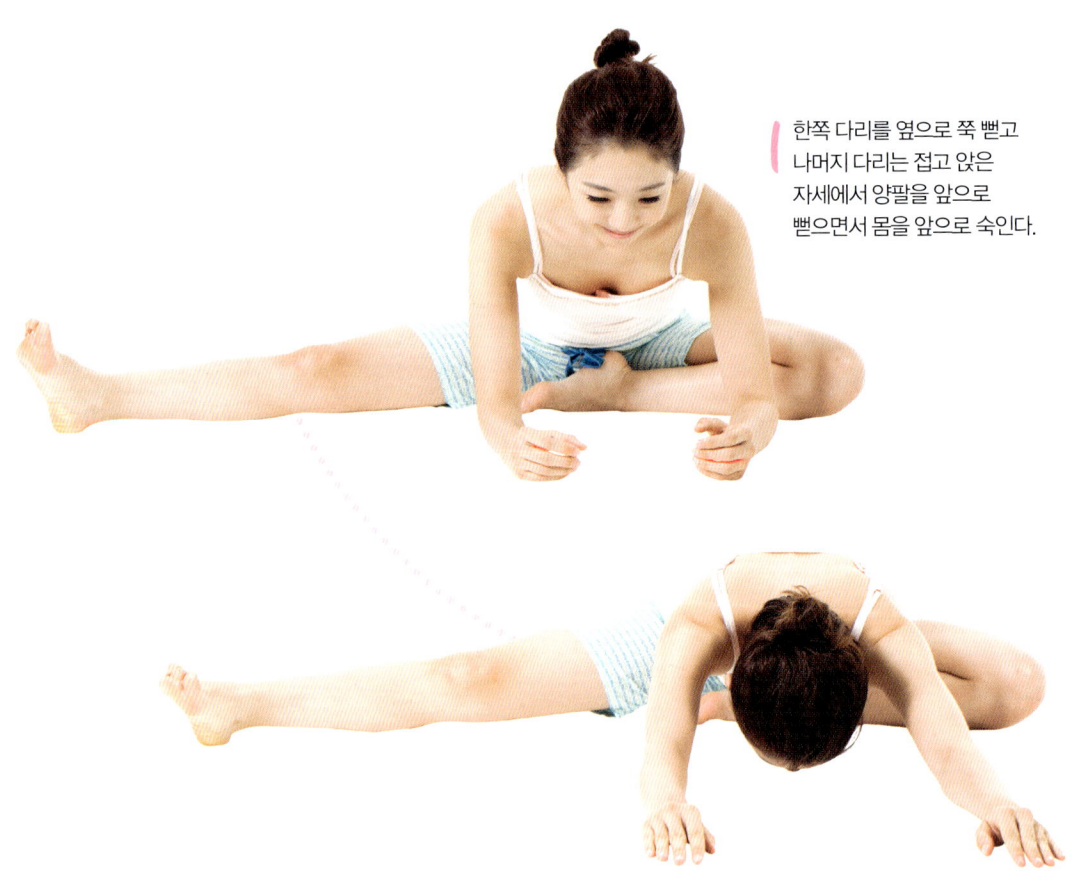

| 한쪽 다리를 옆으로 쭉 뻗고 나머지 다리는 접고 앉은 자세에서 양팔을 앞으로 뻗으면서 몸을 앞으로 숙인다.

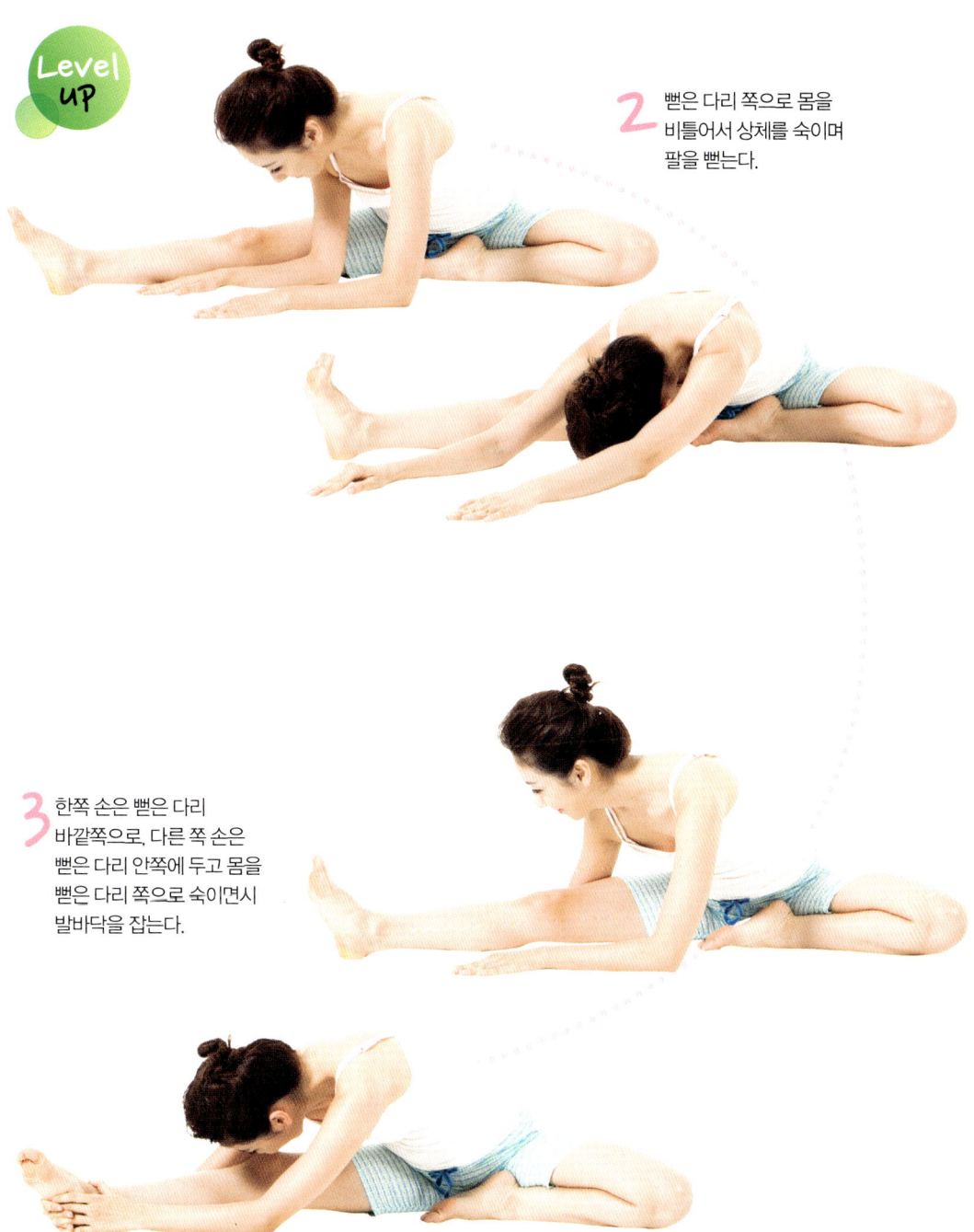

2 뻗은 다리 쪽으로 몸을 비틀어서 상체를 숙이며 팔을 뻗는다.

3 한쪽 손은 뻗은 다리 바깥쪽으로, 다른 쪽 손은 뻗은 다리 안쪽에 두고 몸을 뻗은 다리 쪽으로 숙이면서 발바닥을 잡는다.

Thursday 뻣뻣해진 온몸을 부드럽게

목요일 준비운동

하루 종일 뻣뻣해진 척추, 어깨, 가슴, 옆구리를 부드럽게 풀어준다.

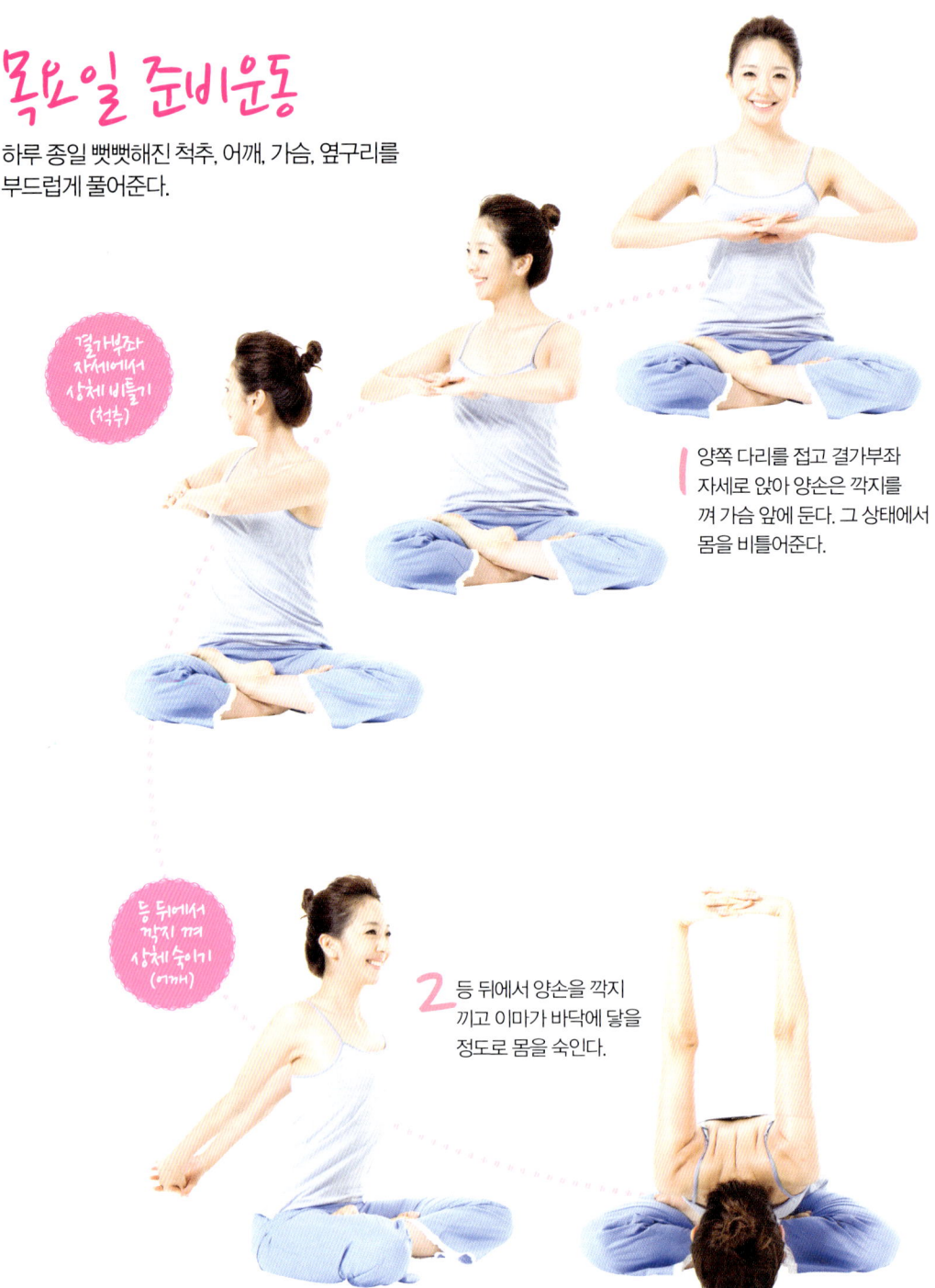

결가부좌 자세에서 상체 비틀기 (척추)

1 양쪽 다리를 접고 결가부좌 자세로 앉아 양손은 깍지를 껴 가슴 앞에 둔다. 그 상태에서 몸을 비틀어준다.

등 뒤에서 깍지 껴 상체 숙이기 (어깨)

2 등 뒤에서 양손을 깍지 끼고 이마가 바닥에 닿을 정도로 몸을 숙인다.

옆구리
늘리기
(옆구리)

3 한쪽 엉덩이를 바닥에서 들어 올리고
반대쪽 손을 뻗어 몸을 옆으로
구부려준다. 반대쪽도 해준다.

한쪽 팔
뻗어
가슴 열기
(가슴)

4 한쪽 손은 등 뒤쪽에
놓고, 다른 쪽 손은 위로
쭉 뻗으면서 가슴을
위쪽으로 밀어 올린다.

5 양팔을 앞으로 뻗으면서 코가
바닥에 닿을 정도로 몸을 숙인다.

Thursday

뻣뻣해진 온몸을 부드럽게

누워서 다리 늘리기

등, 허리, 복부, 허벅지, 다리에 자극을 주어 혈액순환 및 피로해소를 돕는다.

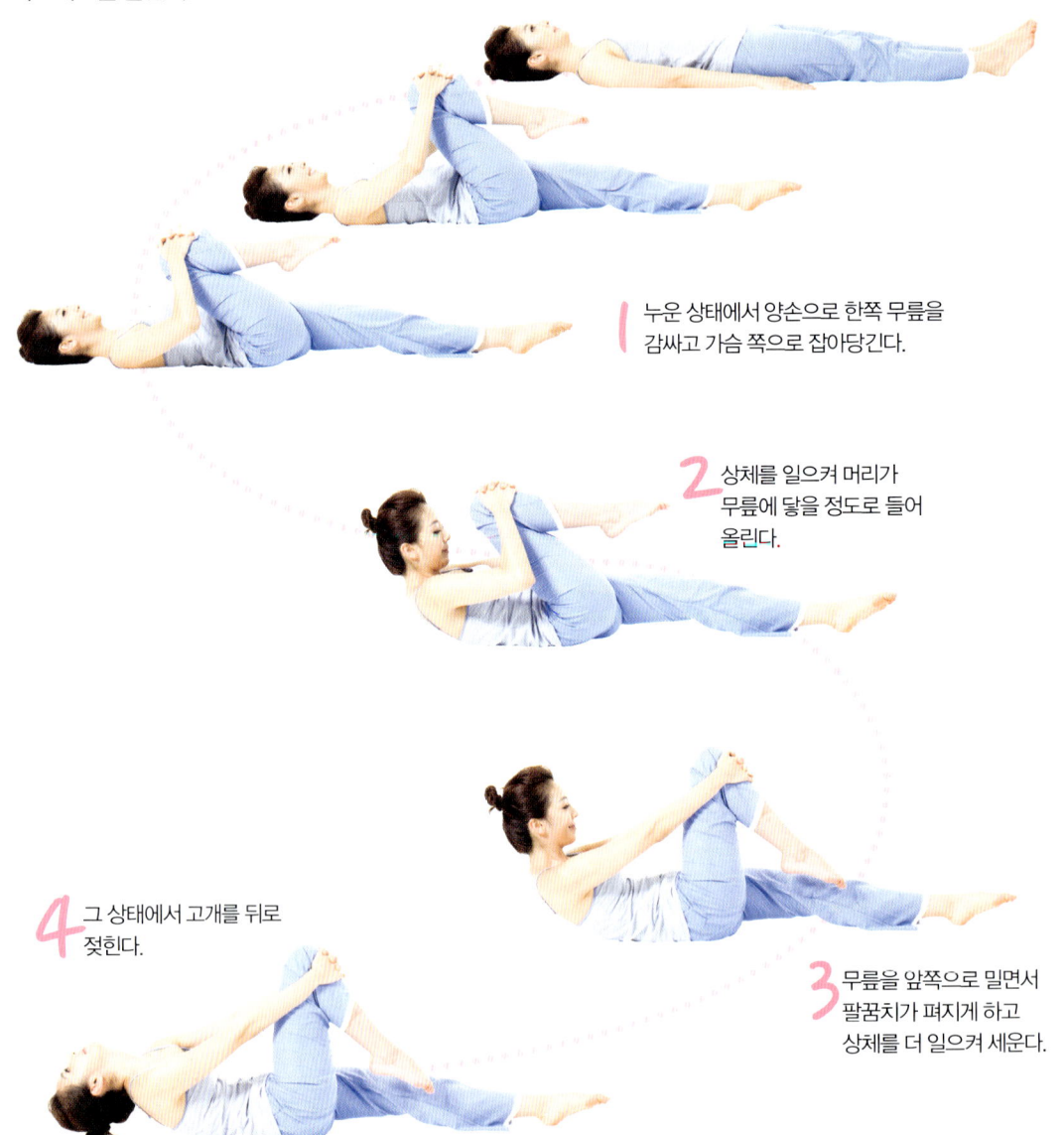

1. 누운 상태에서 양손으로 한쪽 무릎을 감싸고 가슴 쪽으로 잡아당긴다.

2. 상체를 일으켜 머리가 무릎에 닿을 정도로 들어 올린다.

3. 무릎을 앞쪽으로 밀면서 팔꿈치가 펴지게 하고 상체를 더 일으켜 세운다.

4. 그 상태에서 고개를 뒤로 젖힌다.

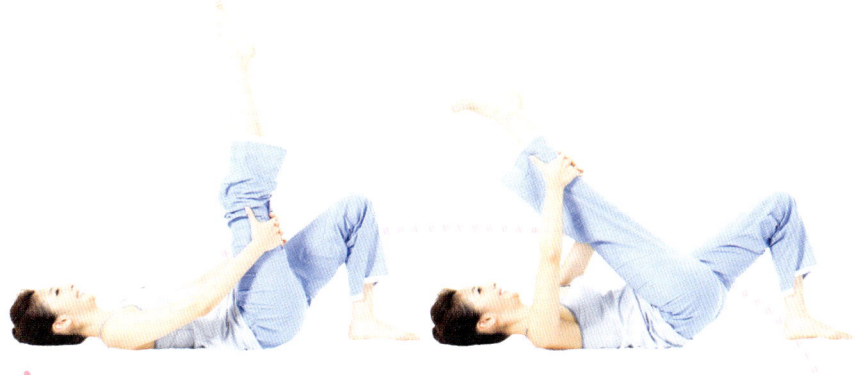

5 한쪽 다리는 직각으로 세우고, 한쪽 다리는 하늘 향해 쭉 뻗어 올린다. 양손으로 허벅지 뒤를 감싸고 부드럽게 당겨준다. 여유가 생기면 양손으로 종아리나 발목을 잡고 좀 더 깊게 당겨준다.

6 누운 상태에서 가슴을 들어 올리고 허리를 젖혀 엉덩이, 정수리, 팔꿈치만 바닥에 닿게 한다.

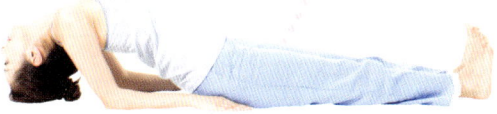

7 6번 상태에서 양쪽 다리를 모아 들어 올리고 종아리가 바닥과 수평이 되게 한다.

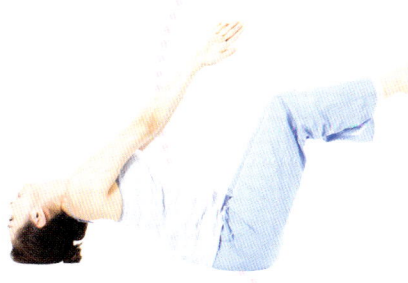

8 7번 상태에서 양손을 가슴 앞으로 쭉 뻗는다. 손등끼리 마주보게 한다.

9 구부렸던 무릎을 펴서 다리를 뻗어 올린다.

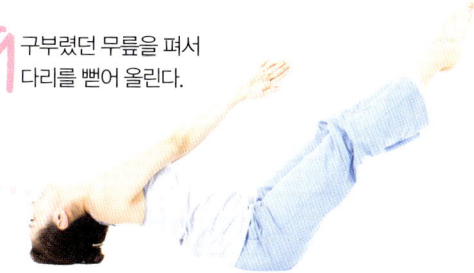

Thursday
뻣뻣해진 온몸을 부드럽게

누워서 골반 비틀기

골반, 허리에 자극을 주어 혈액순환 및 피로해소를 돕는다.

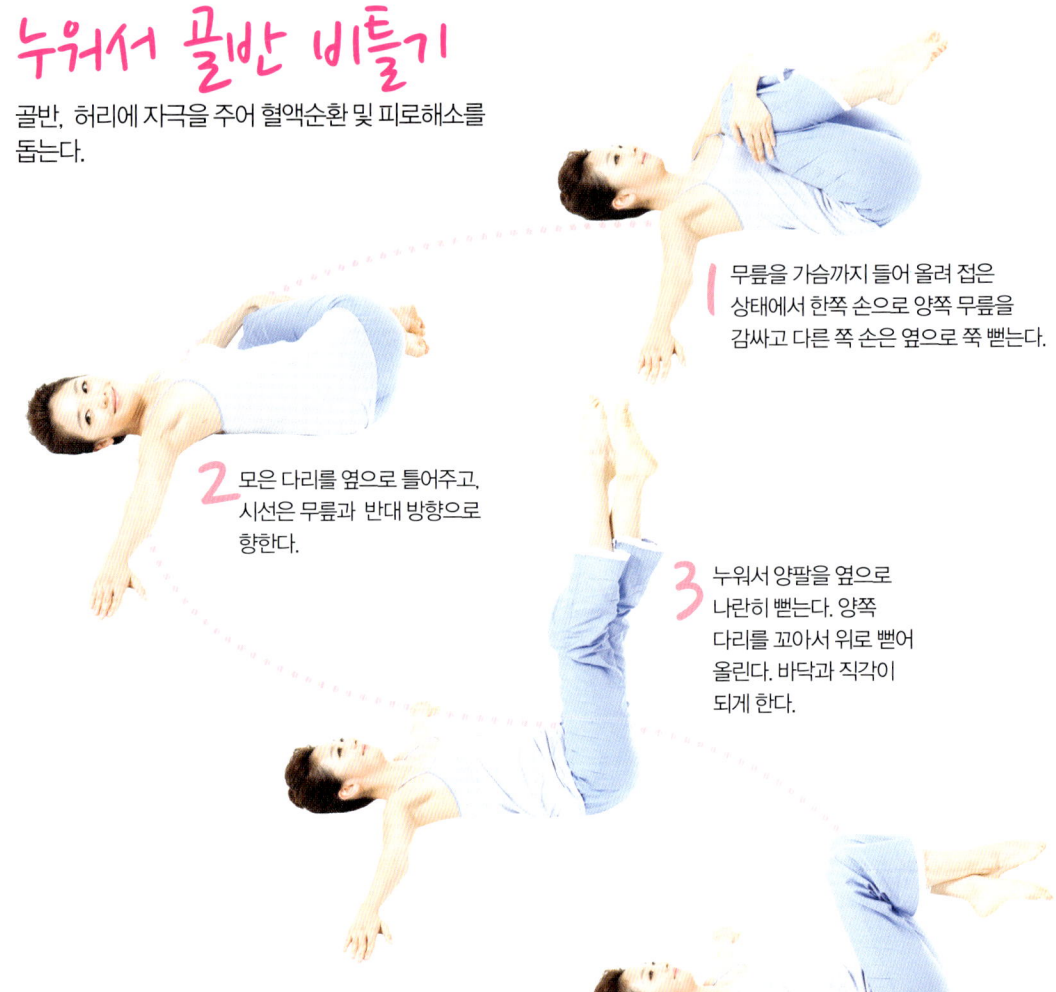

1 무릎을 가슴까지 들어 올려 접은 상태에서 한쪽 손으로 양쪽 무릎을 감싸고 다른 쪽 손은 옆으로 쭉 뻗는다.

2 모은 다리를 옆으로 틀어주고, 시선은 무릎과 반대 방향으로 향한다.

3 누워서 양팔을 옆으로 나란히 뻗는다. 양쪽 다리를 꼬아서 위로 뻗어 올린다. 바닥과 직각이 되게 한다.

4 다리가 꼬인 상태에서 무릎을 직각으로 접는다.

5 골반을 옆으로 틀어준다. 시선은 무릎과 반대 방향으로 향한다.

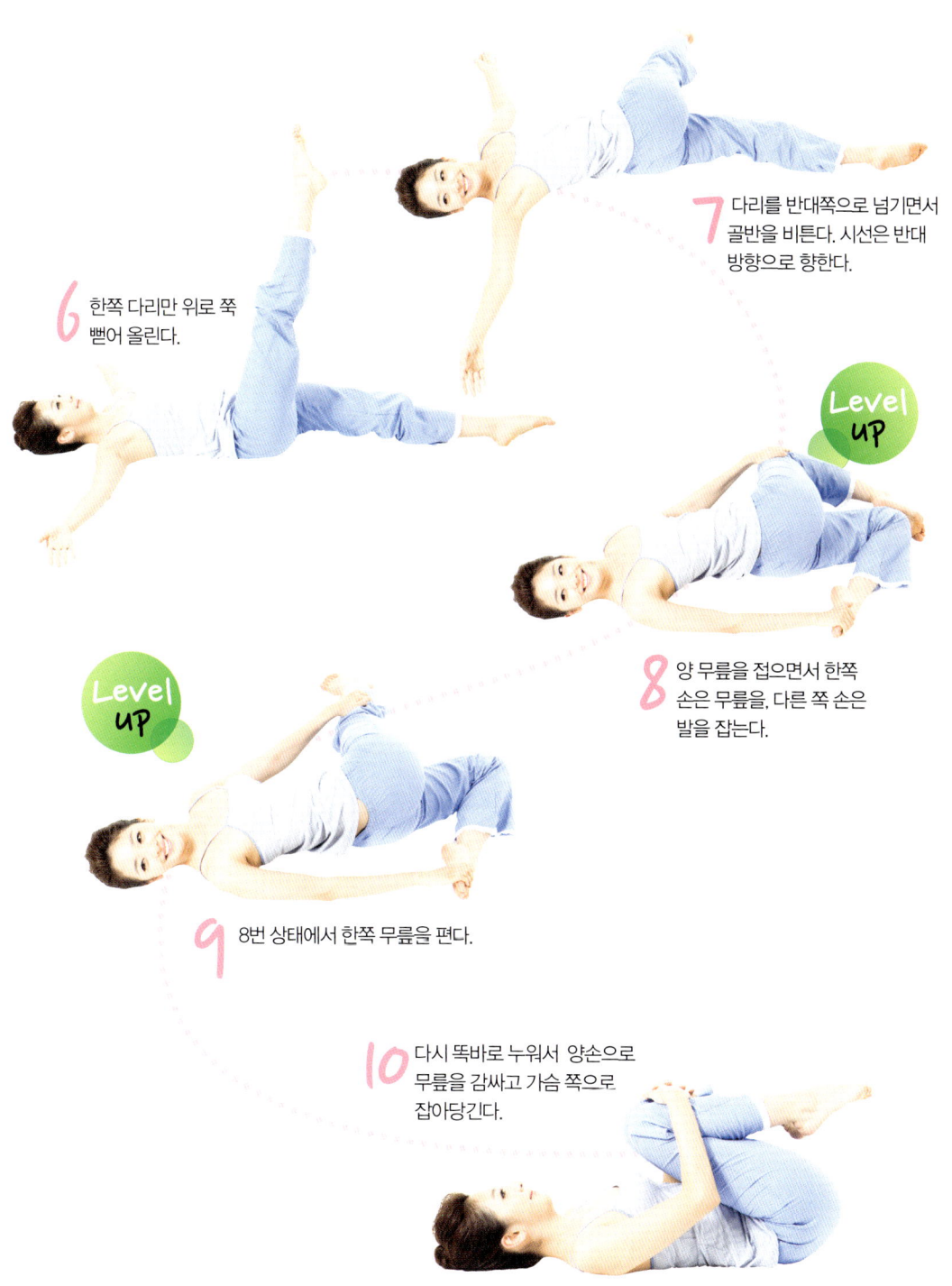

6 한쪽 다리만 위로 쭉 뻗어 올린다.

7 다리를 반대쪽으로 넘기면서 골반을 비튼다. 시선은 반대 방향으로 향한다.

8 양 무릎을 접으면서 한쪽 손은 무릎을, 다른 쪽 손은 발을 잡는다.

9 8번 상태에서 한쪽 무릎을 편다.

10 다시 똑바로 누워서 양손으로 무릎을 감싸고 가슴 쪽으로 잡아당긴다.

Friday

푸석푸석해진 피부와 근육 생기 있게

금요일 준비운동

골반, 척추, 무릎, 옆구리를 부드럽게 풀어준다.

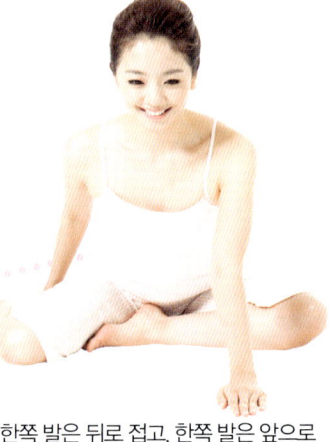

골반 수정 자세에서 상체 숙이기 (골반, 척추)

1 한쪽 발은 뒤로 접고, 한쪽 발은 앞으로 접고 앉은 상태에서, 한쪽 손은 뒤로, 한쪽 손은 앞으로 뻗어서 바닥을 짚는다.

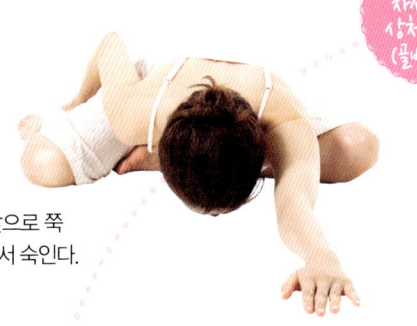

2 몸을 앞으로 쭉 뻗으면서 숙인다.

골반 수정 자세에서 옆으로 기울이기 (옆구리)

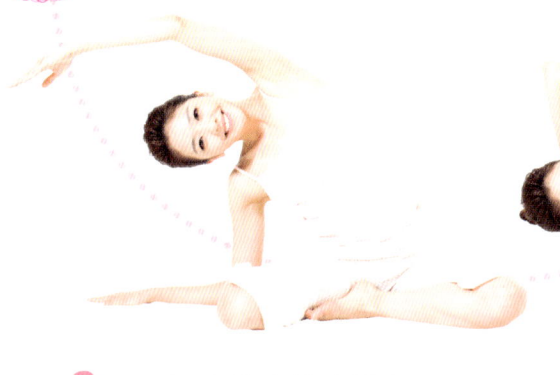

3 팔꿈치로 바닥을 지지한 상태에서 다른 쪽 손을 머리 위로 뻗어 기울이면서 옆구리를 늘려준다.

4 3번 상태에서 머리 뒤에서 양손을 깍지 끼고 몸을 옆으로 기울인다.

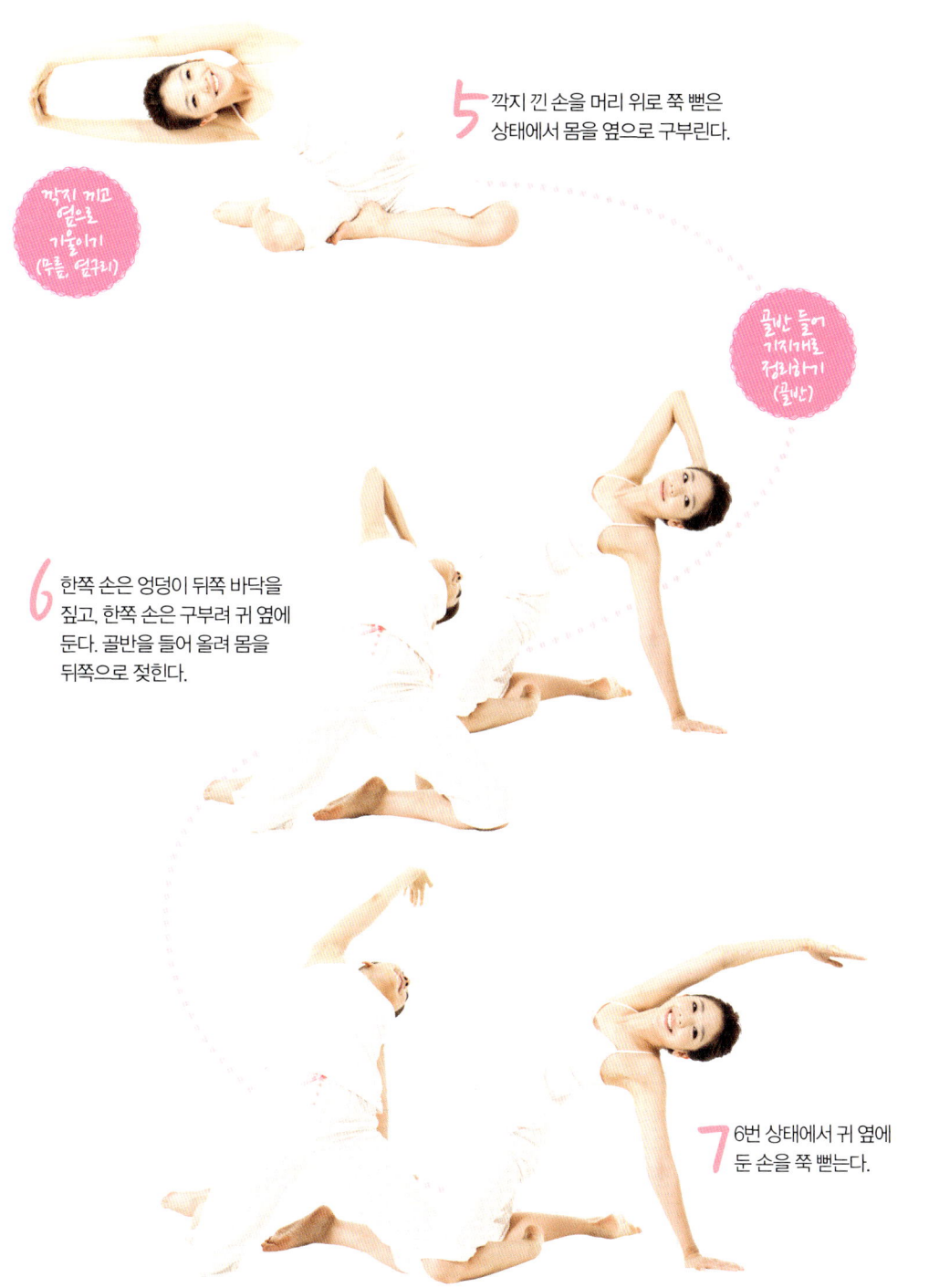

5 깍지 낀 손을 머리 위로 쭉 뻗은 상태에서 몸을 옆으로 구부린다.

깍지 끼고
옆으로
기울이기
(무릎, 덜미)

골반 들어
기지개로
정리하기
(골반)

6 한쪽 손은 엉덩이 뒤쪽 바닥을 짚고, 한쪽 손은 구부려 귀 옆에 둔다. 골반을 들어 올려 몸을 뒤쪽으로 젖힌다.

7 6번 상태에서 귀 옆에 둔 손을 쭉 뻗는다.

Friday
푸석푸석해진 피부와 근육 생기 있게

누워서 하체 단련시키기

척추, 엉덩이, 허벅지를 유연하게 풀어주고 강화시켜준다.

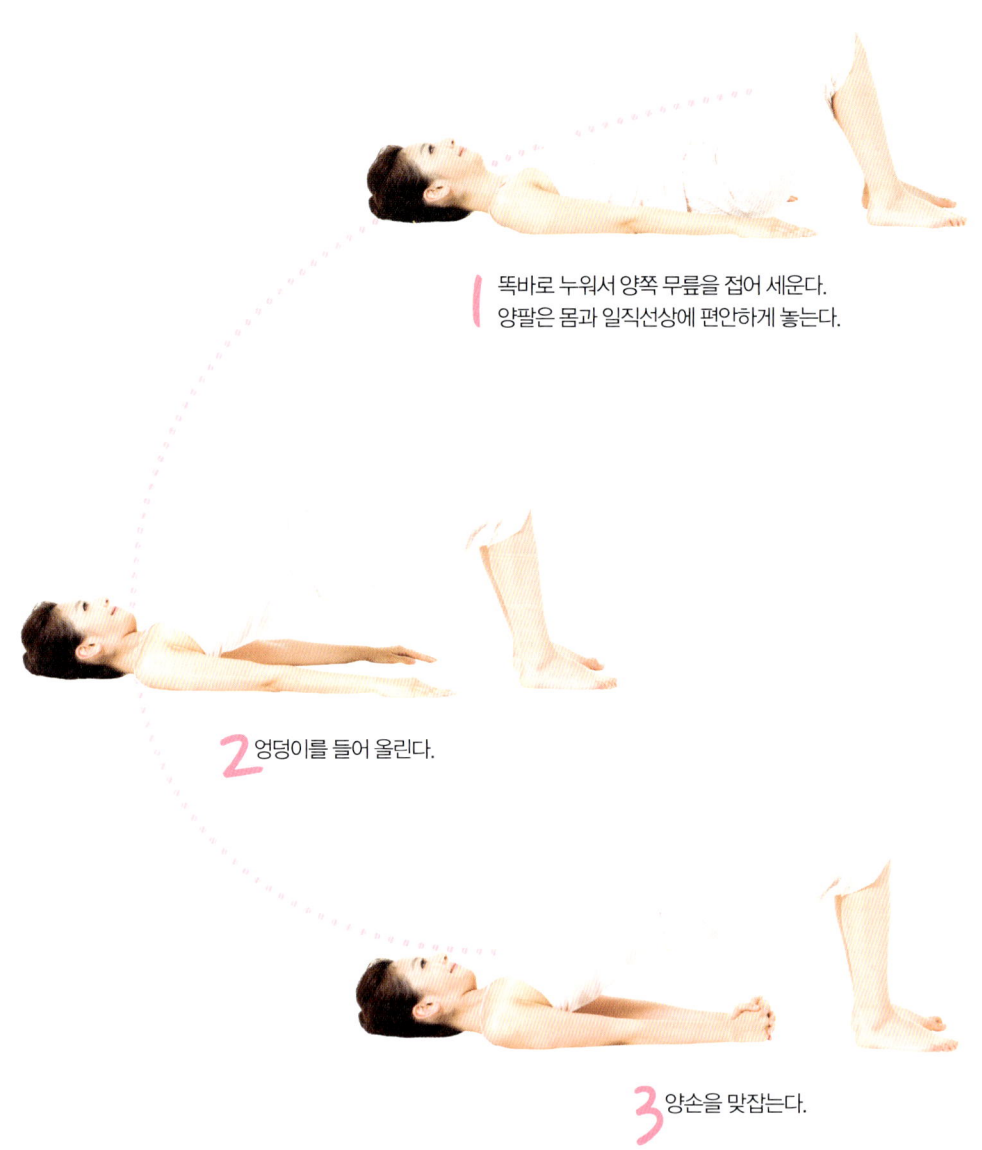

1. 똑바로 누워서 양쪽 무릎을 접어 세운다. 양팔은 몸과 일직선상에 편안하게 놓는다.

2. 엉덩이를 들어 올린다.

3. 양손을 맞잡는다.

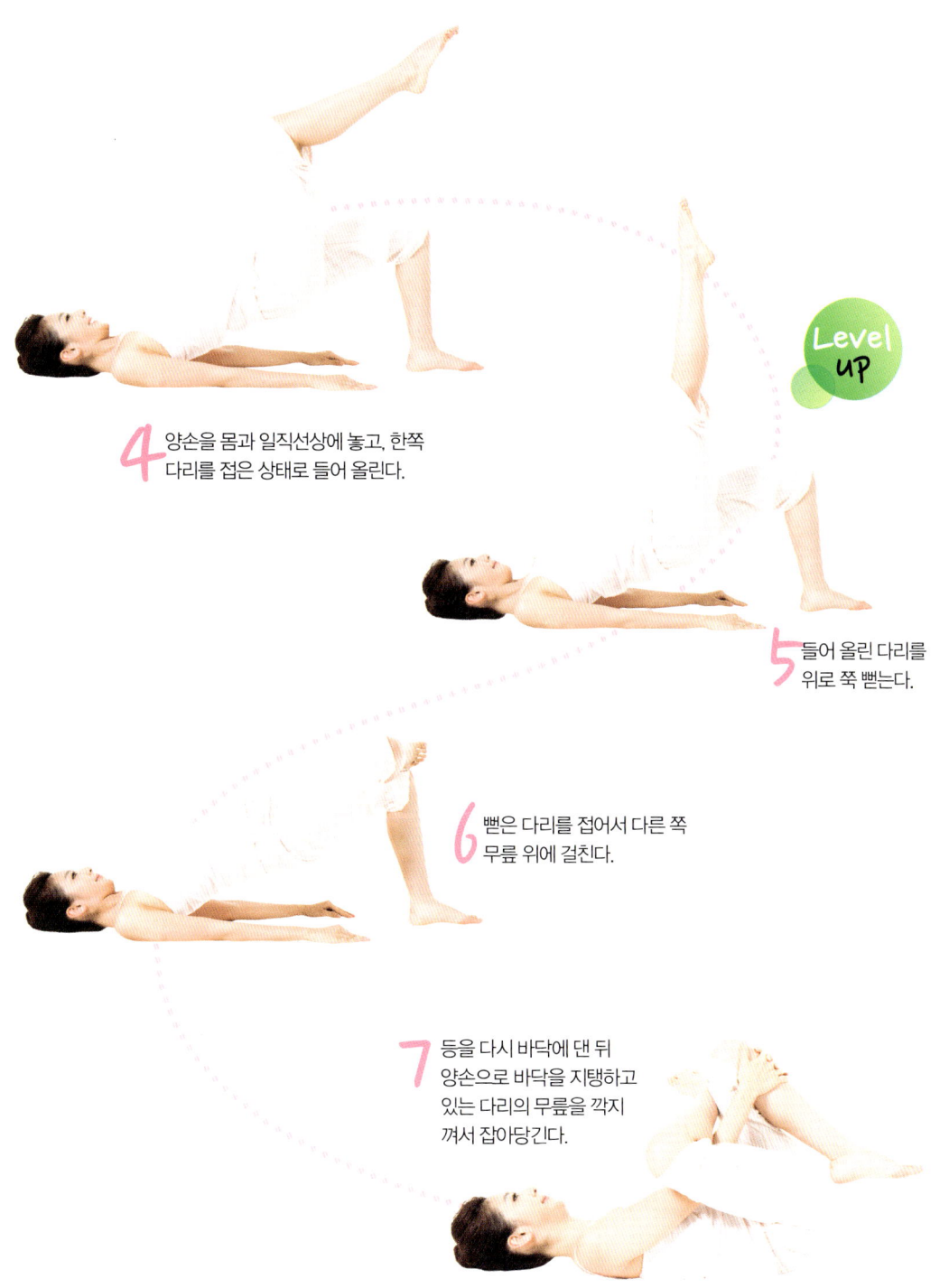

4 양손을 몸과 일직선상에 놓고, 한쪽 다리를 접은 상태로 들어 올린다.

5 들어 올린 다리를 위로 쭉 뻗는다.

6 뻗은 다리를 접어서 다른 쪽 무릎 위에 걸친다.

7 등을 다시 바닥에 댄 뒤 양손으로 바닥을 지탱하고 있는 다리의 무릎을 깍지 껴서 잡아당긴다.

Friday
푸석푸석해진 피부와 근육 생기 있게

척추 유연하게 만들기
상체와 하체의 위치를 바꿔주어 척추를 유연하게 해준다.

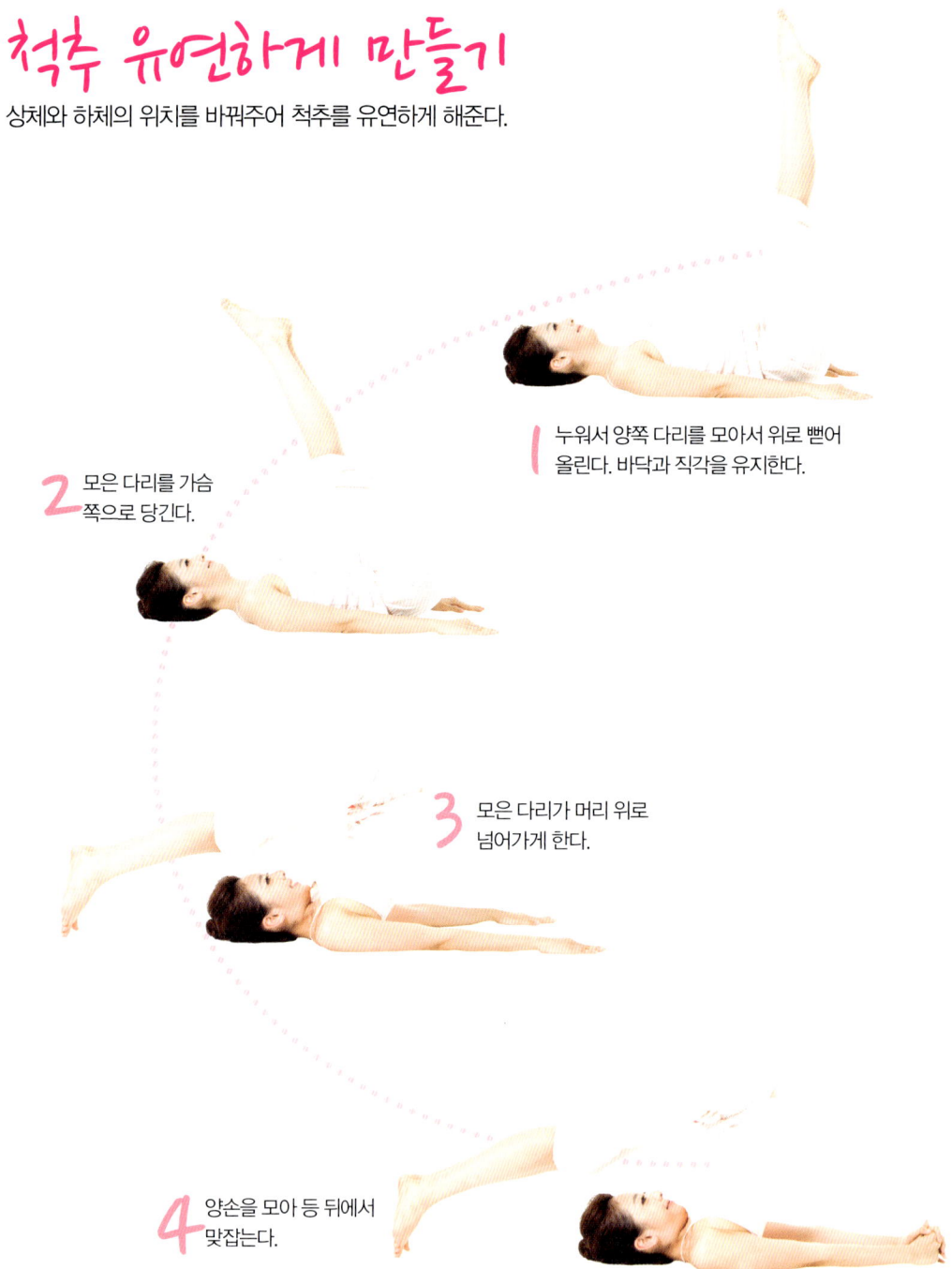

1 누워서 양쪽 다리를 모아서 위로 뻗어 올린다. 바닥과 직각을 유지한다.

2 모은 다리를 가슴 쪽으로 당긴다.

3 모은 다리가 머리 위로 넘어가게 한다.

4 양손을 모아 등 뒤에서 맞잡는다.

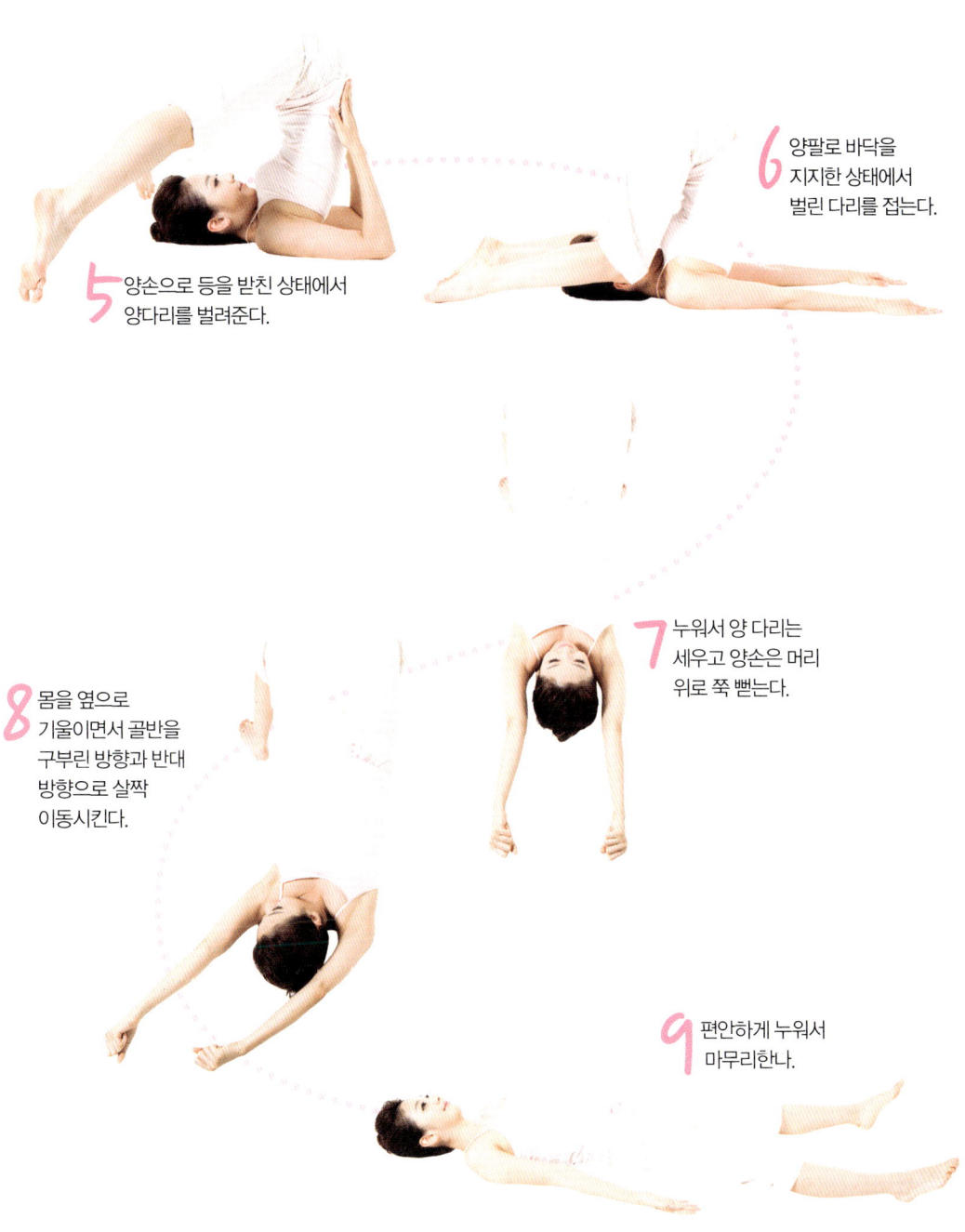

5 양손으로 등을 받친 상태에서 양다리를 벌려준다.

6 양팔로 바닥을 지지한 상태에서 벌린 다리를 접는다.

7 누워서 양 다리는 세우고 양손은 머리 위로 쭉 뻗는다.

8 몸을 옆으로 기울이면서 골반을 구부린 방향과 반대 방향으로 살짝 이동시킨다.

9 편안하게 누워서 마무리한다.

Saturday

일주일 동안 고생한 내 몸에 안식을

토요일 준비운동

딱딱해진 발 근육을 부드럽게 풀어준다.

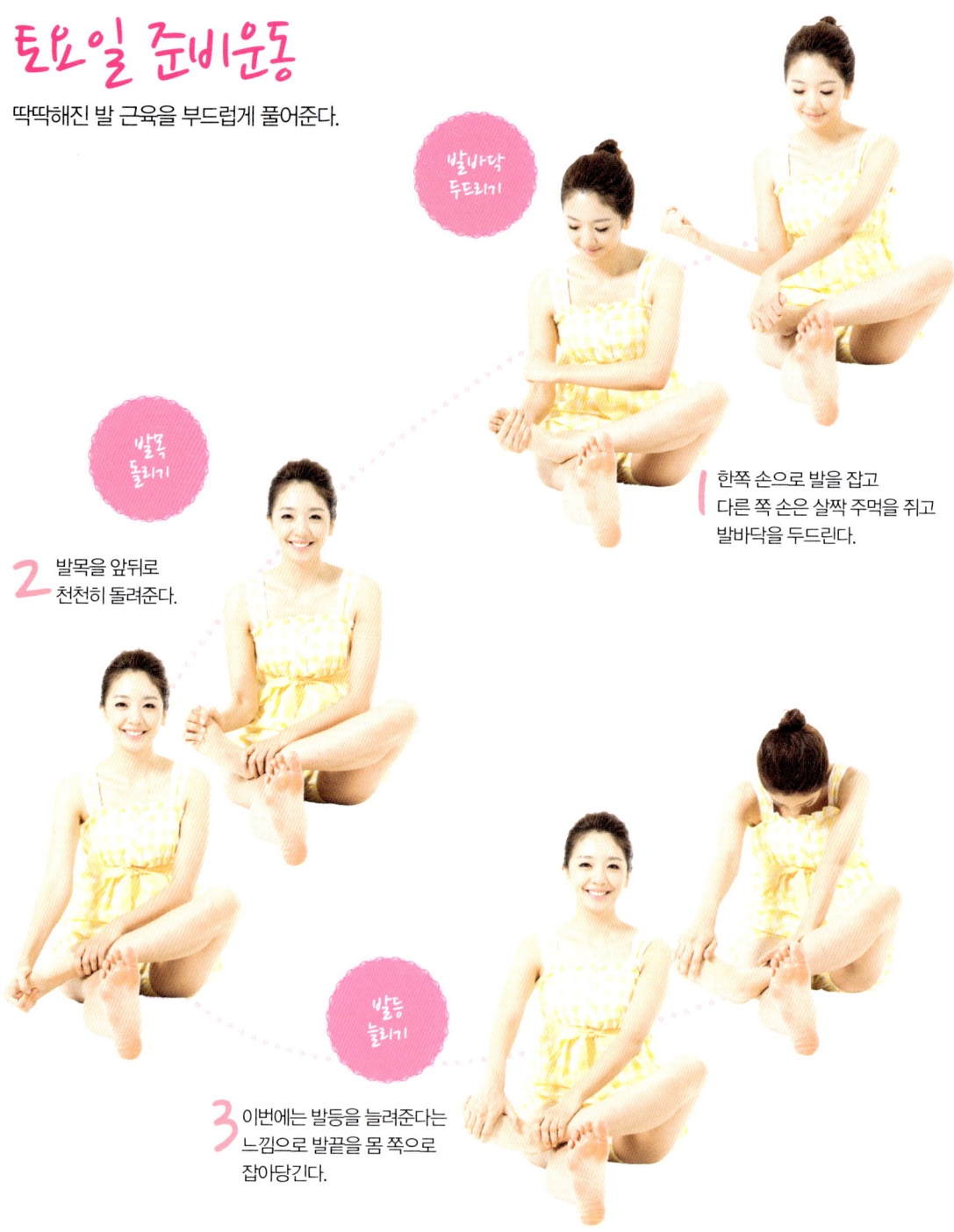

발바닥 두드리기

1 한쪽 손으로 발을 잡고 다른 쪽 손은 살짝 주먹을 쥐고 발바닥을 두드린다.

발목 돌리기

2 발목을 앞뒤로 천천히 돌려준다.

발등 늘리기

3 이번에는 발등을 늘려준다는 느낌으로 발끝을 몸 쪽으로 잡아당긴다.

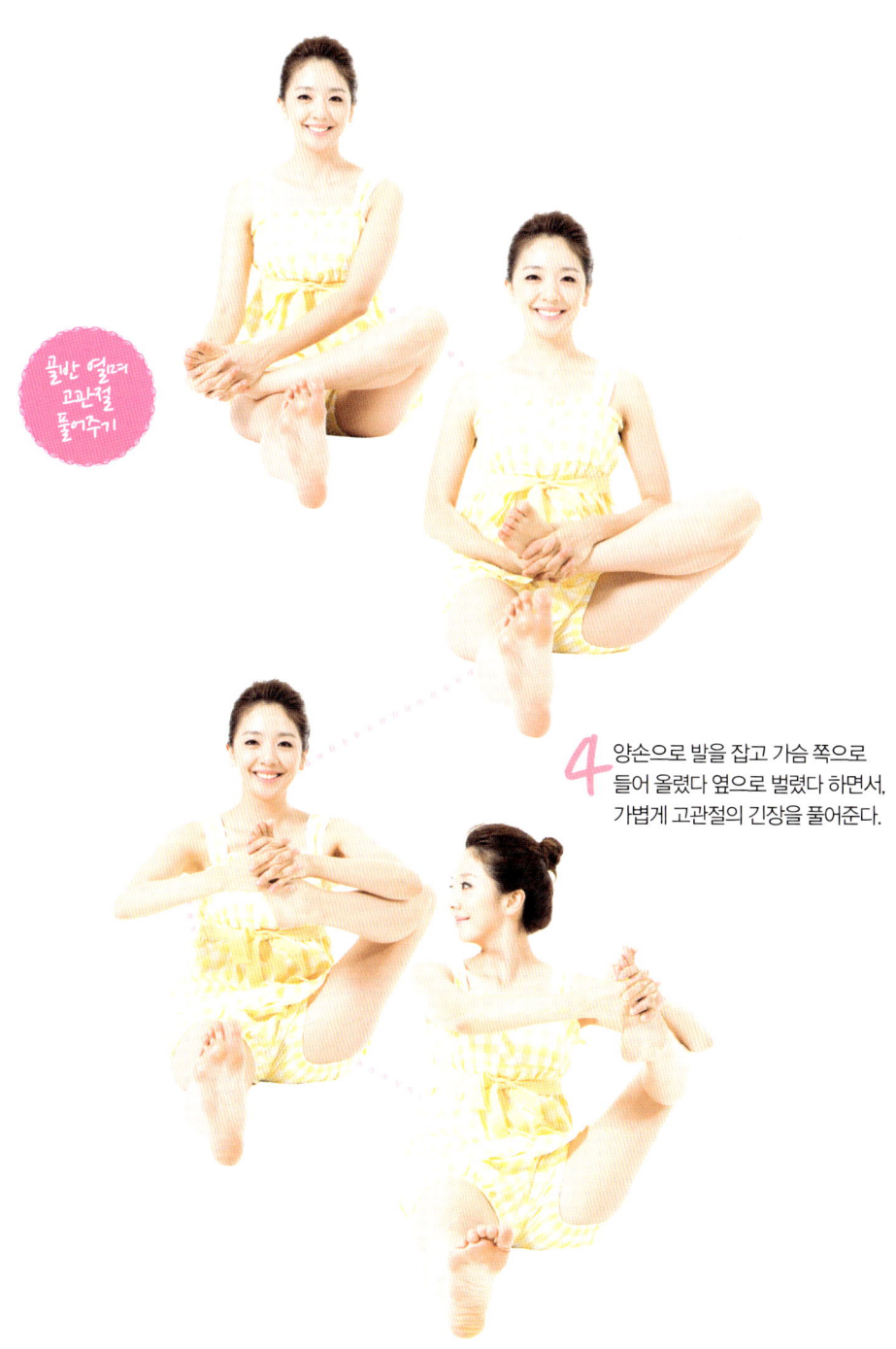

골반 열며
고관절
풀어주기

4 양손으로 발을 잡고 가슴 쪽으로 들어 올렸다 옆으로 벌렸다 하면서, 가볍게 고관절의 긴장을 풀어준다.

Saturday

일주일 동안 고생한 내 몸에 안식을

엎드려 다리 풀어주기

골반, 척추, 엉덩이, 다리에 자극을 주어 혈액순환 및 피로해소를 돕는다.

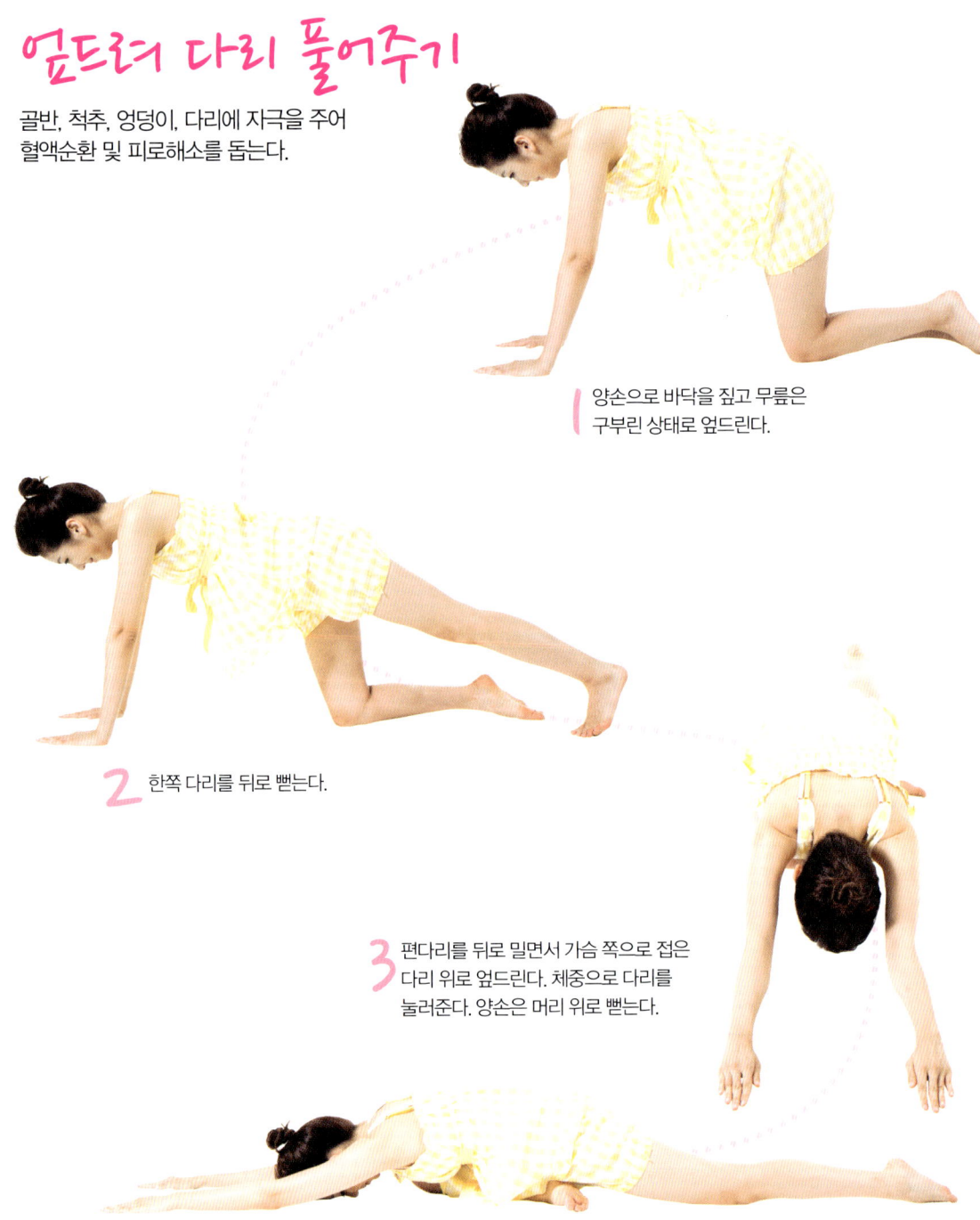

1 양손으로 바닥을 짚고 무릎은 구부린 상태로 엎드린다.

2 한쪽 다리를 뒤로 뻗는다.

3 편다리를 뒤로 밀면서 가슴 쪽으로 접은 다리 위로 엎드린다. 체중으로 다리를 눌러준다. 양손은 머리 위로 뻗는다.

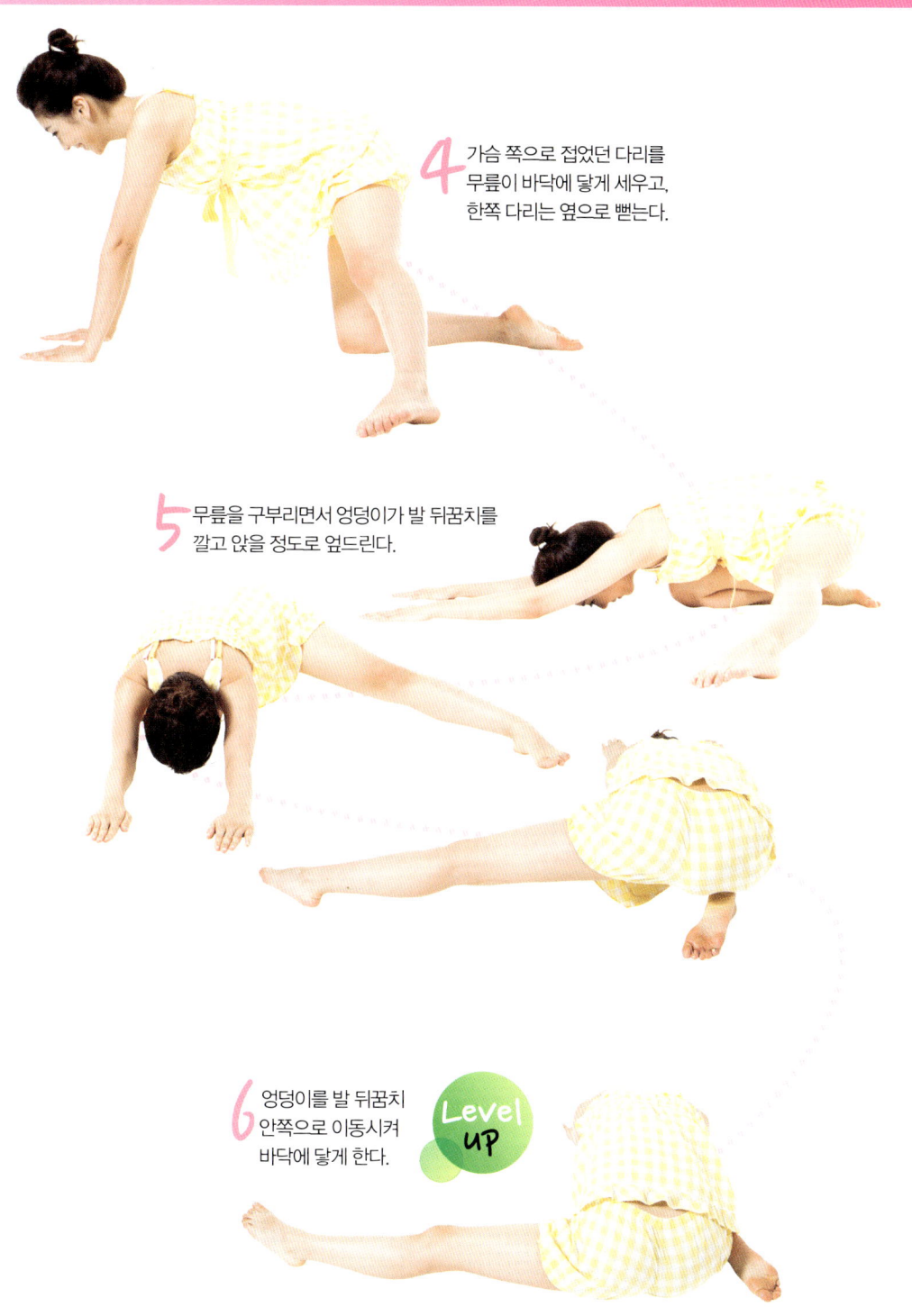

4 가슴 쪽으로 접었던 다리를 무릎이 바닥에 닿게 세우고, 한쪽 다리는 옆으로 뻗는다.

5 무릎을 구부리면서 엉덩이가 발 뒤꿈치를 깔고 앉을 정도로 엎드린다.

6 엉덩이를 발 뒤꿈치 안쪽으로 이동시켜 바닥에 닿게 한다.

Level UP

Saturday

일주일 동안 고생한 내 몸에 안식을

등, 허리 풀어주기

등, 허리, 하체 등 온몸에 자극을 주어 혈액순환 및 피로해소를 돕는다.

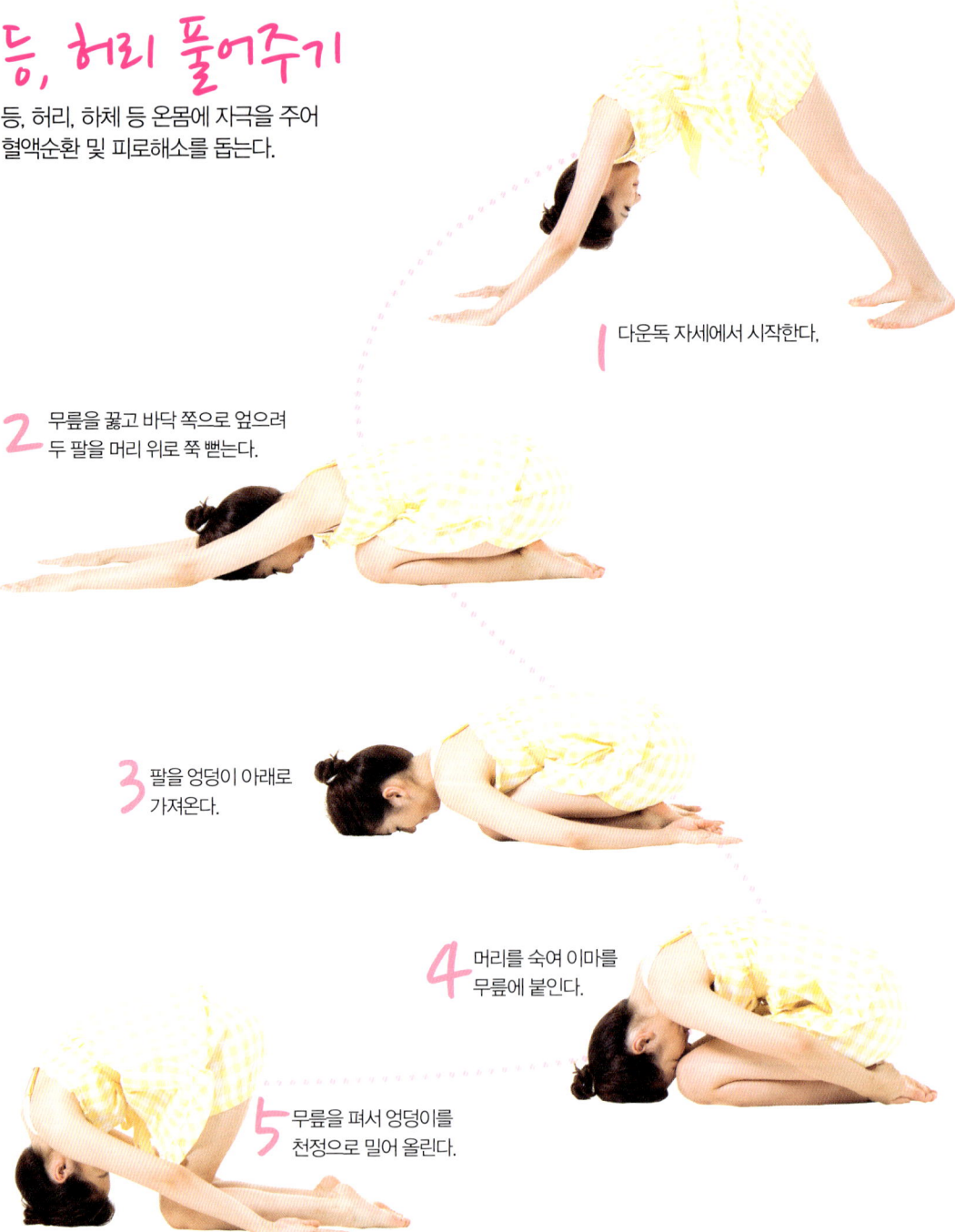

1 다운독 자세에서 시작한다.

2 무릎을 꿇고 바닥 쪽으로 엎으려 두 팔을 머리 위로 쭉 뻗는다.

3 팔을 엉덩이 아래로 가져온다.

4 머리를 숙여 이마를 무릎에 붙인다.

5 무릎을 펴서 엉덩이를 천정으로 밀어 올린다.

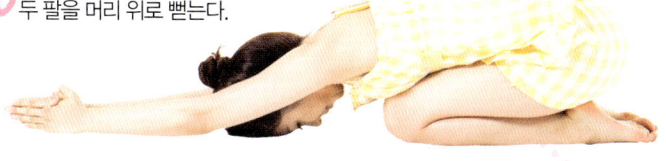

6 다시 엉덩이를 내려 몸을 웅크리고 두 팔을 머리 위로 뻗는다.

7 한쪽 팔을 가슴 앞으로 놓고, 한쪽 팔은 바닥과 직각이 되게 세워서 얼굴 앞에 놓는다. 그 상태에서 몸을 옆으로 비튼다.

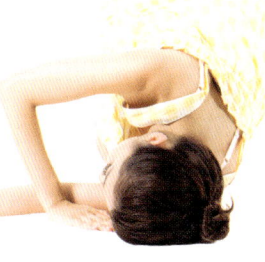

8 세웠던 팔을 위로 뻗어 올린다.

9 위로 뻗어 올린 팔을 등 뒤로 보내서 허벅지 윗부분을 잡는다.

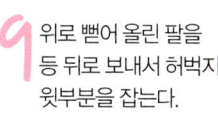

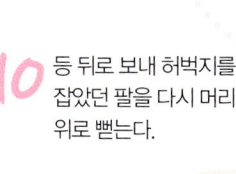

10 등 뒤로 보내 허벅지를 잡았던 팔을 다시 머리 위로 뻗는다.

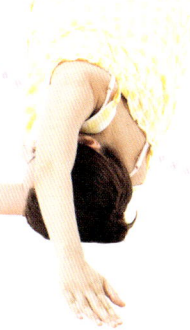

11 3번 자세로 돌아가면서 마무리한다.

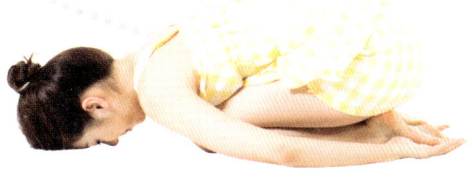

Sunday

원기 충전해서 에너지 넘치는 모드로

일요일 준비운동

옆구리, 가슴을 부드럽게 풀어준다.

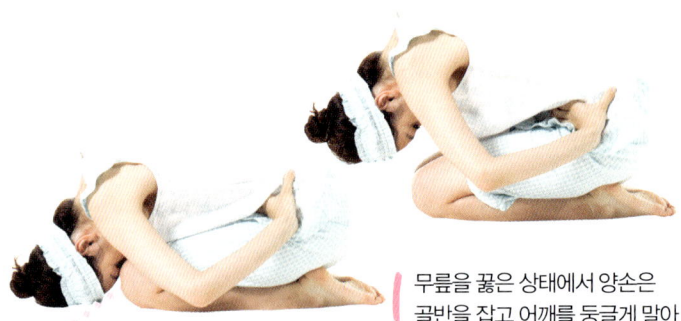

1 무릎을 꿇은 상태에서 양손은 골반을 잡고 어깨를 둥글게 말아 몸을 앞으로 구부린다.

무릎 꿇고 앉아 몸 웅크리기

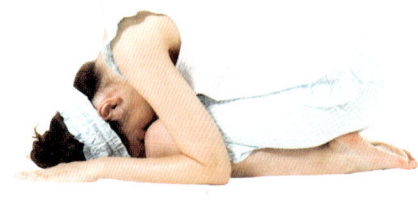

2 1번 상태에서 팔꿈치를 바닥에 대면서 내려놓는다.

가슴 열기

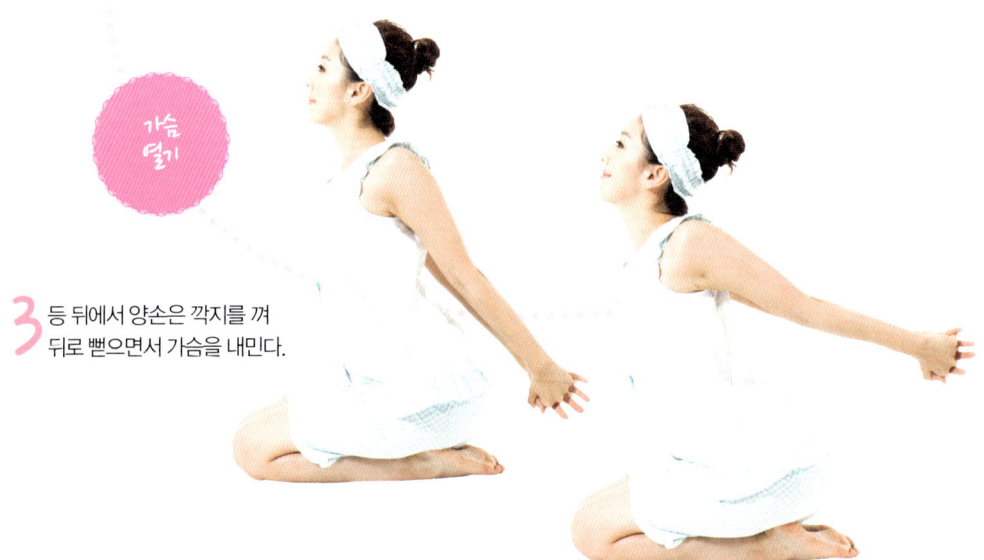

3 등 뒤에서 양손은 깍지를 껴 뒤로 뻗으면서 가슴을 내민다.

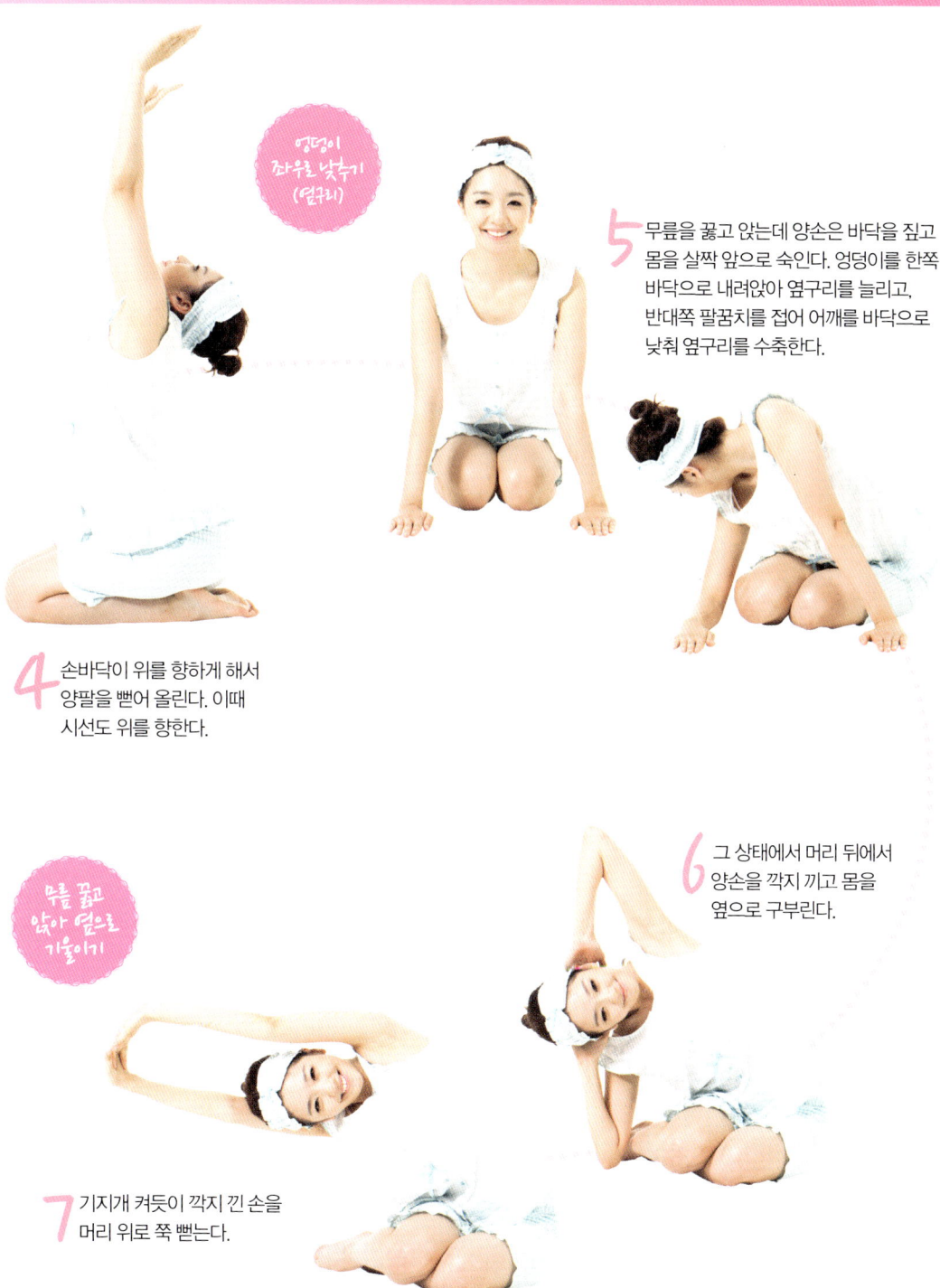

동작순서

엉덩이
좌우로 낮추기
(옆구리)

5 무릎을 꿇고 앉는데 양손은 바닥을 짚고 몸을 살짝 앞으로 숙인다. 엉덩이를 한쪽 바닥으로 내려앉아 옆구리를 늘리고, 반대쪽 팔꿈치를 접어 어깨를 바닥으로 낮춰 옆구리를 수축한다.

4 손바닥이 위를 향하게 해서 양팔을 뻗어 올린다. 이때 시선도 위를 향한다.

무릎 꿇고
앉아 옆으로
기울이기

6 그 상태에서 머리 뒤에서 양손을 깍지 끼고 몸을 옆으로 구부린다.

7 기지개 켜듯이 깍지 낀 손을 머리 위로 쭉 뻗는다.

Part 1 내 몸이 가벼워지는 요일 요가

Sunday

원기 충전해서 에너지 넘치는 모드로

상체와 하체 풀어주기

척추와 어깨를 유연하게 해주고 강화시켜준다.

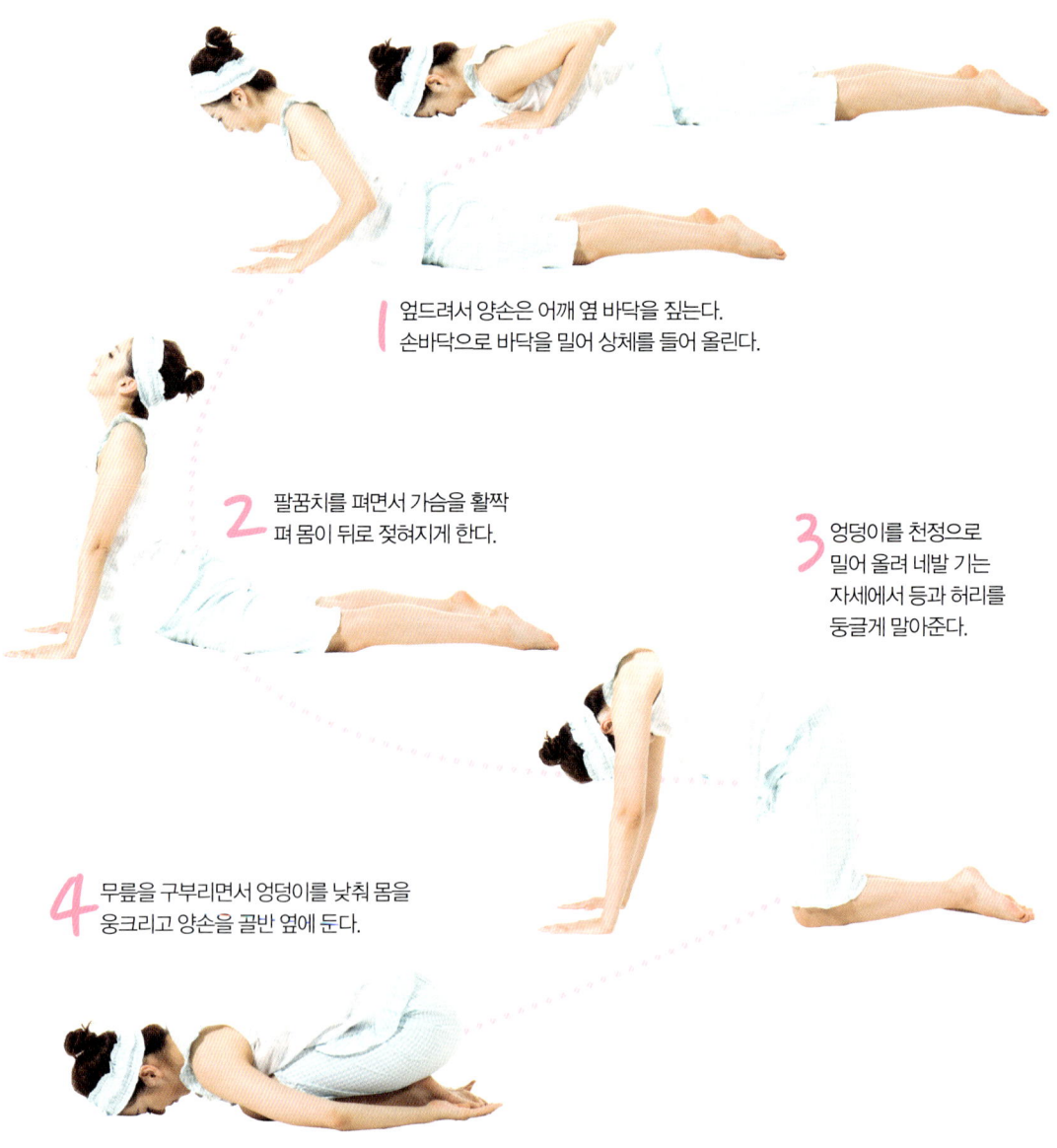

1. 엎드려서 양손은 어깨 옆 바닥을 짚는다. 손바닥으로 바닥을 밀어 상체를 들어 올린다.

2. 팔꿈치를 펴면서 가슴을 활짝 펴 몸이 뒤로 젖혀지게 한다.

3. 엉덩이를 천정으로 밀어 올려 네발 기는 자세에서 등과 허리를 둥글게 말아준다.

4. 무릎을 구부리면서 엉덩이를 낮춰 몸을 웅크리고 양손을 골반 옆에 둔다.

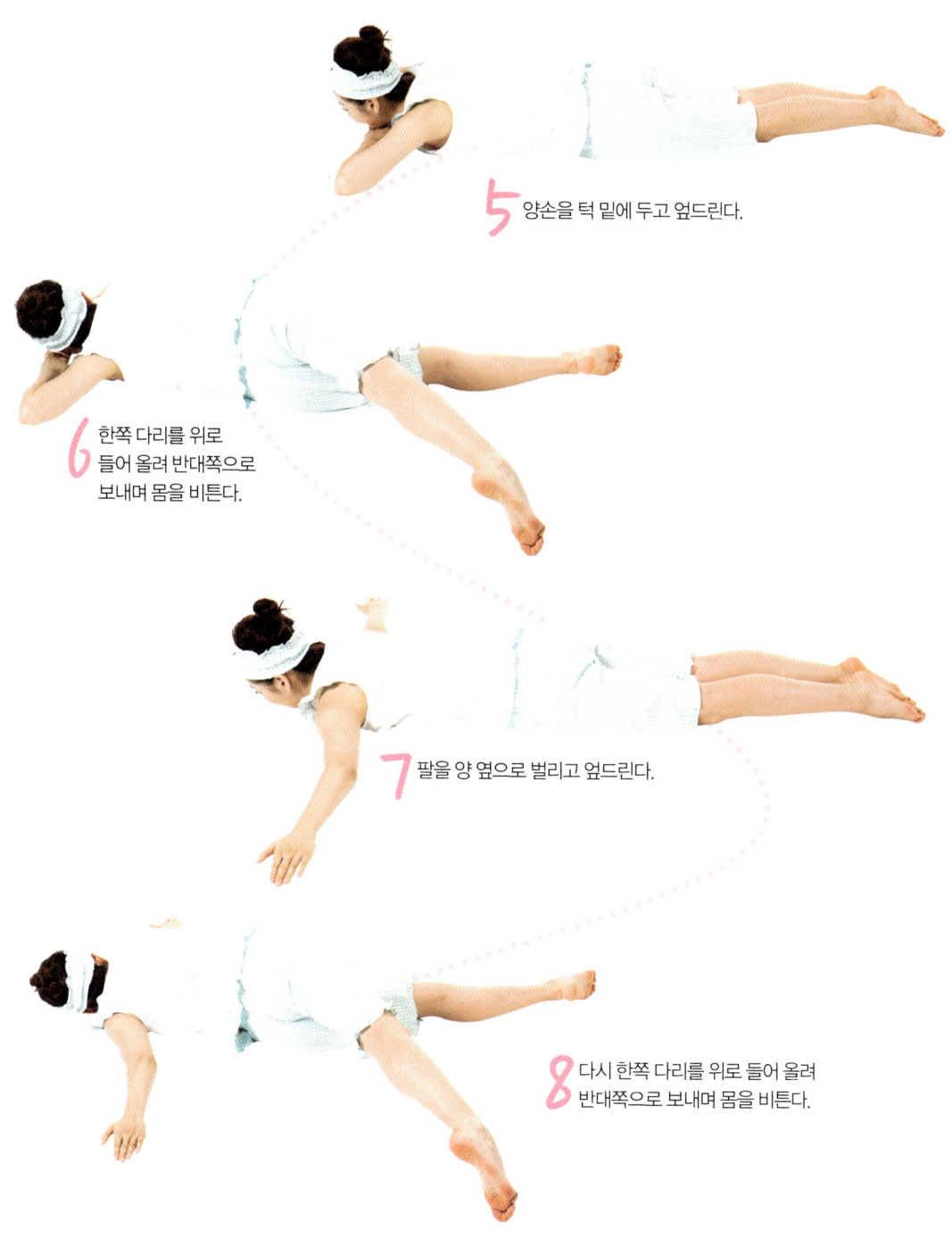

5 양손을 턱 밑에 두고 엎드린다.

6 한쪽 다리를 위로 들어 올려 반대쪽으로 보내며 몸을 비튼다.

7 팔을 양 옆으로 벌리고 엎드린다.

8 다시 한쪽 다리를 위로 들어 올려 반대쪽으로 보내며 몸을 비튼다.

Sunday

원기 충전해서 에너지 넘치는 모드로

상체와 골반 비틀기

척추를 이완시켜주고 허리를 자극해주며 가슴을 열어 시원하게 해준다.

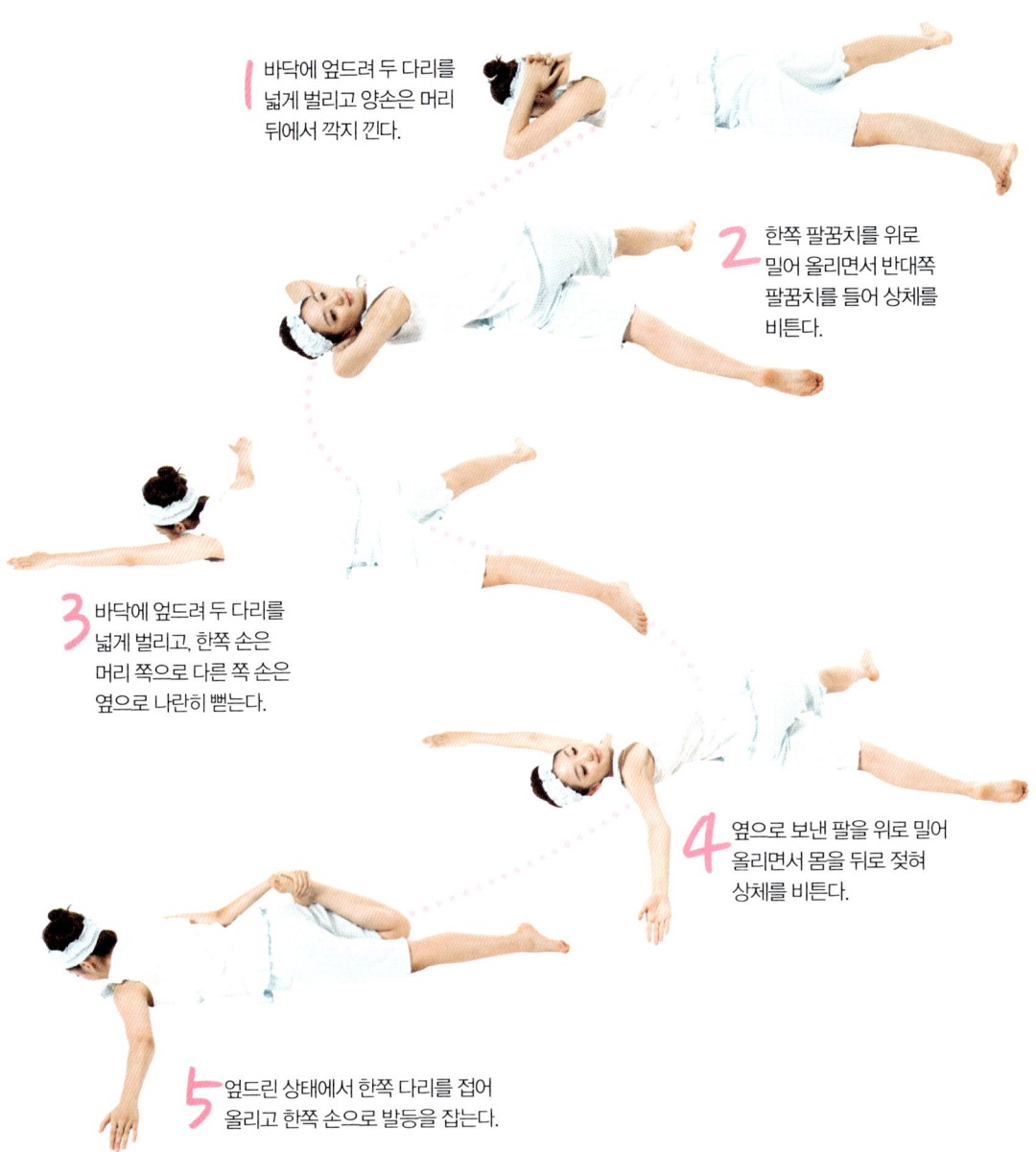

1. 바닥에 엎드려 두 다리를 넓게 벌리고 양손은 머리 뒤에서 깍지 낀다.

2. 한쪽 팔꿈치를 위로 밀어 올리면서 반대쪽 팔꿈치를 들어 상체를 비튼다.

3. 바닥에 엎드려 두 다리를 넓게 벌리고, 한쪽 손은 머리 쪽으로 다른 쪽 손은 옆으로 나란히 뻗는다.

4. 옆으로 보낸 팔을 위로 밀어 올리면서 몸을 뒤로 젖혀 상체를 비튼다.

5. 엎드린 상태에서 한쪽 다리를 접어 올리고 한쪽 손으로 발등을 잡는다.

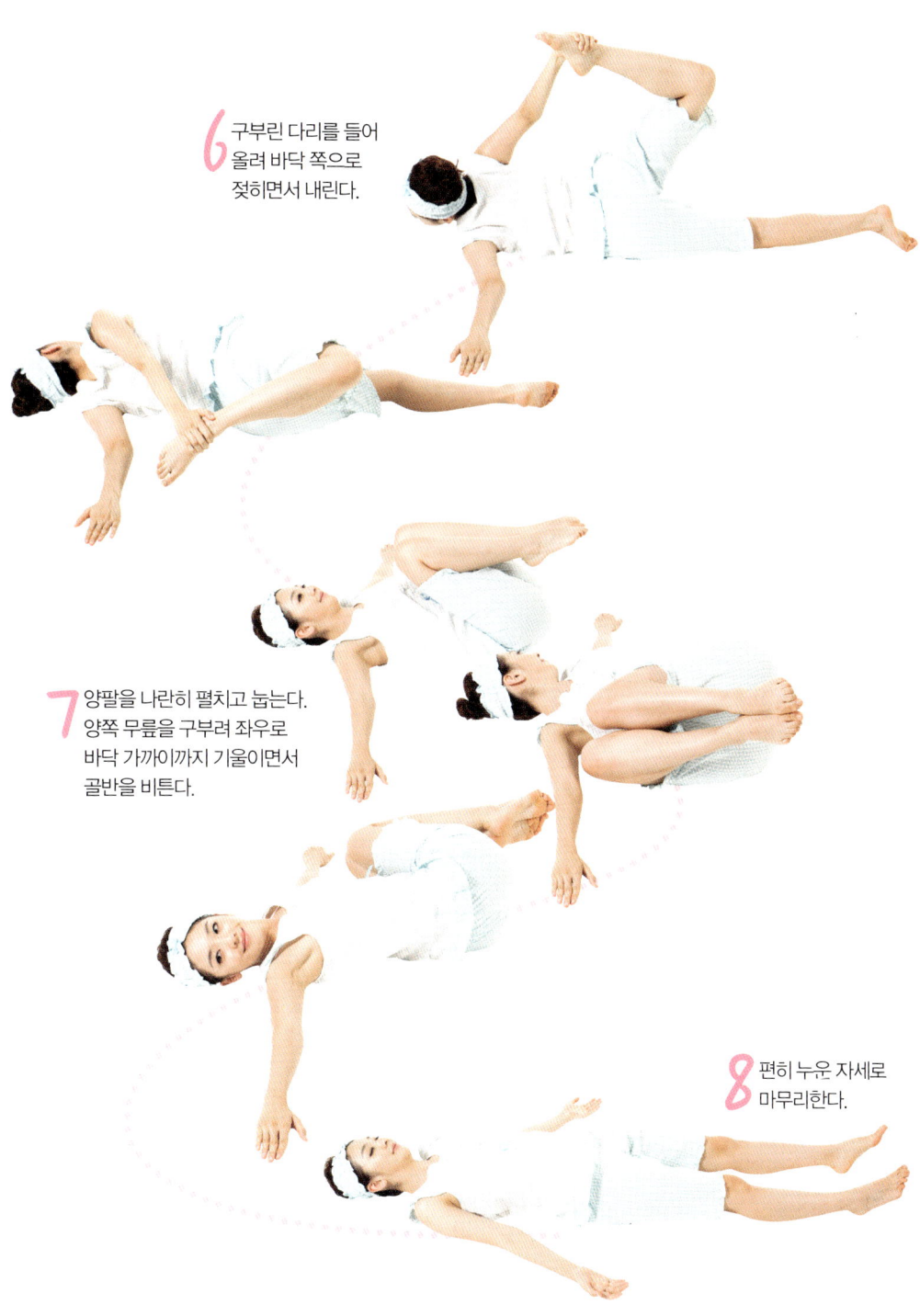

6 구부린 다리를 들어 올려 바닥 쪽으로 젖히면서 내린다.

7 양팔을 나란히 펼치고 눕는다. 양쪽 무릎을 구부려 좌우로 바닥 가까이까지 기울이면서 골반을 비튼다.

8 편히 누운 자세로 마무리한다.

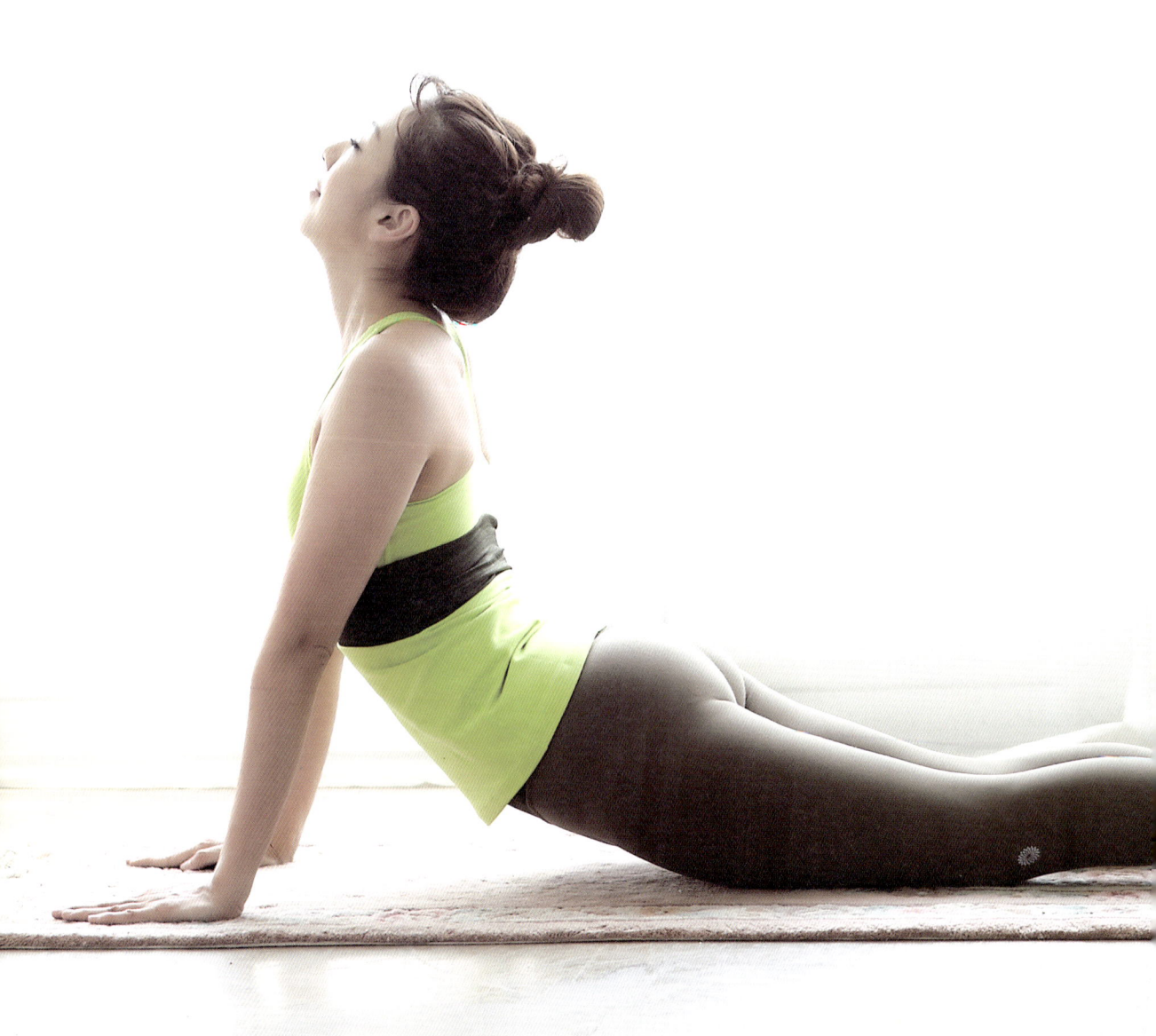

Part 2
내 몸이 아름다워지는 뷰티 요가

복부, 가슴, 엉덩이, 허벅지, 종아리 등 여성들이 가장 신경 쓰이는 몸의 부위를 탄력 있고 아름다운 체형으로 가꿉니다. 요일 요가와 함께 따라해보세요.

BeautyYoga

● 탄탄한 복부 만들기

봉긋한 가슴, 볼륨감 있는 엉덩이와 매끈한 꿀벅지 그리고 초콜릿 복근, 몸매의 완성은 복근이다. 다음 동작을 통해서 탄력 넘치는 복부를 만들어보자.

판자 자세

복부뿐만 아니라 엉덩이 근육도 같이 운동된다.

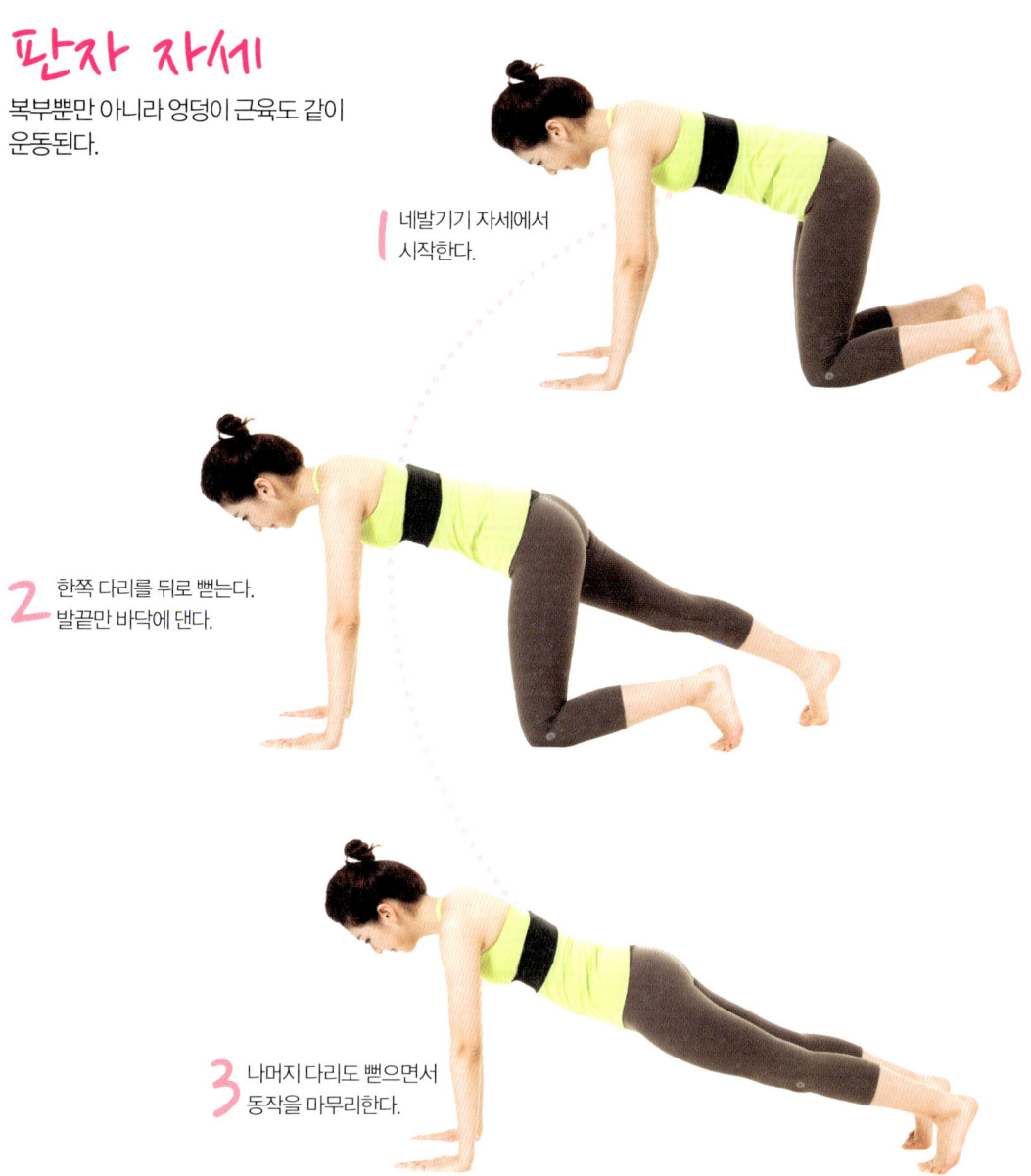

1 네발기기 자세에서 시작한다.

2 한쪽 다리를 뒤로 뻗는다. 발끝만 바닥에 댄다.

3 나머지 다리도 뻗으면서 동작을 마무리한다.

동작순서>>

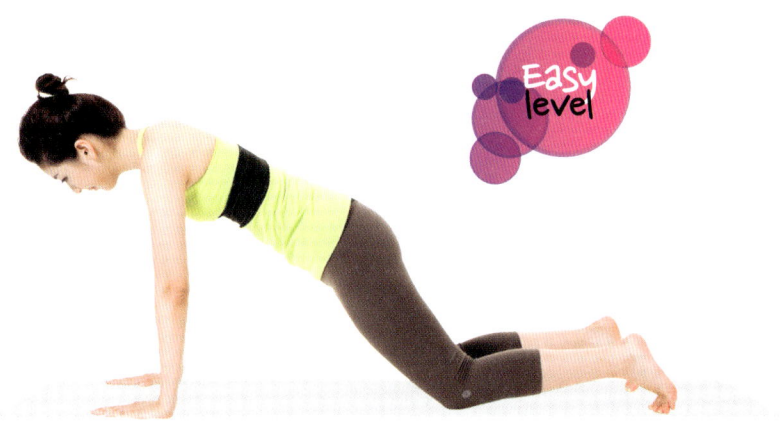

Easy level

무릎으로 바닥을 지탱하면서 하면 더 쉽게 할 수 있다.

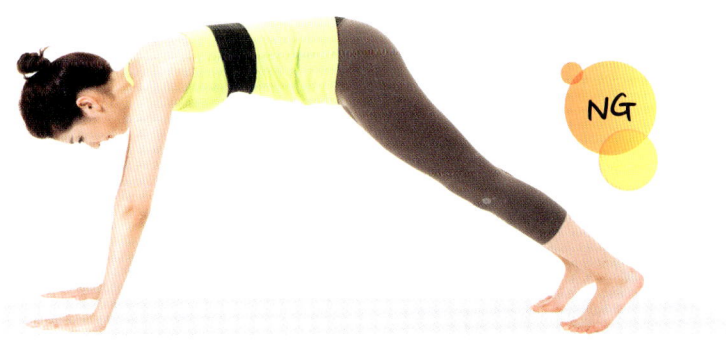

NG

허리를 젖히거나 엉덩이가 위로 나오는 자세는 잘못된 자세이다.

BeautyYoga

● 탄탄한 복부 만들기

복근운동 자세

복부뿐만 아니라 몸을 비틀면서 옆구리 근육도 같이 운동된다.

1. 누워서 양다리를 세운다. 양손은 편안하게 옆에 둔다.

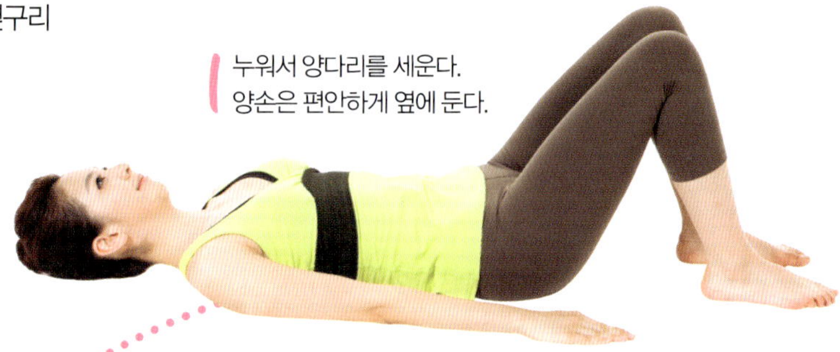

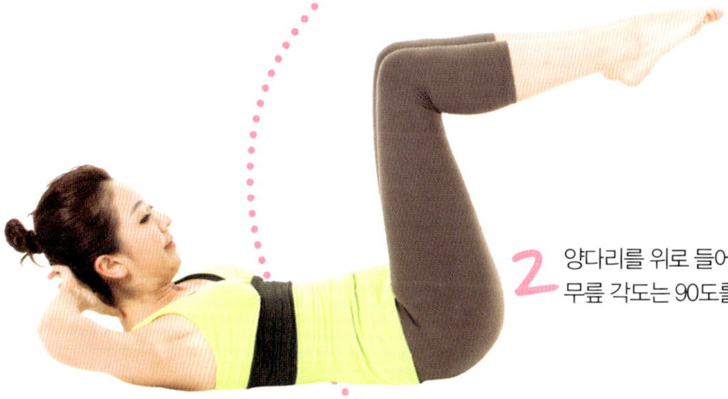

2. 양다리를 위로 들어 올린다. 무릎 각도는 90도를 유지한다.

3. 한쪽 다리만 곧게 뻗는다.

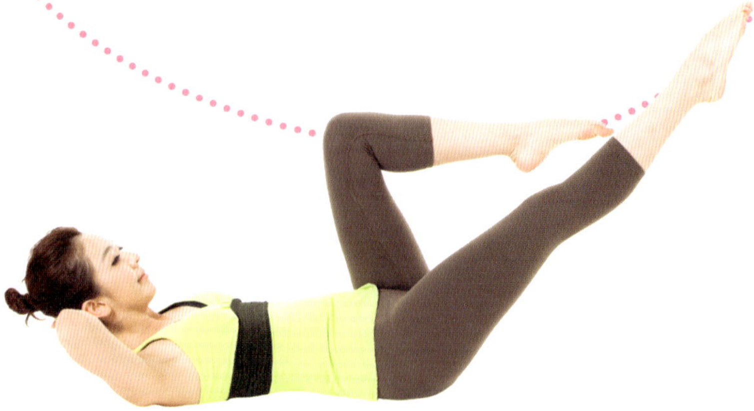

동작순서>>

4 상체를 웅크리면서 비틀어서 한쪽 팔꿈치가 최대한 반대쪽 무릎에 닿게 한다. 반대쪽도 위와 같은 방법으로 실행한다.

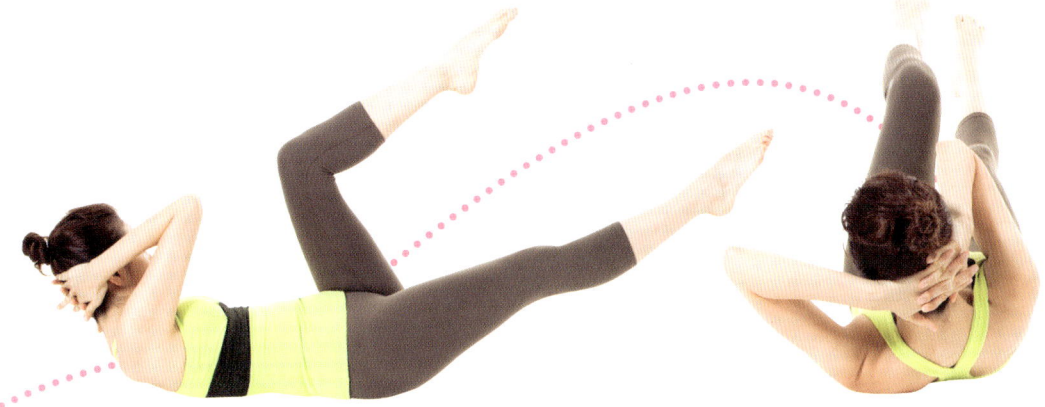

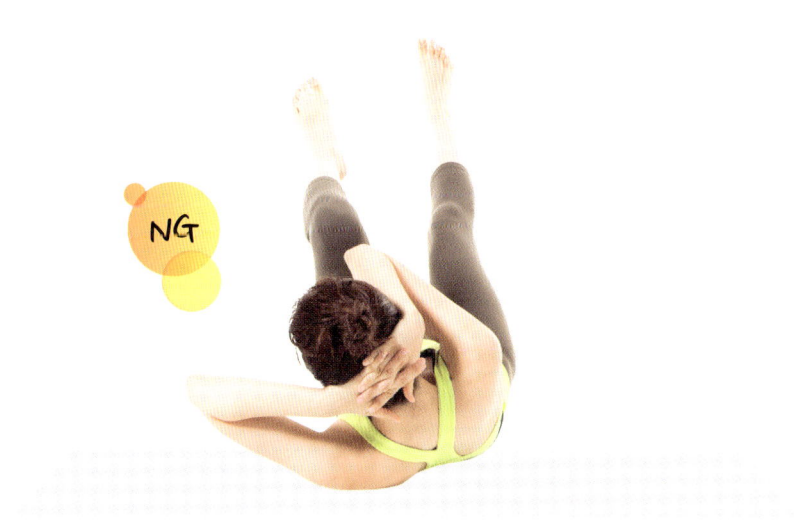

등이 굽거나 어깨가 움츠러들지 않게 주의한다.

BeautyYoga

● 탄탄한 복부 만들기

보트 자세

자세를 유지하기 위해 복부 근육에 추가로 고관절과 다리 주변 근육을 운동시킬 수 있다.

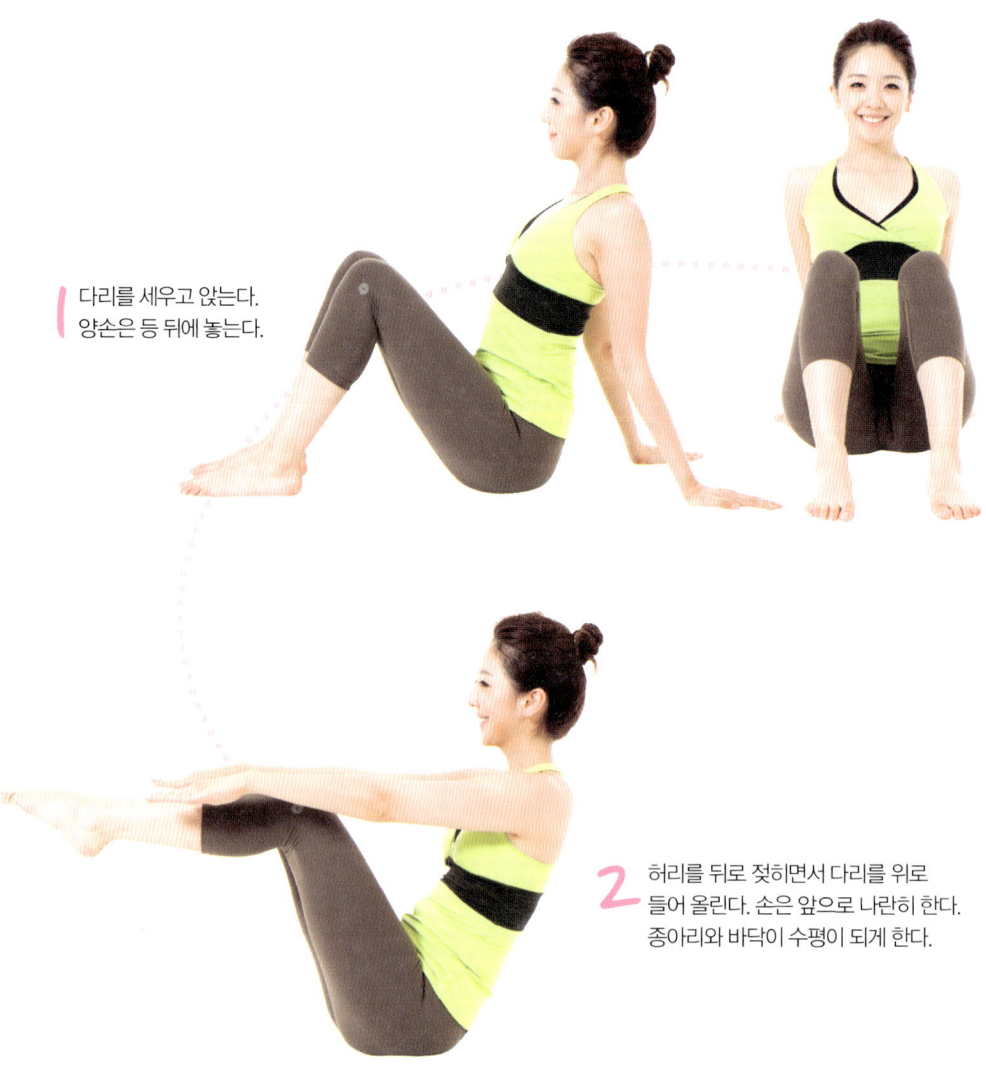

1 다리를 세우고 앉는다.
   양손은 등 뒤에 놓는다.

2 허리를 뒤로 젖히면서 다리를 위로 들어 올린다. 손은 앞으로 나란히 한다. 종아리와 바닥이 수평이 되게 한다.

동작순서≫

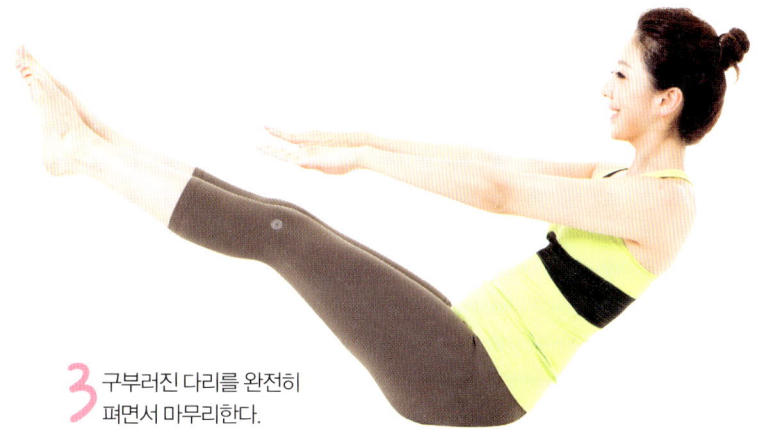

3 구부러진 다리를 완전히 펴면서 마무리한다.

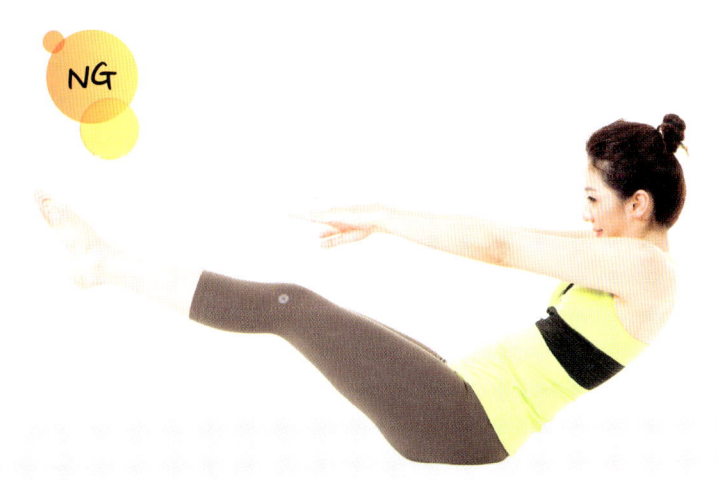

어깨를 움추리면서 등이 굽지 않게 한다.

BeautyYoga

● 탄탄한 복부 만들기

두 손으로 온몸 들기 자세

무릎을 위로 들고 고정시키기 위해 강력한 복부 근육의 수축을 필요로 한다. 손바닥으로만 버텨야 하기 때문에 어깨와 팔 근육도 같이 운동된다.

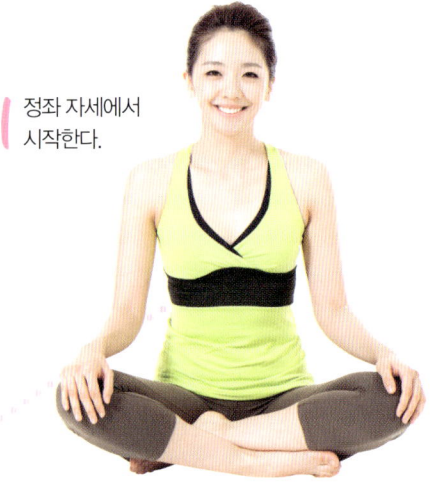

1 정좌 자세에서 시작한다.

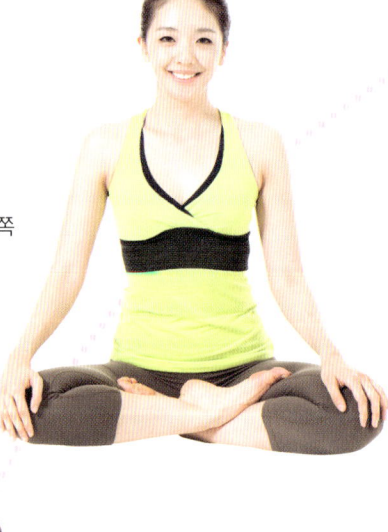

2 한쪽 다리를 다른 쪽 다리 위에 포갠다.

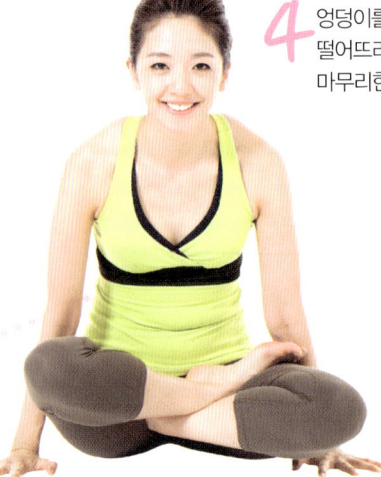

3 양손으로 바닥을 지탱하면서 무릎을 위로 들어 올린다.

4 엉덩이를 바닥에서 떨어뜨리면서 마무리한다.

동작순서>>

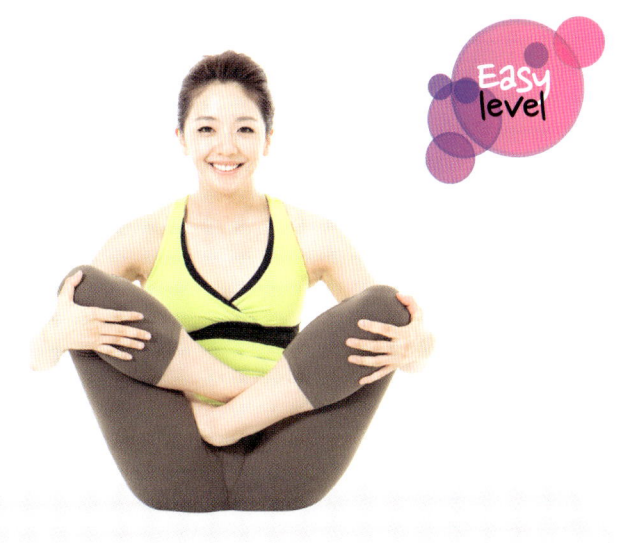

엉덩이를 바닥에서 떨어뜨리지 않고 양손으로 다리를 뒤로 당겨주면 더 쉽게 할 수 있다.

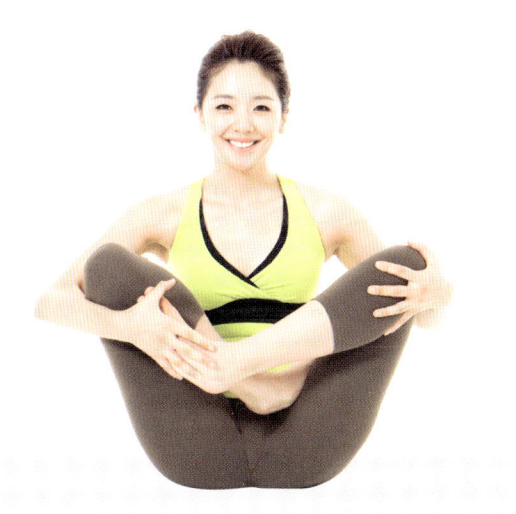

가부좌가 어려울 경우, 한쪽 다리에 다른 쪽 다리를 포개면 더 쉽게 할 수 있다.

BeautyYoga

● 군살 없는 옆구리 만들기

옆구리 근육은 몸이 무너지지 않게 지탱할 뿐만 아니라 몸을 비트는 동작에서도 많이 쓰이는 근육이다. 적절한 움직임을 통해서 탄력 넘치는 옆구리를 만들어보자.

옆으로 지지한 판자 자세

탄탄한 옆구리에 추가로 예쁜 엉덩이 라인까지 만들 수 있는 자세다.

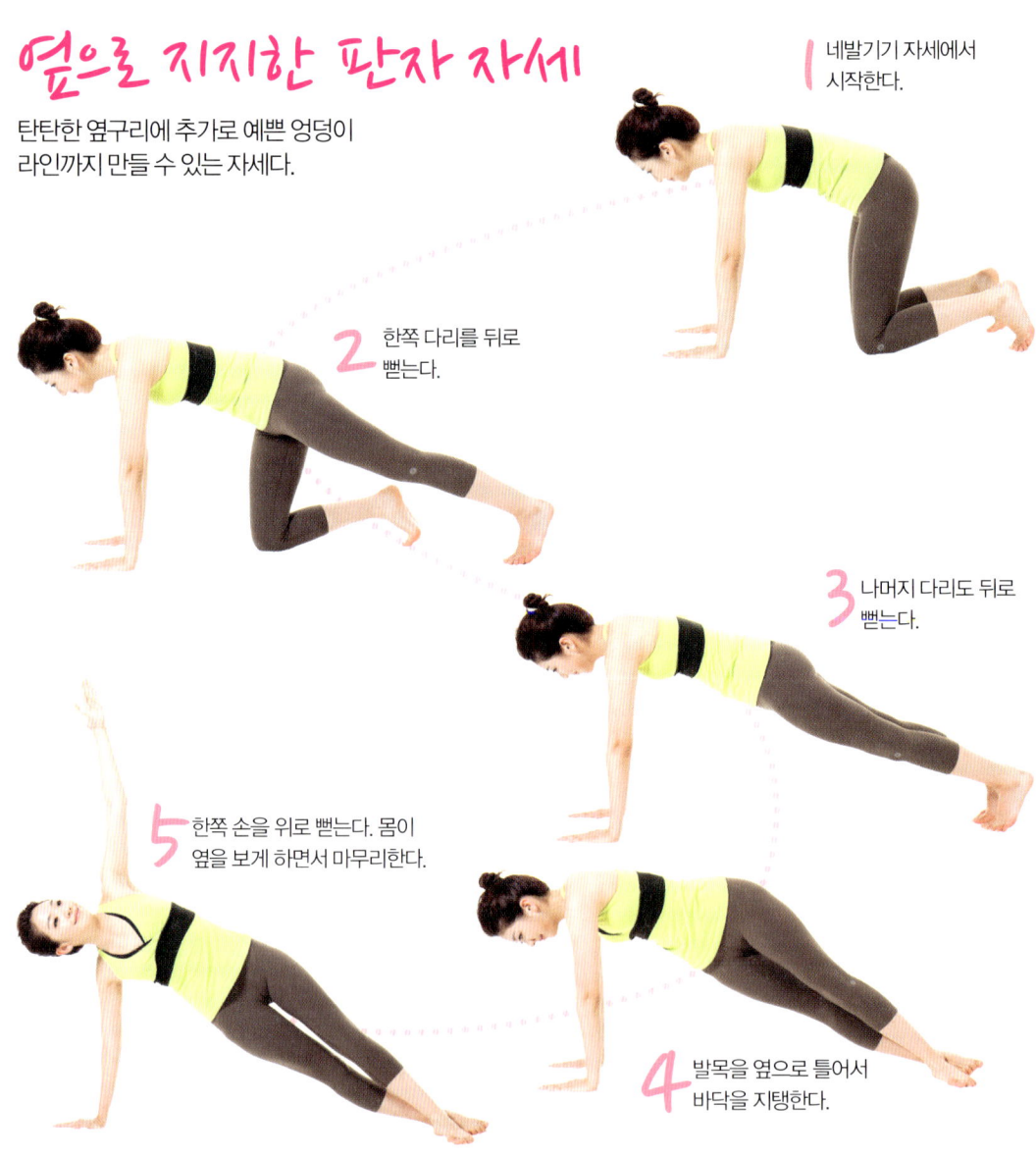

1 네발기기 자세에서 시작한다.

2 한쪽 다리를 뒤로 뻗는다.

3 나머지 다리도 뒤로 뻗는다.

4 발목을 옆으로 틀어서 바닥을 지탱한다.

5 한쪽 손을 위로 뻗는다. 몸이 옆을 보게 하면서 마무리한다.

동작순서 >>

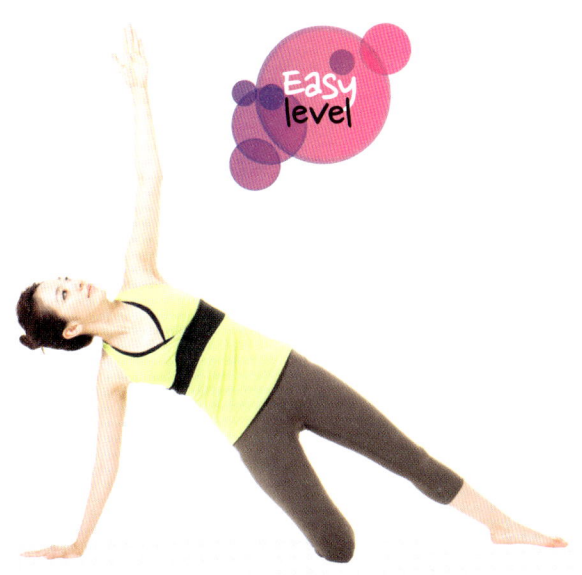

Easy level

한쪽 무릎으로 바닥을 지지하면 더 쉽게 할 수 있다.

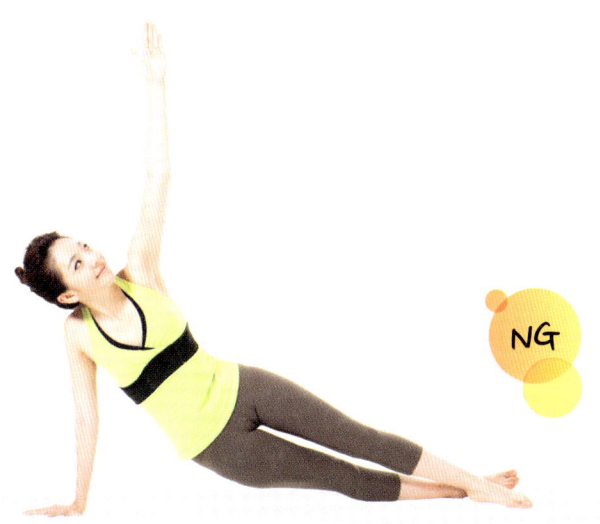

NG

어깨에 기대거나, 천정 쪽이나 바닥 쪽으로 척추가 휘지 않게 주의한다.

BeautyYoga

● 군살 없는 옆구리 만들기

무릎으로 서서 옆으로 기울이기

옆구리, 어깨에 강력한 스트레치를 느낄 수 있으며, 옆으로 뻗은 다리 안쪽 근육까지 유연하게 만들 수 있다.

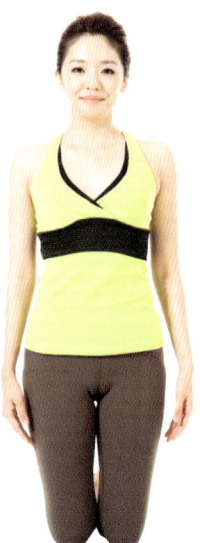

1 무릎으로 바닥을 지탱한 자세에서 시작한다.

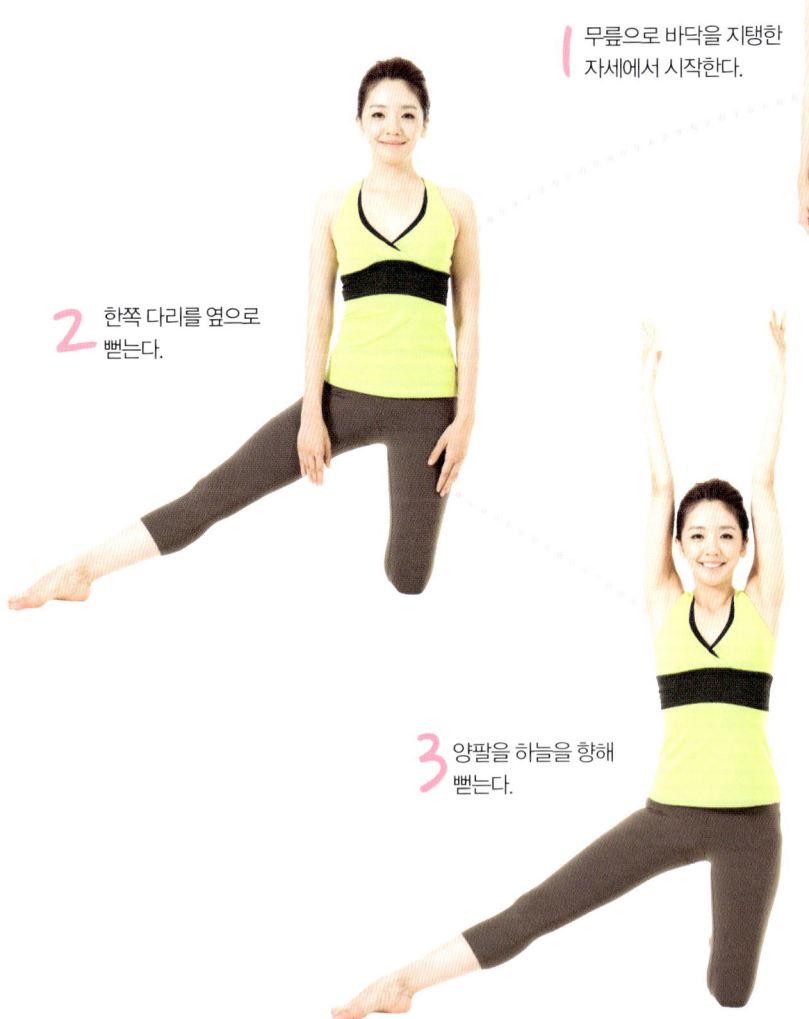

2 한쪽 다리를 옆으로 뻗는다.

3 양팔을 하늘을 향해 뻗는다.

동작순서 >>

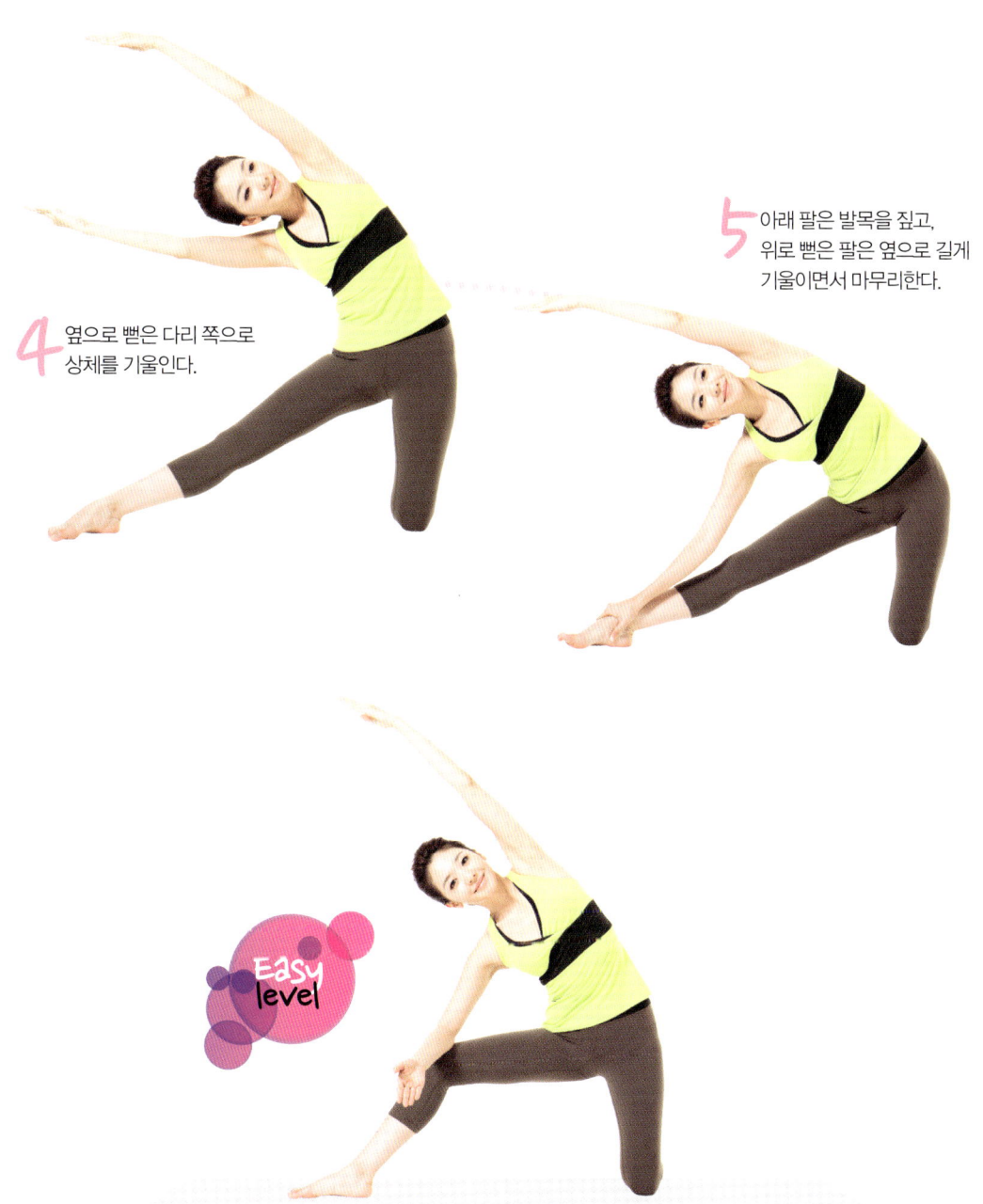

4 옆으로 뻗은 다리 쪽으로 상체를 기울인다.

5 아래 팔은 발목을 짚고, 위로 뻗은 팔은 옆으로 길게 기울이면서 마무리한다.

Easy level

옆으로 뻗는 다리를 살짝 구부리면 더 쉽게 할 수 있다.

BeautyYoga
● 군살 없는 옆구리 만들기

누워서 비틀기 자세
옆구리뿐만 아니라 골반과 엉덩이 근육의 강력한 스트레치를 느낄 수 있다.

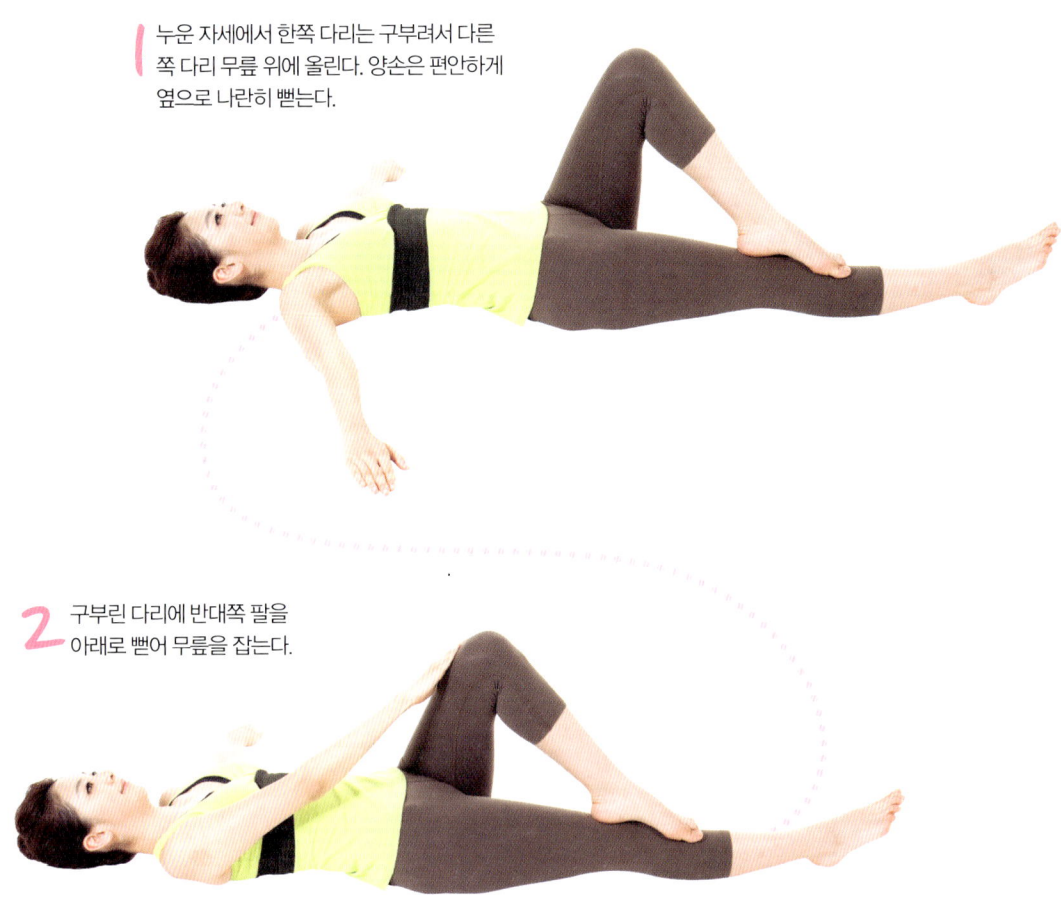

1 누운 자세에서 한쪽 다리는 구부려서 다른 쪽 다리 무릎 위에 올린다. 양손은 편안하게 옆으로 나란히 뻗는다.

2 구부린 다리에 반대쪽 팔을 아래로 뻗어 무릎을 잡는다.

동작순서 >>

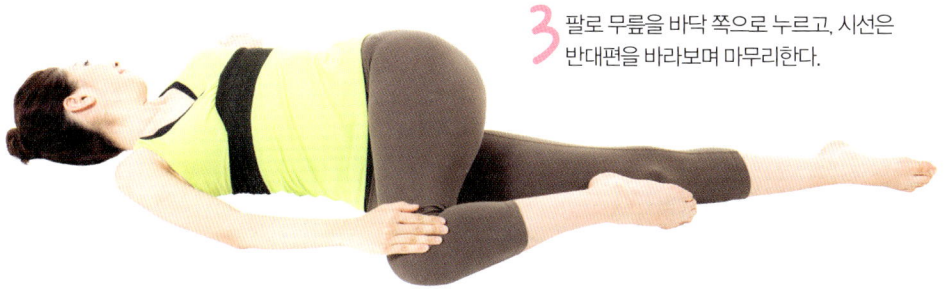

3 팔로 무릎을 바닥 쪽으로 누르고, 시선은 반대편을 바라보며 마무리한다.

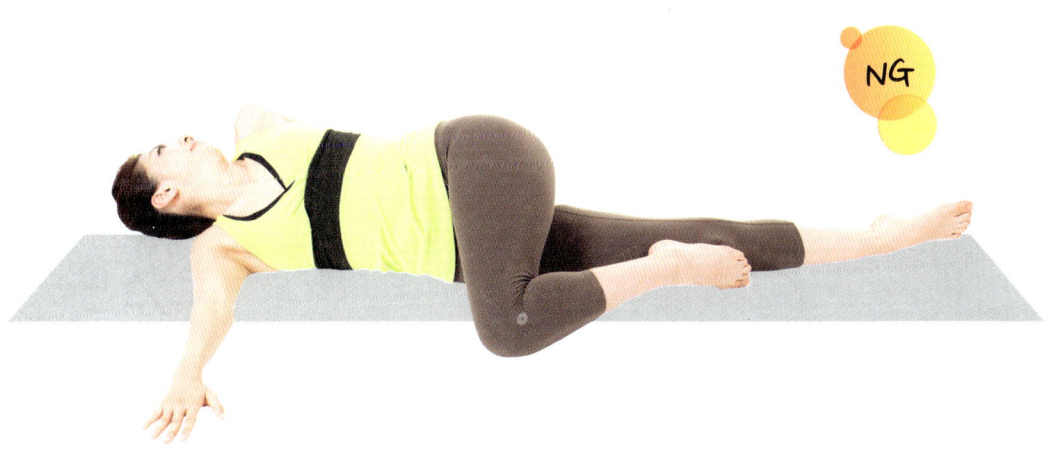

어깨가 움츠러들지 않게 반대쪽 어깨가 바닥에서 많이 떨어지지 않도록 주의한다.

BeautyYoga
● 군살 없는 옆구리 만들기

반물고기신 자세
척추와 인대를 마사지해준다. 등과 허리선을 아름답게 만들어준다.
엉덩이까지 같이 늘려줄 수 있다.

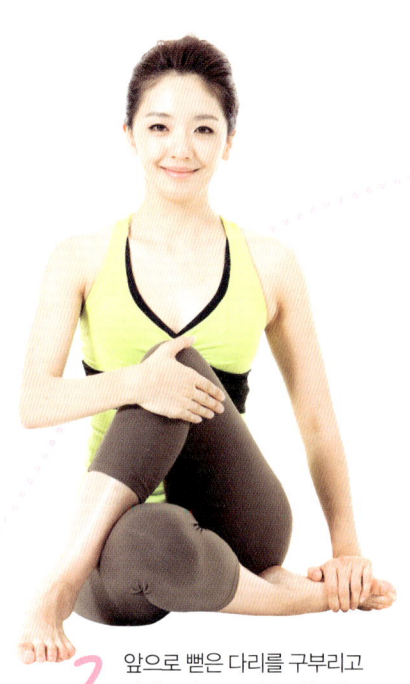

1 한쪽 다리를 앞으로 뻗고, 다른 쪽 다리를 가슴 쪽을 향해 구부려 뻗은 다리 바깥쪽에 놓는다.

2 앞으로 뻗은 다리를 구부리고 반대쪽 손으로 발을 잡는다.

동작순서 >>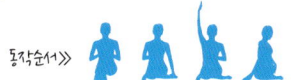

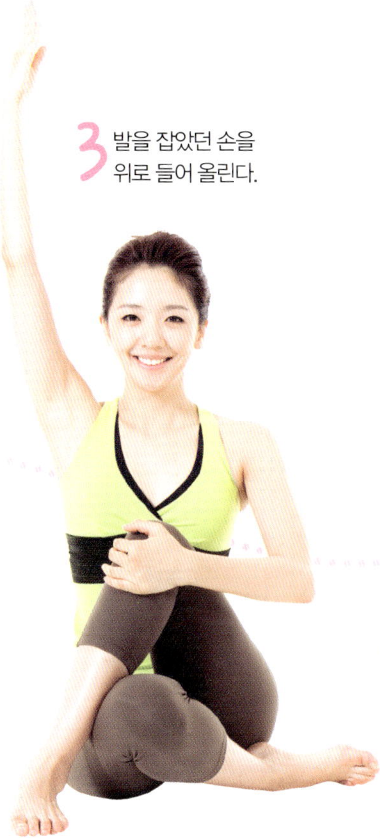

3 발을 잡았던 손을 위로 들어 올린다.

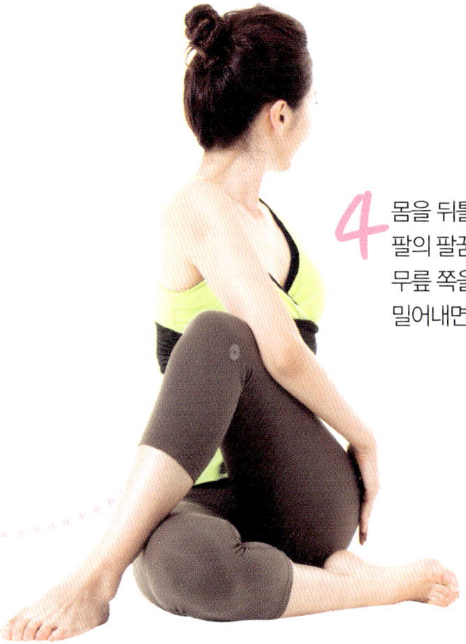

4 몸을 뒤틀면서 위로 뻗은 팔의 팔꿈치로 세운 다리의 무릎 쪽을 바깥쪽으로 밀어내면서 마무리한다.

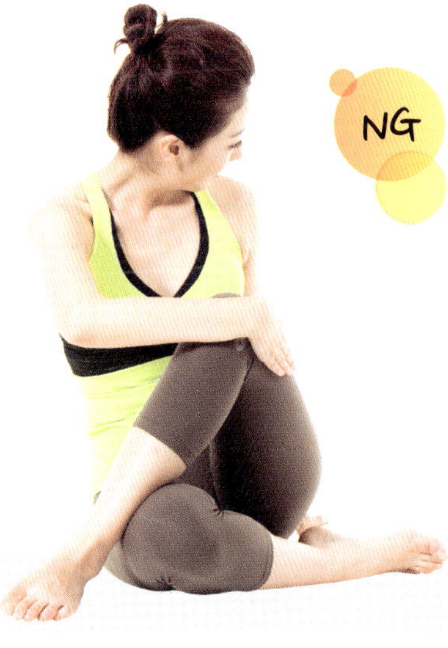

NG

척추를 곧게 세우고, 구부려 세운 다리 쪽 엉덩이가 바닥에서 떨어지지 않게 주의한다.

BeautyYoga

● 군살 없는 옆구리 만들기

런지 비틀기 자세

상체를 비틀어 옆구리 운동이 될 뿐만 아니라, 다리를 앞뒤로 벌리면 골반과 다리 근육이 유연해지면서 동시에 튼튼해진다.

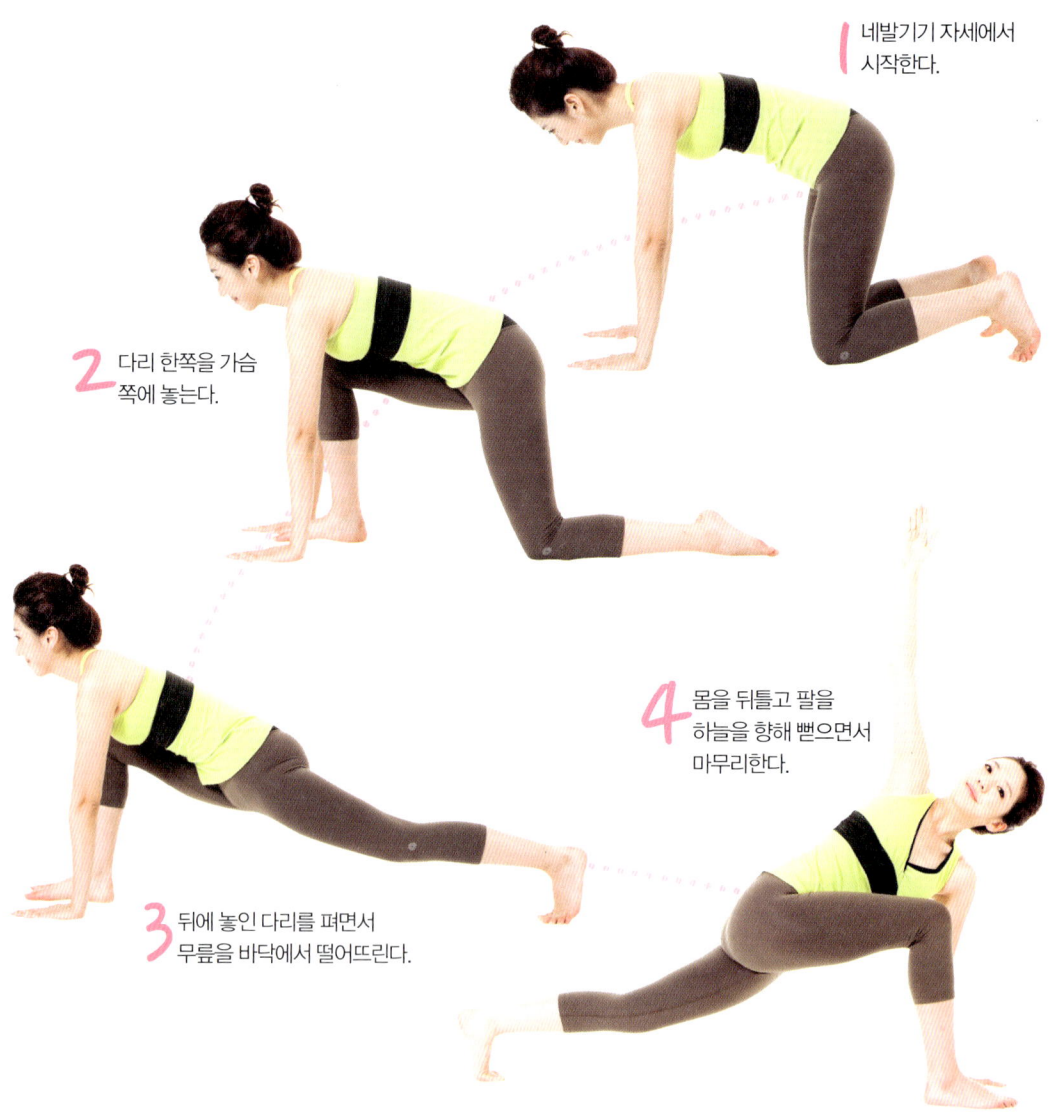

1 네발기기 자세에서 시작한다.

2 다리 한쪽을 가슴 쪽에 놓는다.

3 뒤에 놓인 다리를 펴면서 무릎을 바닥에서 떨어뜨린다.

4 몸을 뒤틀고 팔을 하늘을 향해 뻗으면서 마무리한다.

동작순서>>

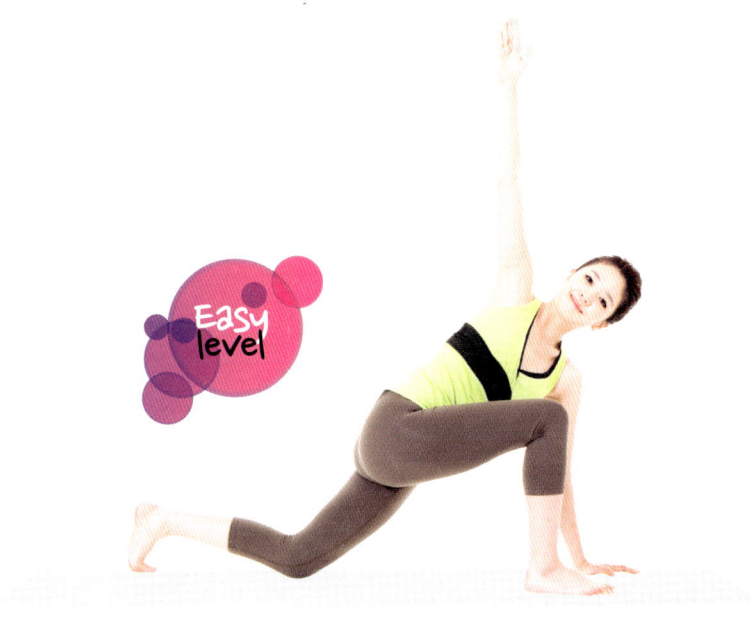

뒤에 놓인 다리의 무릎으로 바닥을 지탱하면 더 쉽게 할 수 있다.

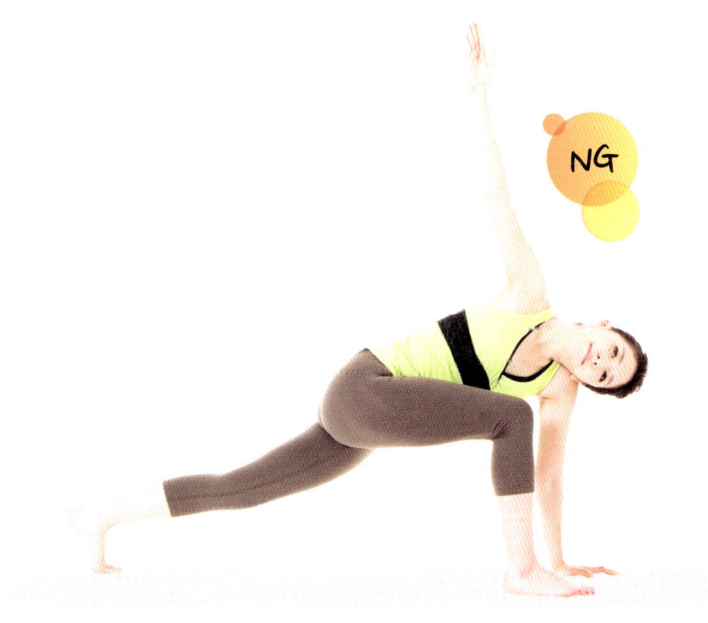

상체의 무게를 앞에 구부린 다리에 싣거나, 골반이 올라가지 않게 주의한다. 어깨가 무너지지 않아야 한다.

Part 2 내 몸이 아름다워지는 뷰티 요가

BeautyYoga

● 날씬한 허리 만들기

직립보행, 좌식생활이 많은 현대인들에게 허리는 혹사당하는 부위 중 하나이다.
적절한 움직임과 운동으로 날씬하고 건강한 허리를 만들어보자.

반달 자세

어깨부터 허리 골반까지 시원하게 풀어준다.

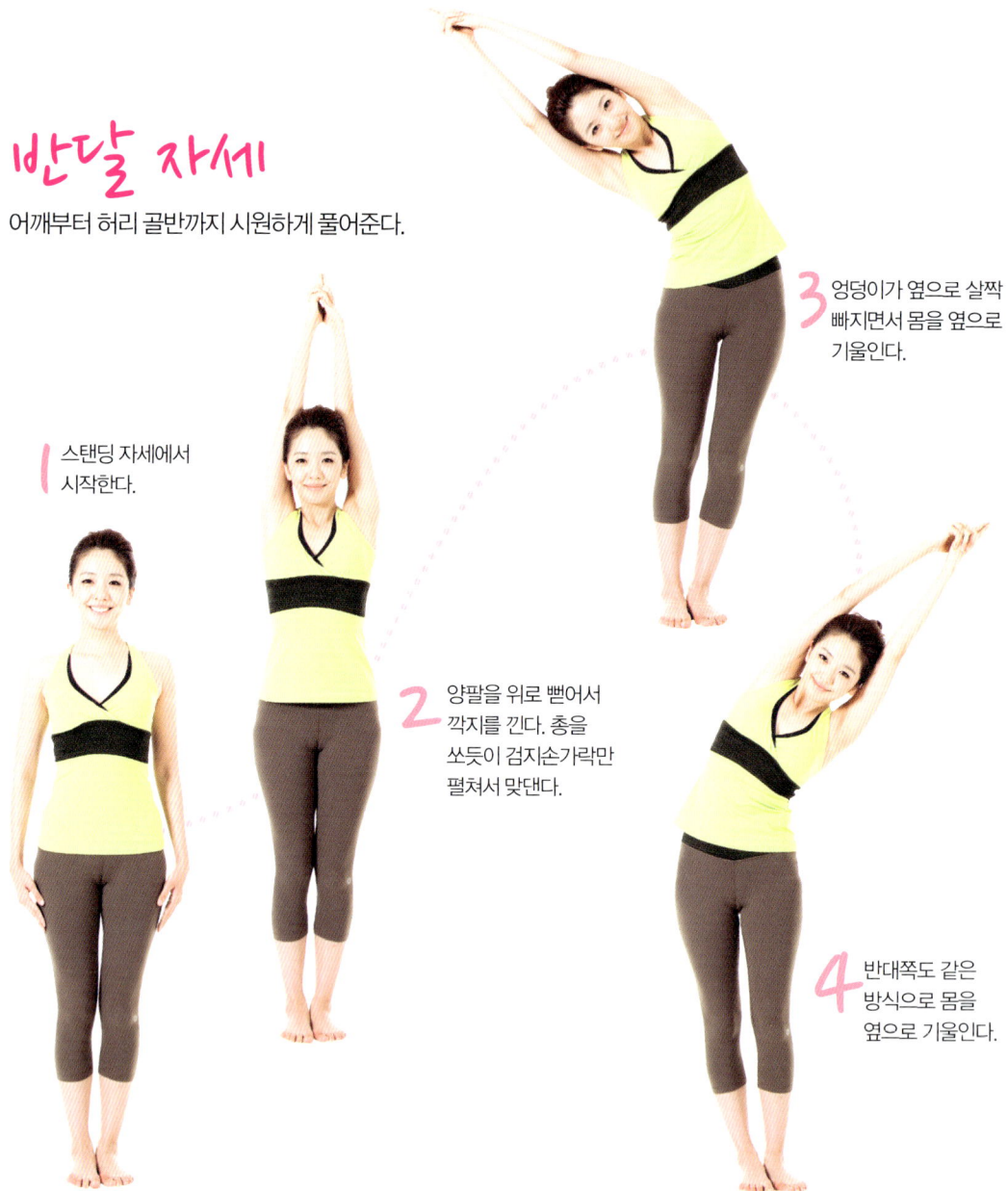

1 스탠딩 자세에서 시작한다.

2 양팔을 위로 뻗어서 깍지를 낀다. 총을 쏘듯이 검지손가락만 펼쳐서 맞댄다.

3 엉덩이가 옆으로 살짝 빠지면서 몸을 옆으로 기울인다.

4 반대쪽도 같은 방식으로 몸을 옆으로 기울인다.

동작순서 >>

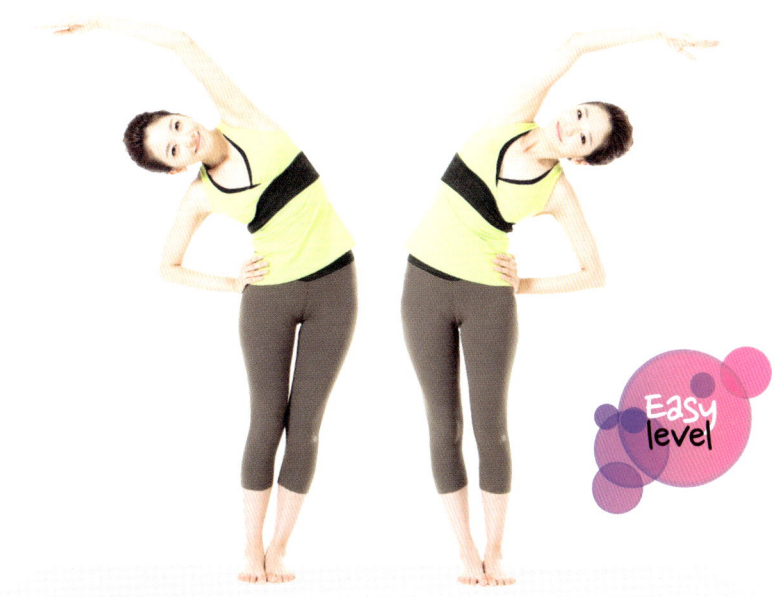

허리를 손으로 지탱하면서 한 팔씩 하면 더 쉽게 할 수 있다.

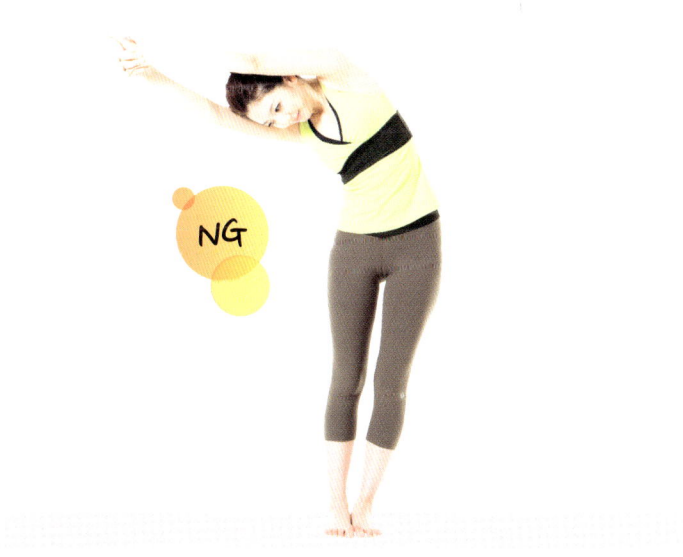

위에 있는 어깨가 뒤로 젖혀져서 가슴이 바닥을 향하지 않게 주의한다.

BeautyYoga
● 날씬한 허리 만들기

아치 자세

신진대사가 원활해져 다이어트에 효과적이다. 허리뿐만 아니라 팔과 다리 골반 근육까지 가담한다. 복부 근육도 강하게 단련된다.

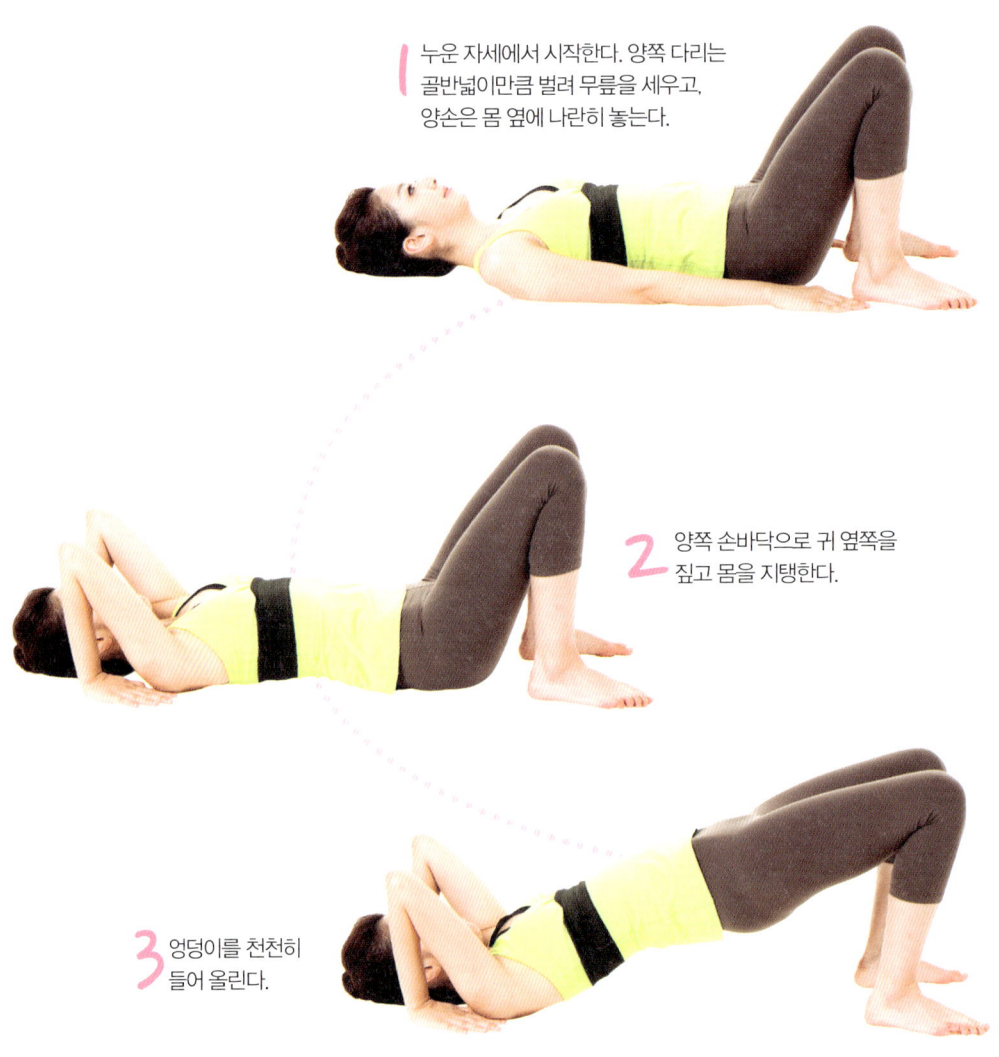

1 누운 자세에서 시작한다. 양쪽 다리는 골반넓이만큼 벌려 무릎을 세우고, 양손은 몸 옆에 나란히 놓는다.

2 양쪽 손바닥으로 귀 옆쪽을 짚고 몸을 지탱한다.

3 엉덩이를 천천히 들어 올린다.

동작순서》

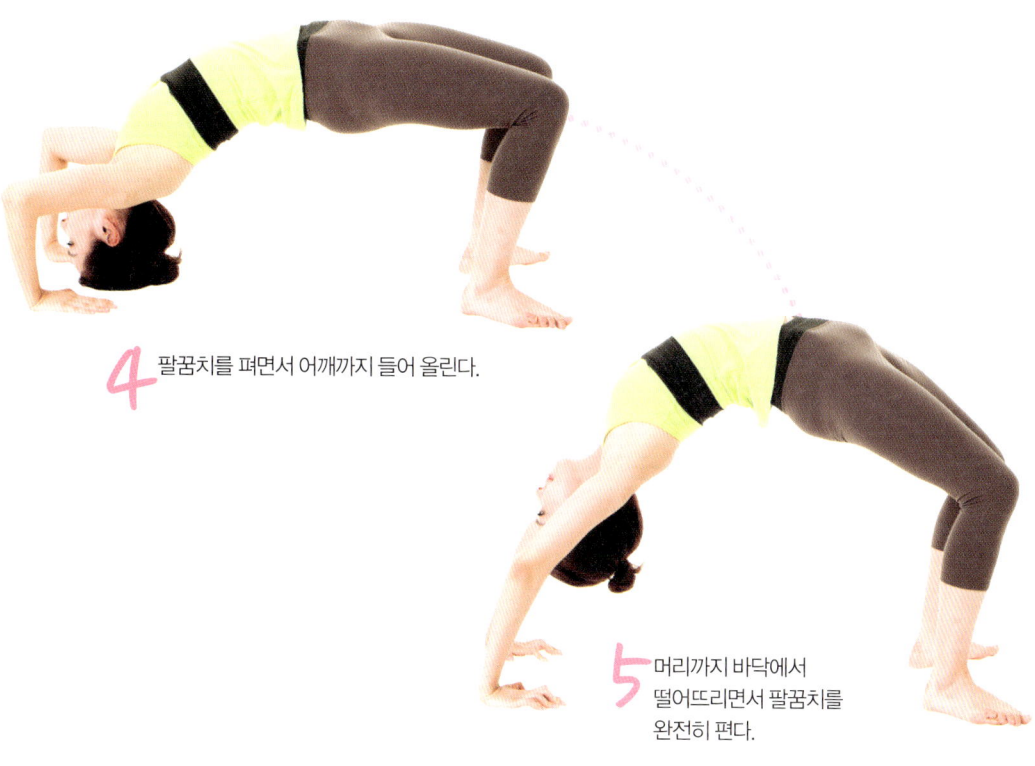

4 팔꿈치를 펴면서 어깨까지 들어 올린다.

5 머리까지 바닥에서 떨어뜨리면서 팔꿈치를 완전히 편다.

Easy level

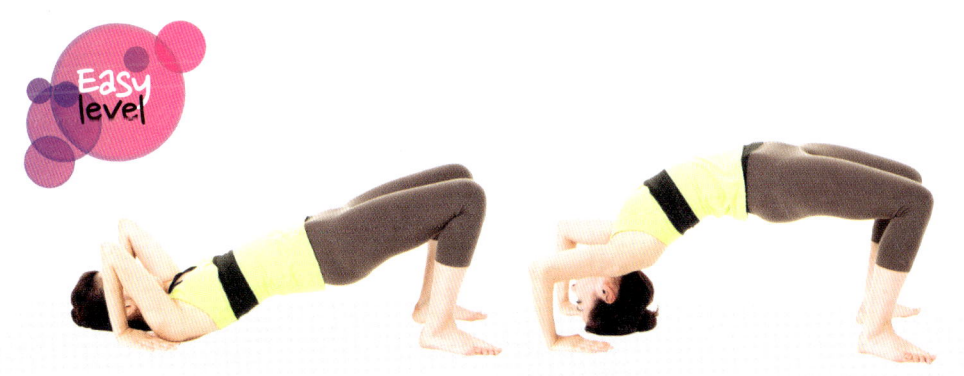

3번, 4번 자세에서 정리하면 좀 더 쉽다.

Part 2 내 몸이 아름다워지는 뷰티 요가

BeautyYoga
● 날씬한 허리 만들기

버드독 자세
중심부가 되는 허리뿐만 아니라 앞뒤로 뻗은 팔다리까지 운동시킬 수 있다.

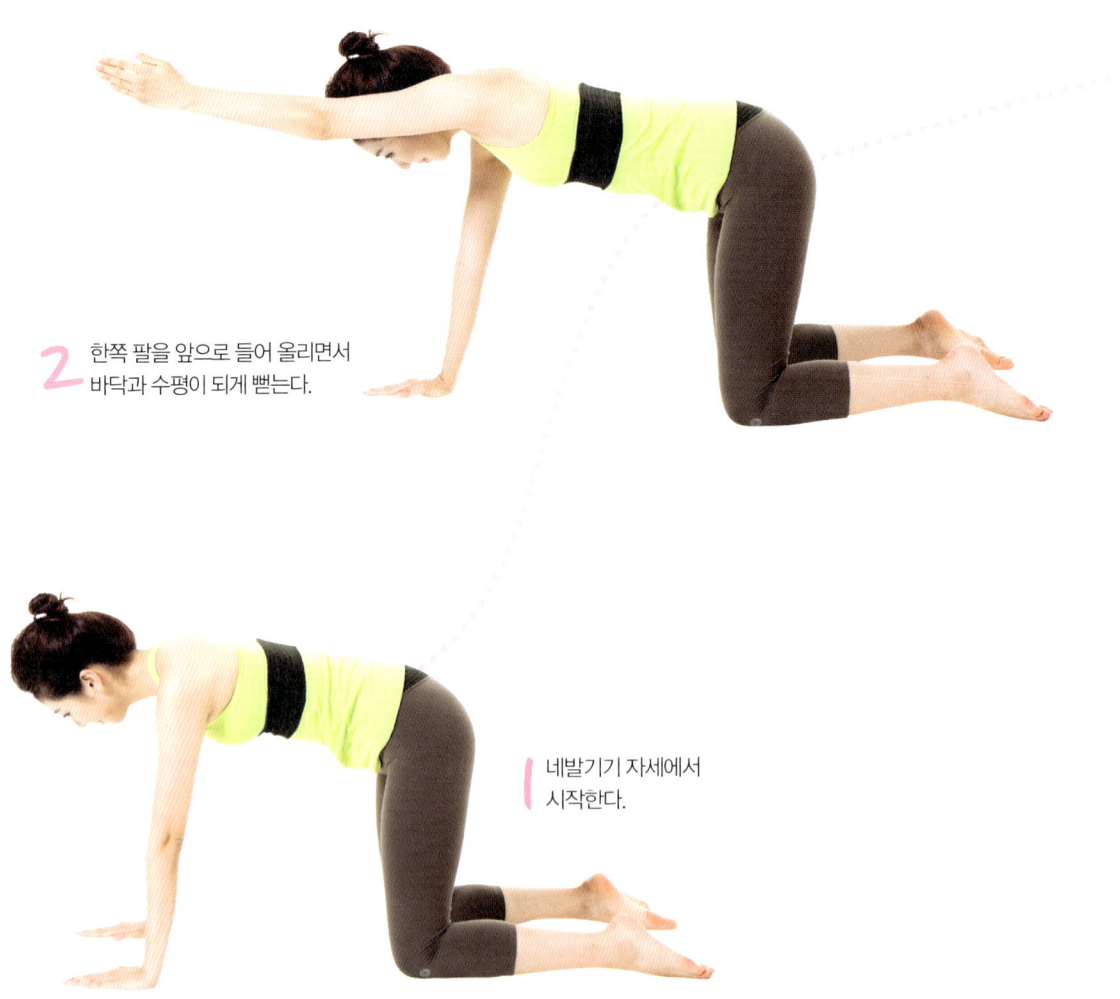

2 한쪽 팔을 앞으로 들어 올리면서 바닥과 수평이 되게 뻗는다.

1 네발기기 자세에서 시작한다.

동작순서>>

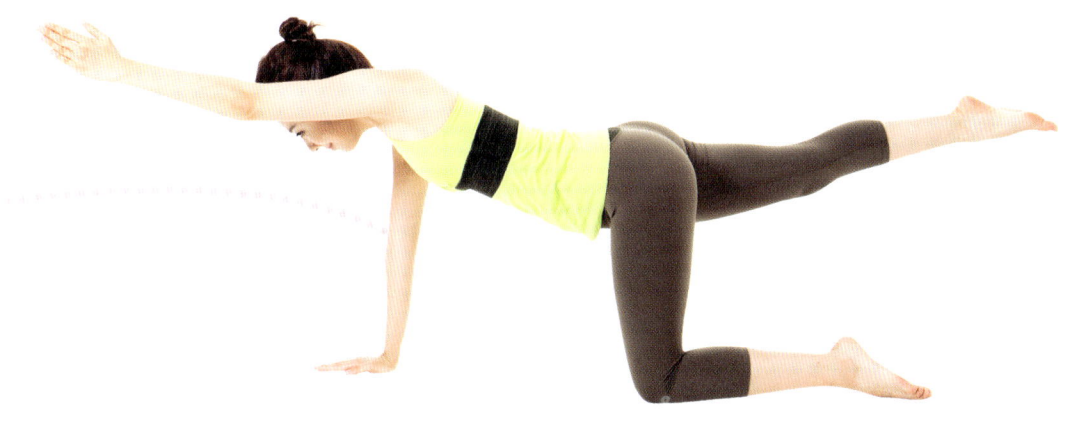

3 뻗은 팔의 반대쪽 다리를 뒤로 뻗으면서 마무리한다.

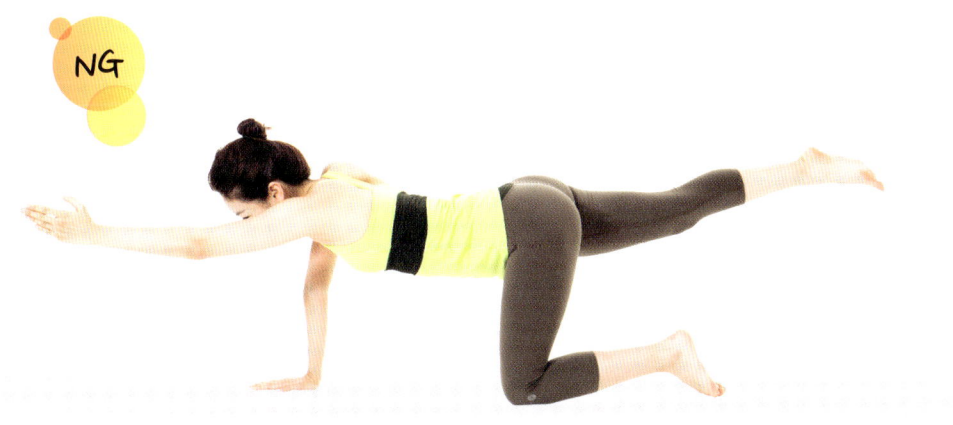

몸이 틀어지거나 허리가 젖혀지고 다리를 뒤로 지나치게 많이 들어올리지 않게 주의한다.

Beauty Yoga

● 날씬한 허리 만들기

팔 다리 들어 올린 메뚜기 자세

자세를 유지하기 위한 견갑골, 허리, 엉덩이 주변 근육이 강하게 수축된다.
처진 엉덩이를 끌어올려주고, 허리와 엉덩이 쪽의 군살을 제거해준다.

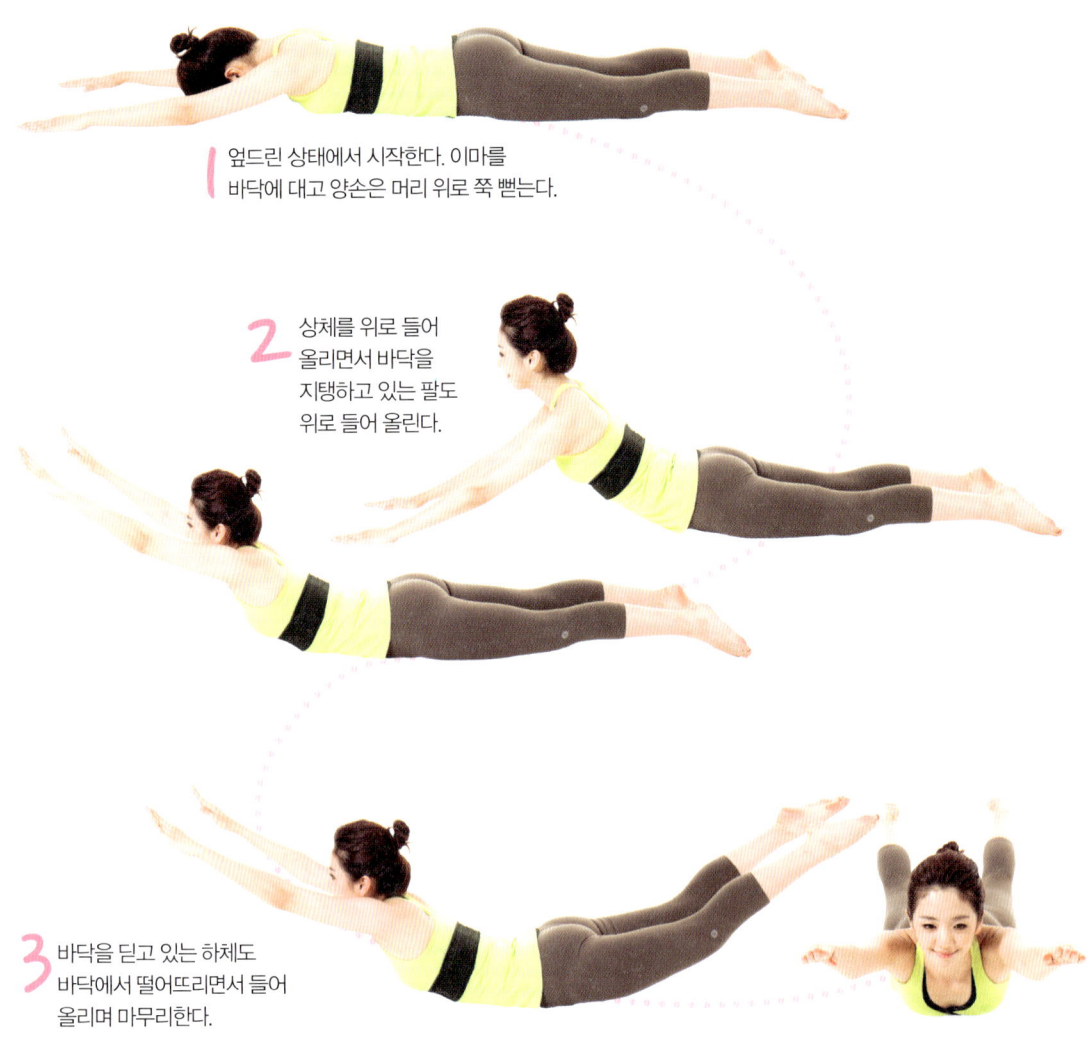

1 엎드린 상태에서 시작한다. 이마를 바닥에 대고 양손은 머리 위로 쭉 뻗는다.

2 상체를 위로 들어 올리면서 바닥을 지탱하고 있는 팔도 위로 들어 올린다.

3 바닥을 딛고 있는 하체도 바닥에서 떨어뜨리면서 들어 올리며 마무리한다.

동작순서》

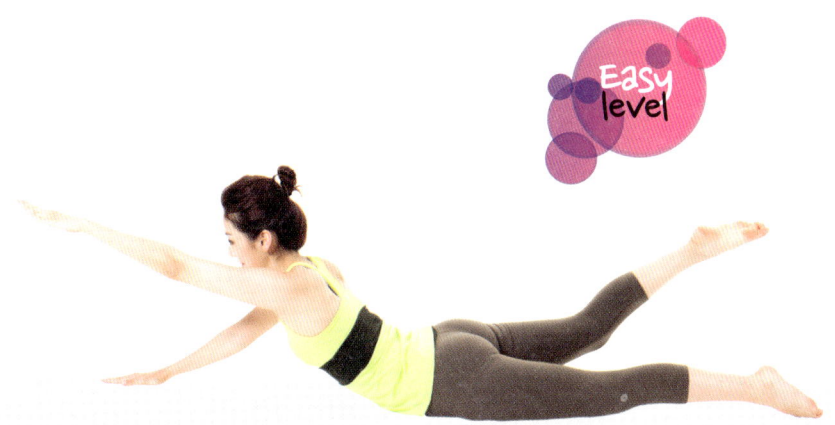

한쪽 팔과 한쪽 다리를 각각 교차시키듯이 하면 더 쉽게 할 수 있다.

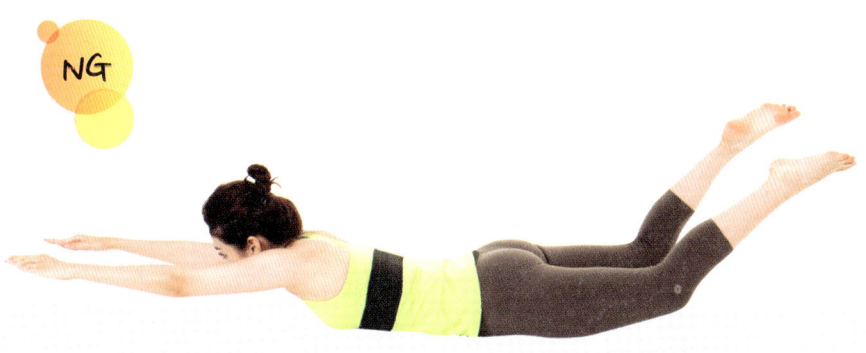

어깨가 무너지지 않게 주의하고 팔다리를 앞뒤로 쭉 뻗어 척추가 무너지지 않게 한다.

Beauty Yoga

● 날씬한 허리 만들기

다리 들어 올린 메뚜기 자세

허리, 엉덩이 근육뿐만 아니라 손바닥으로 바닥을 지탱해야 하기 때문에 덩달아 상체 운동도 된다.

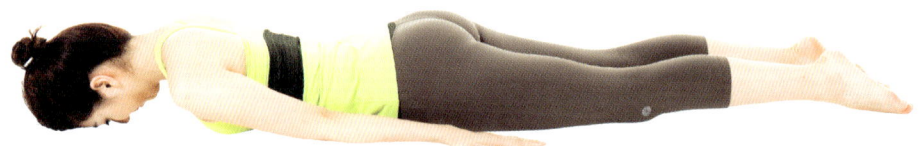

1 엎드린 자세에서 시작한다. 이마를 바닥에 댄다. 양손은 몸 옆에 둔다.

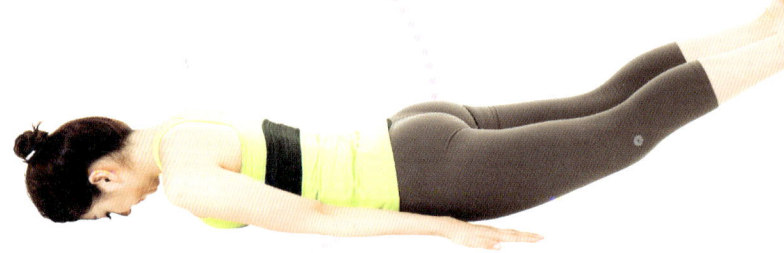

2 이마로 바닥을 지탱하면서 양쪽 다리를 위로 들어 올린다.

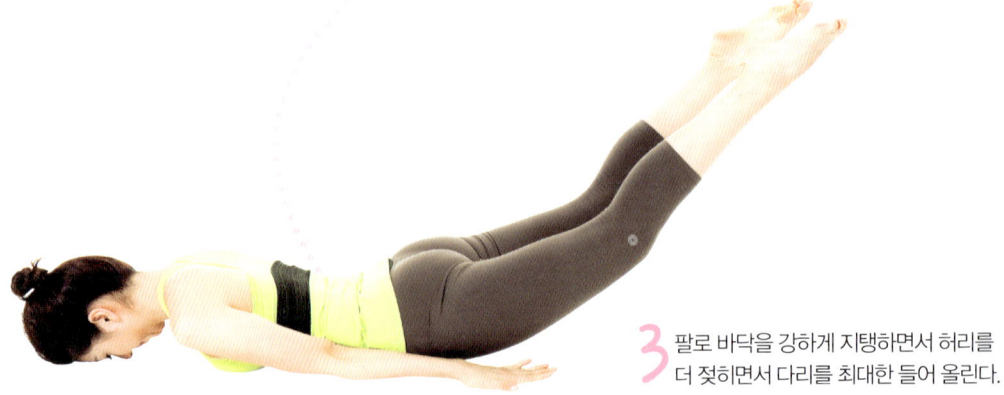

3 팔로 바닥을 강하게 지탱하면서 허리를 더 젖히면서 다리를 최대한 들어 올린다.

동작순서》

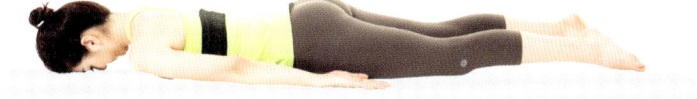

Easy level

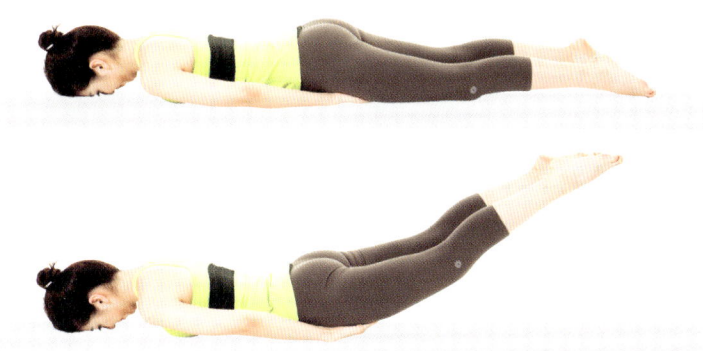

아래로 뻗은 손으로 허벅지를 지탱해주면 더 편하게 할 수 있다.

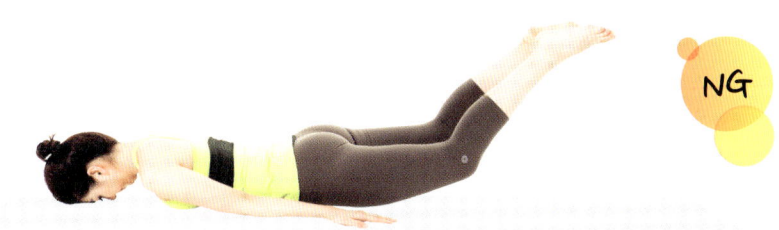

NG

바닥 지탱이 잘 안 되어 흉추가 구부러지고 목에 힘이 많이 들어가면 잘못된 자세이다.
척추는 머리 쪽으로, 다리는 뒤로 뻗어내기 위해 힘을 주려고 집중해보자.

Beauty Yoga

● 볼륨 있는 엉덩이 만들기

엉덩이 근육에 볼륨감이 있으면 허리가 더 얇아 보이고 허벅지가 섹시해 보이는 효과가 있다.

변형된 전갈 자세

팔다리를 웅크렸다 폈다 반복하면서 엉덩이뿐만 아니라 허리, 복부 근육도 같이 운동된다.

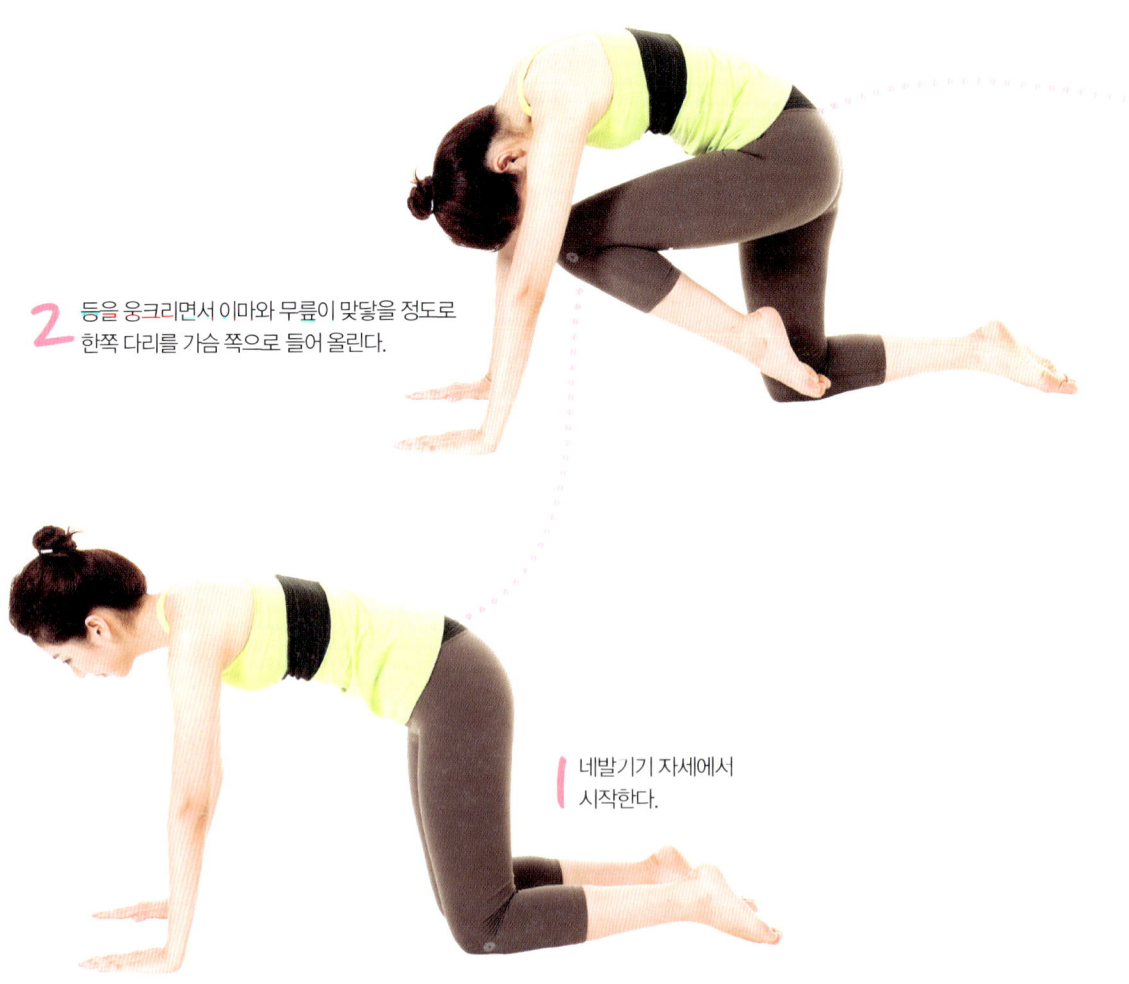

2 등을 웅크리면서 이마와 무릎이 맞닿을 정도로 한쪽 다리를 가슴 쪽으로 들어 올린다.

1 네발기기 자세에서 시작한다.

동작순서 >>

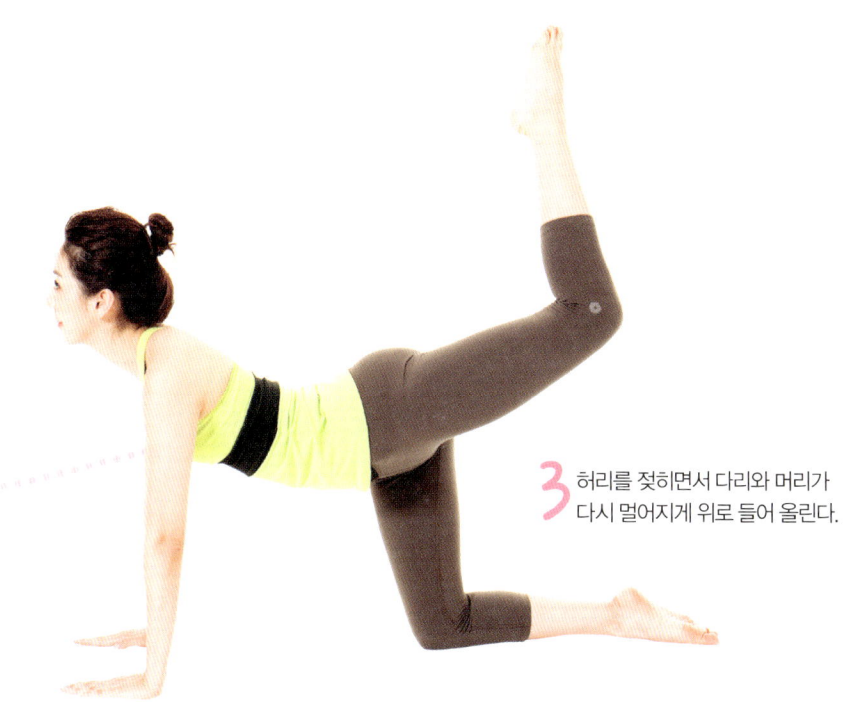

3 허리를 젖히면서 다리와 머리가 다시 멀어지게 위로 들어 올린다.

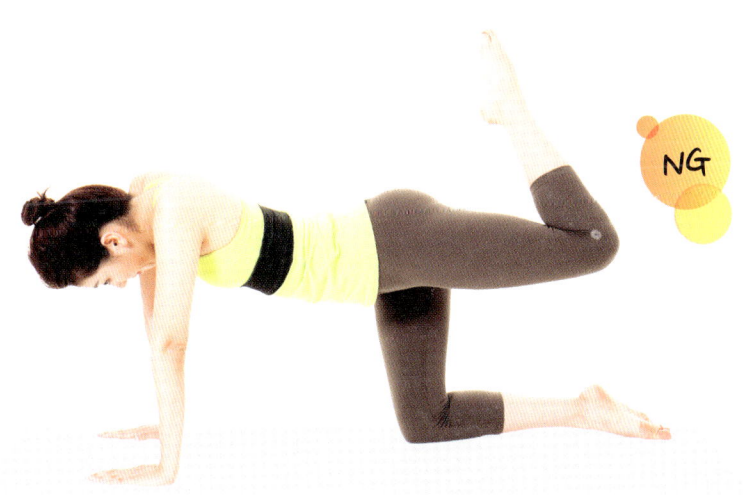

어깨가 무너지면서 가슴이 주저앉은 경우 잘못된 자세이다.

BeautyYoga

● 볼륨 있는 엉덩이 만들기

반활 자세

손으로 발목을 잡고 허리를 뒤로 젖히면서 엉덩이 외에 허리, 어깨, 다리 근육이 추가로 운동된다.

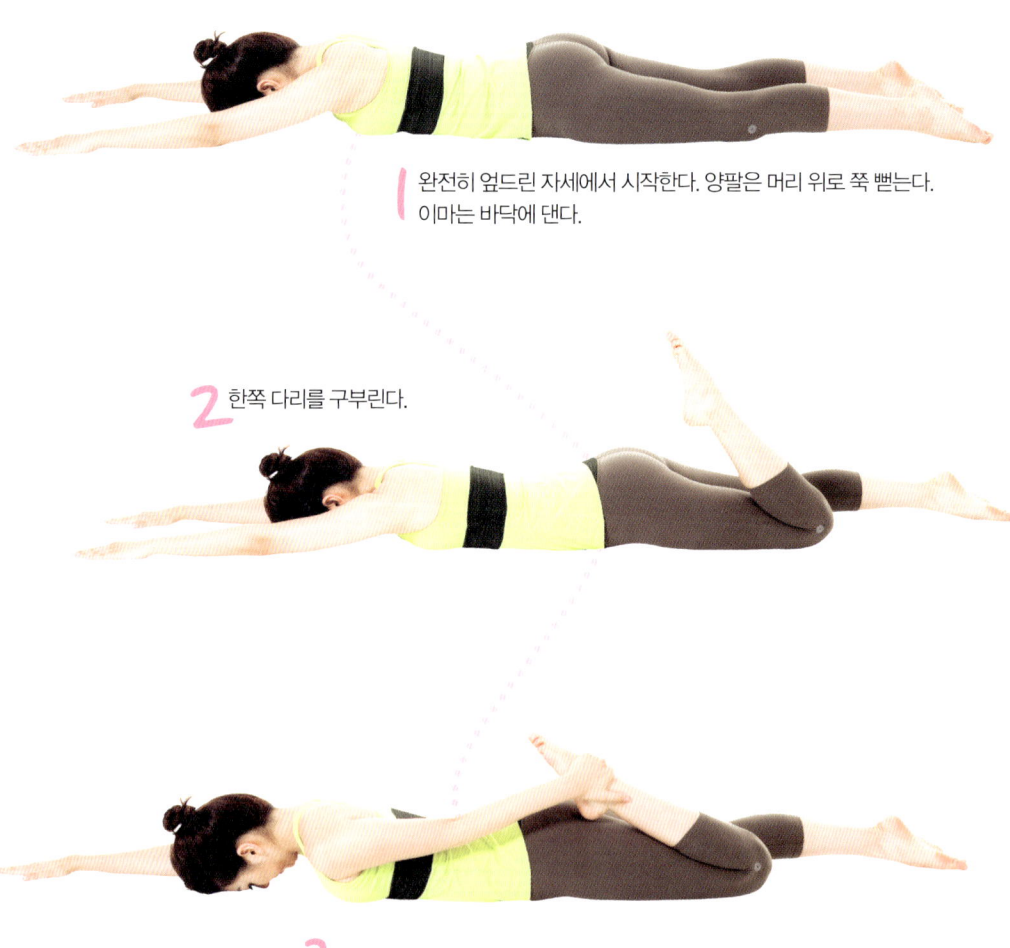

1 완전히 엎드린 자세에서 시작한다. 양팔은 머리 위로 쭉 뻗는다. 이마는 바닥에 댄다.

2 한쪽 다리를 구부린다.

3 같은 방향에 있는 손으로 구부린 다리의 발을 잡는다.

동작순서》

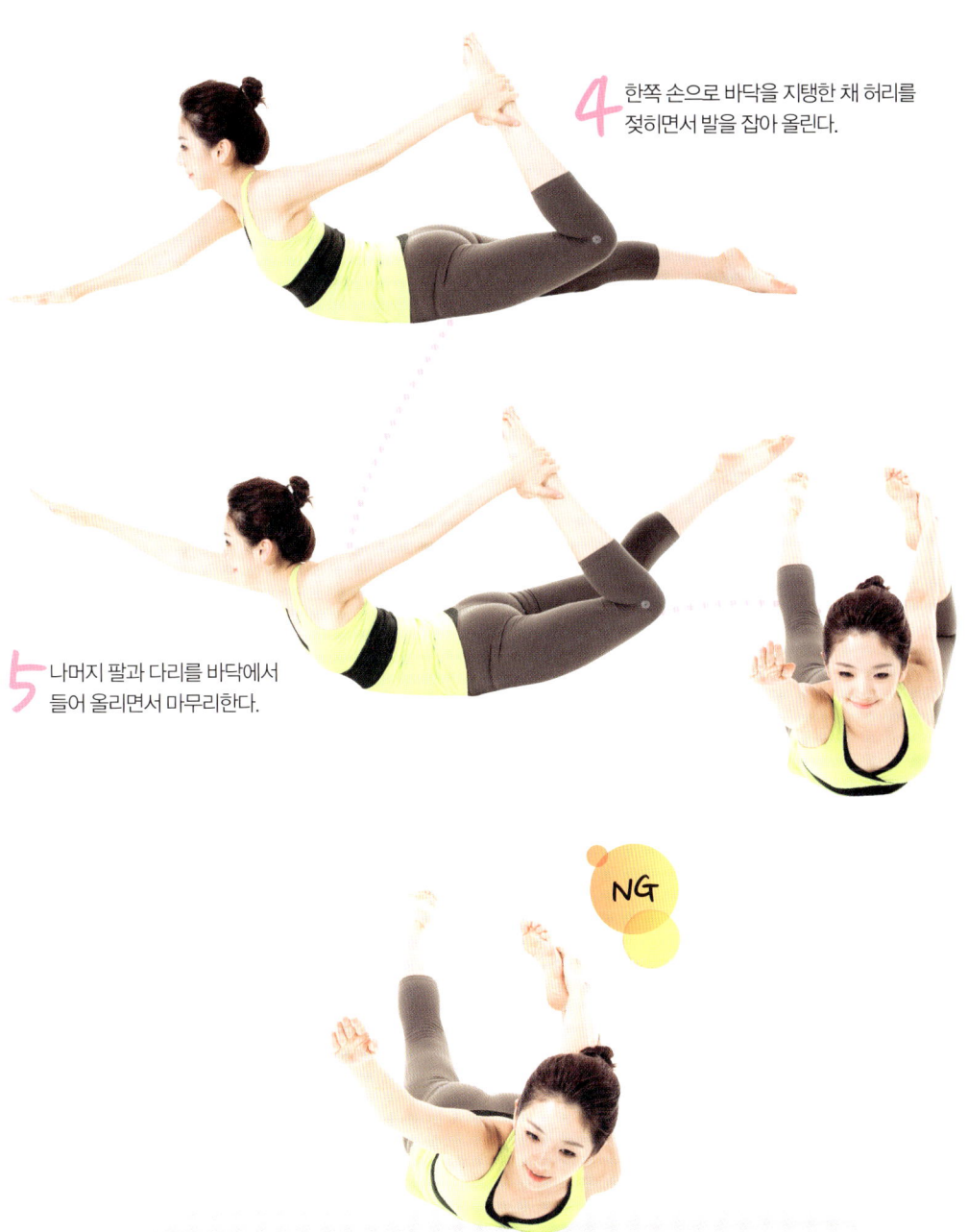

4 한쪽 손으로 바닥을 지탱한 채 허리를 젖히면서 발을 잡아 올린다.

5 나머지 팔과 다리를 바닥에서 들어 올리면서 마무리한다.

NG

체중이 몸 중앙에 놓이게 하고, 한쪽으로 많이 치우치지 않게 주의한다.

BeautyYoga

● 볼륨 있는 엉덩이 만들기

활 자세에서 발끝 모으기

반활 자세와는 달리 무릎을 바깥쪽으로 벌린 상태에서 운동이 되기 때문에 엉덩이 근육을 더 강하게 수축할 수 있다.

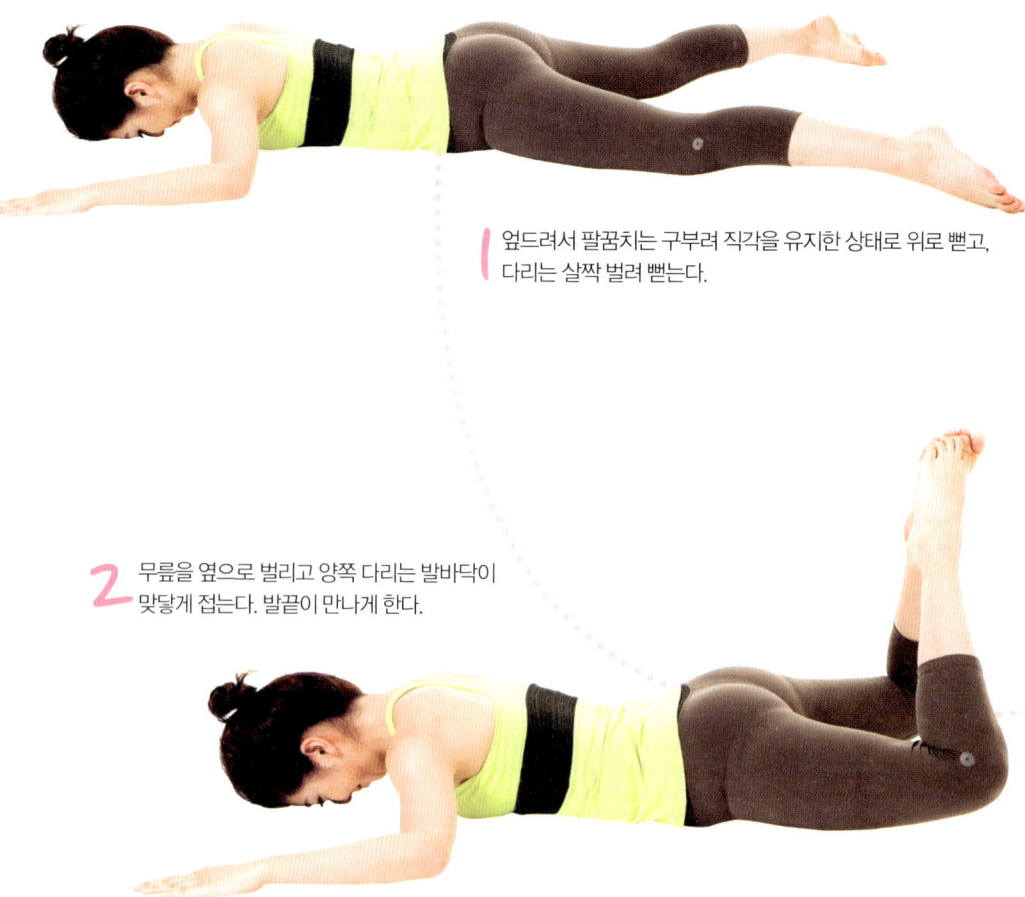

1 엎드려서 팔꿈치는 구부려 직각을 유지한 상태로 위로 뻗고, 다리는 살짝 벌려 뻗는다.

2 무릎을 옆으로 벌리고 양쪽 다리는 발바닥이 맞닿게 접는다. 발끝이 만나게 한다.

동작순서》

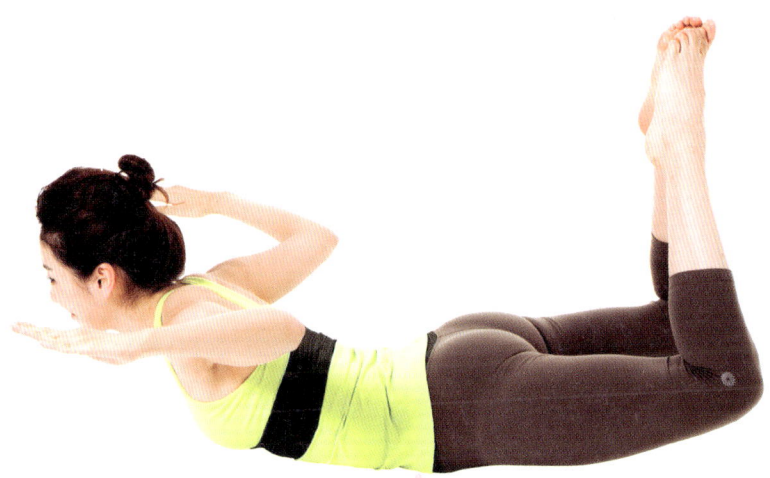

3 팔과 무릎을 바닥에서 들어 올리면서 마무리한다.

BeautyYoga

● 꿀벅지 만들기

다리 근육 운동을 통해 허리, 골반, 무릎의 통증도 예방할 수 있을 뿐만 아니라 운동 시 시간당 칼로리 소모가 높아 다이어트 효과도 누릴 수 있다.

전사 자세 1

자세를 유지하기 위해 허벅지 근육이 강하게 수축된다.

1 스탠딩 자세에서 시작한다.

2 다리를 앞뒤로 벌린다.

동작순서 >>

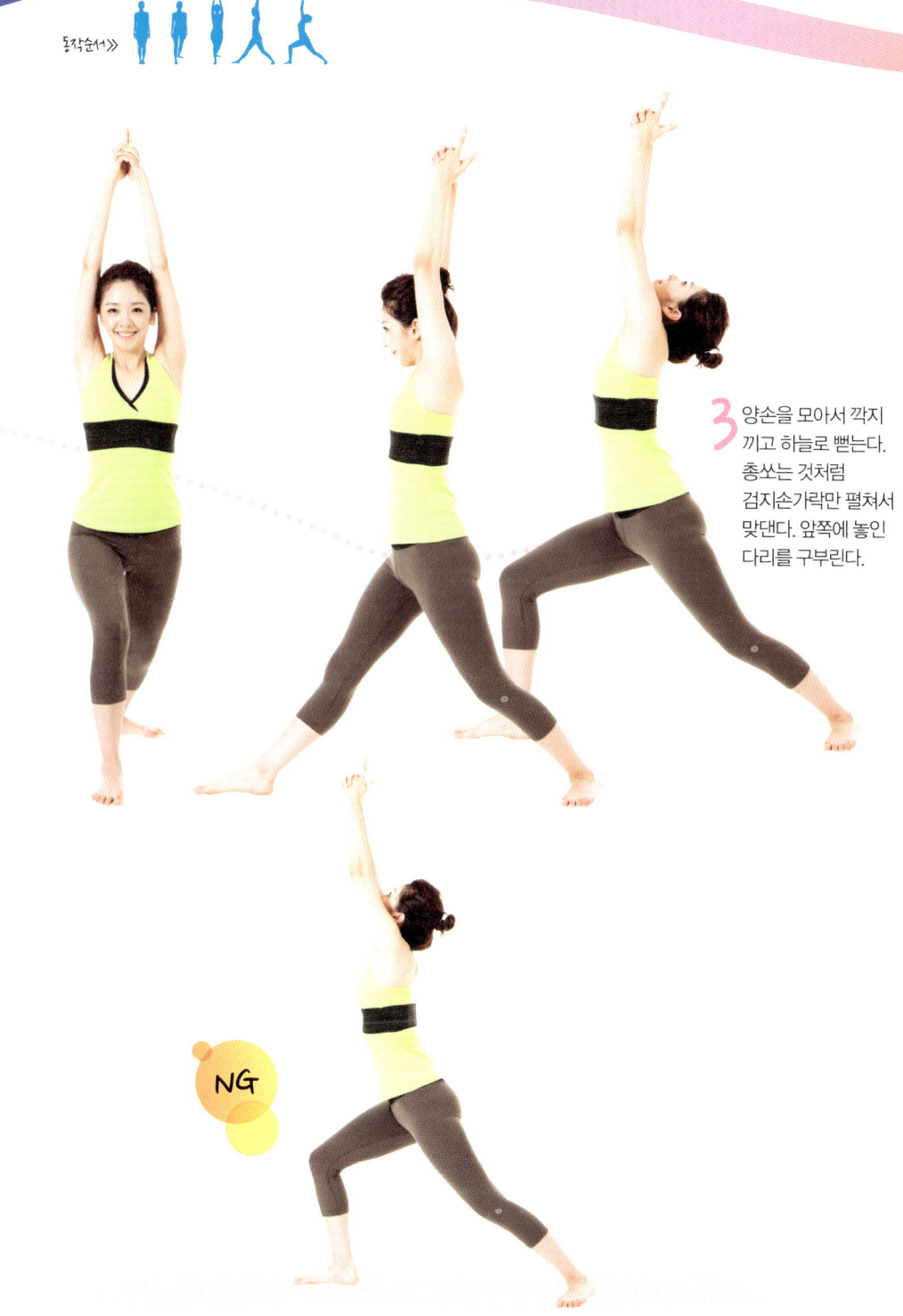

3 양손을 모아서 깍지 끼고 하늘로 뻗는다. 총 쏘는 것처럼 검지손가락만 펼쳐서 맞댄다. 앞쪽에 놓인 다리를 구부린다.

NG

앞쪽에 놓인 다리에 너무 많은 무게가 실리지 않게 주의한다.

BeautyYoga

● 꿀벅지 만들기

전사 자세 2

앞이 아닌 옆을 보고 하는 전사 자세이다. 허벅지 앞쪽 근육뿐만 아니라 다리 안쪽의 내전근까지 단련된다.

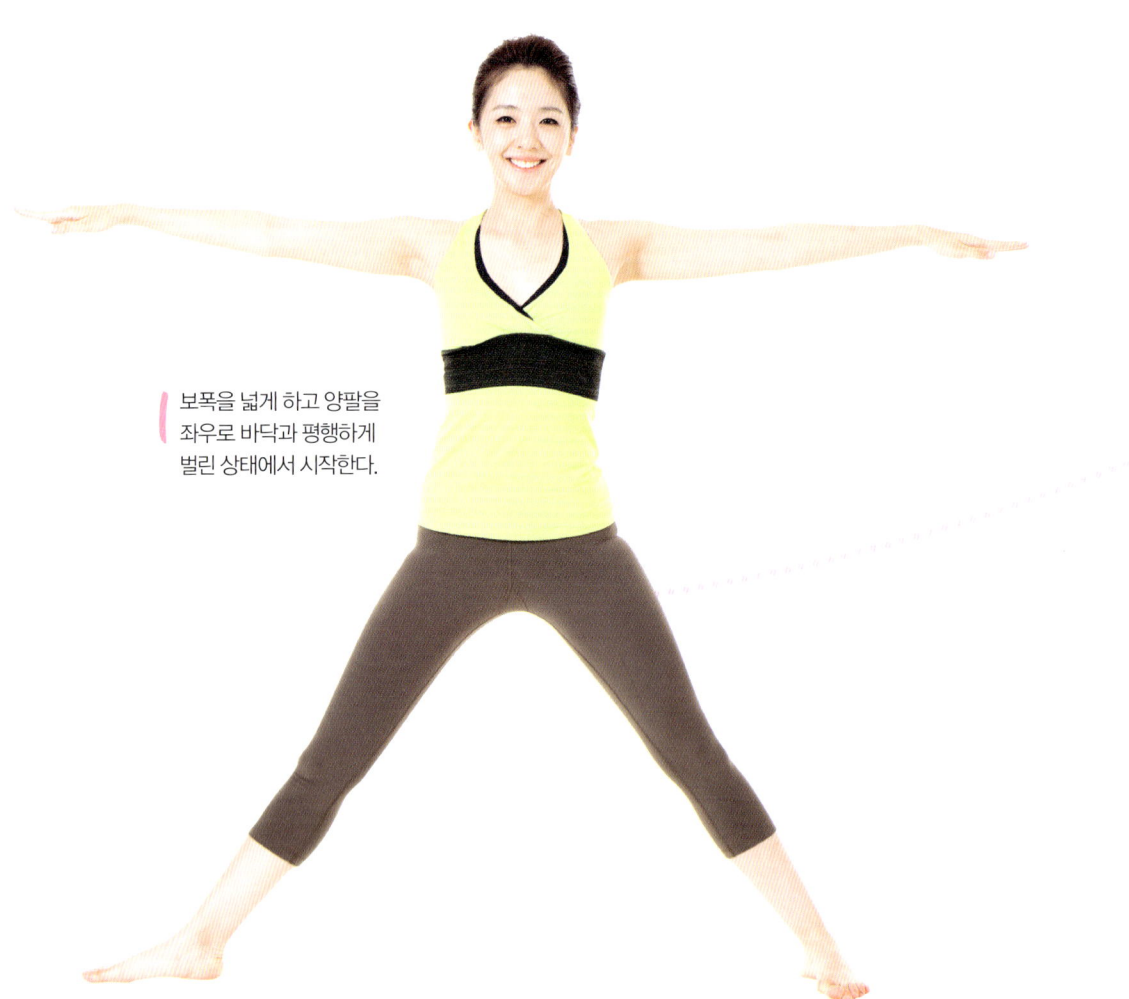

보폭을 넓게 하고 양팔을 좌우로 바닥과 평행하게 벌린 상태에서 시작한다.

동작순서>>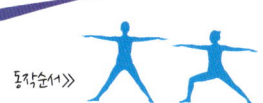

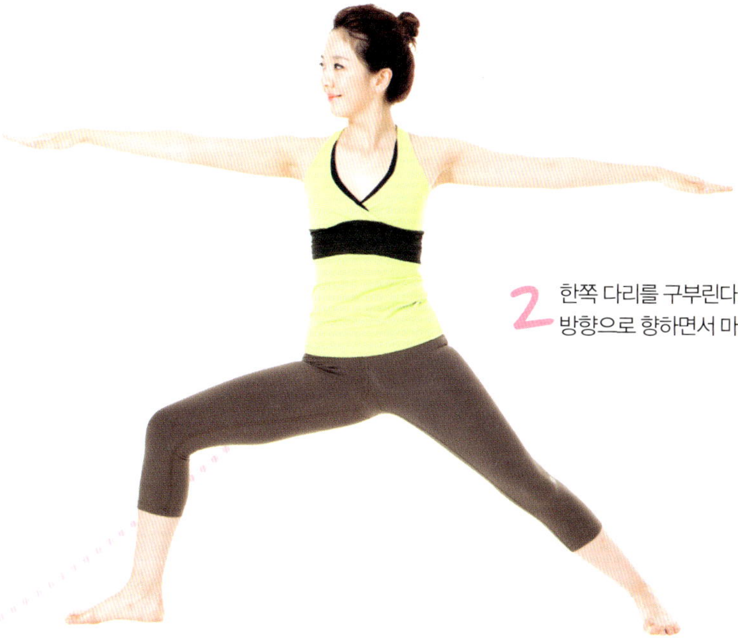

2 한쪽 다리를 구부린다. 시선은 구부리는 방향으로 향하면서 마무리한다.

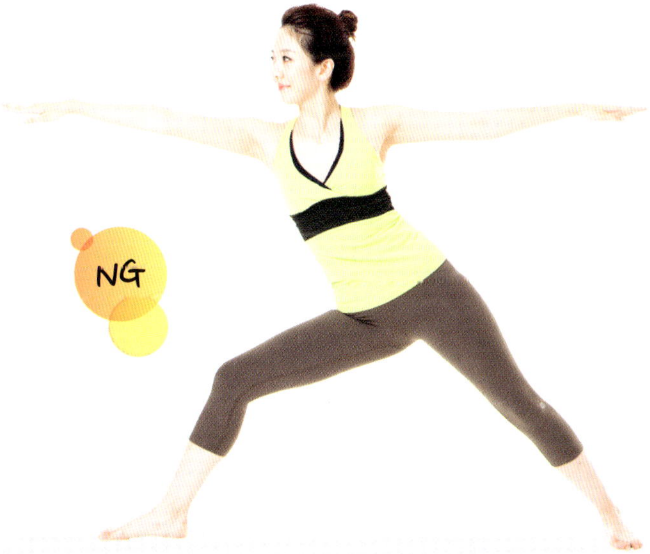

NG

구부린 다리에 무게가 많이 실려 골반의 균형이 깨지지 않게 주의한다.

Beauty Yoga
● 꿀벅지 만들기

의자 자세
앞뒤 허벅지부터 엉덩이까지 강력한 수축을 느낄 수 있다.

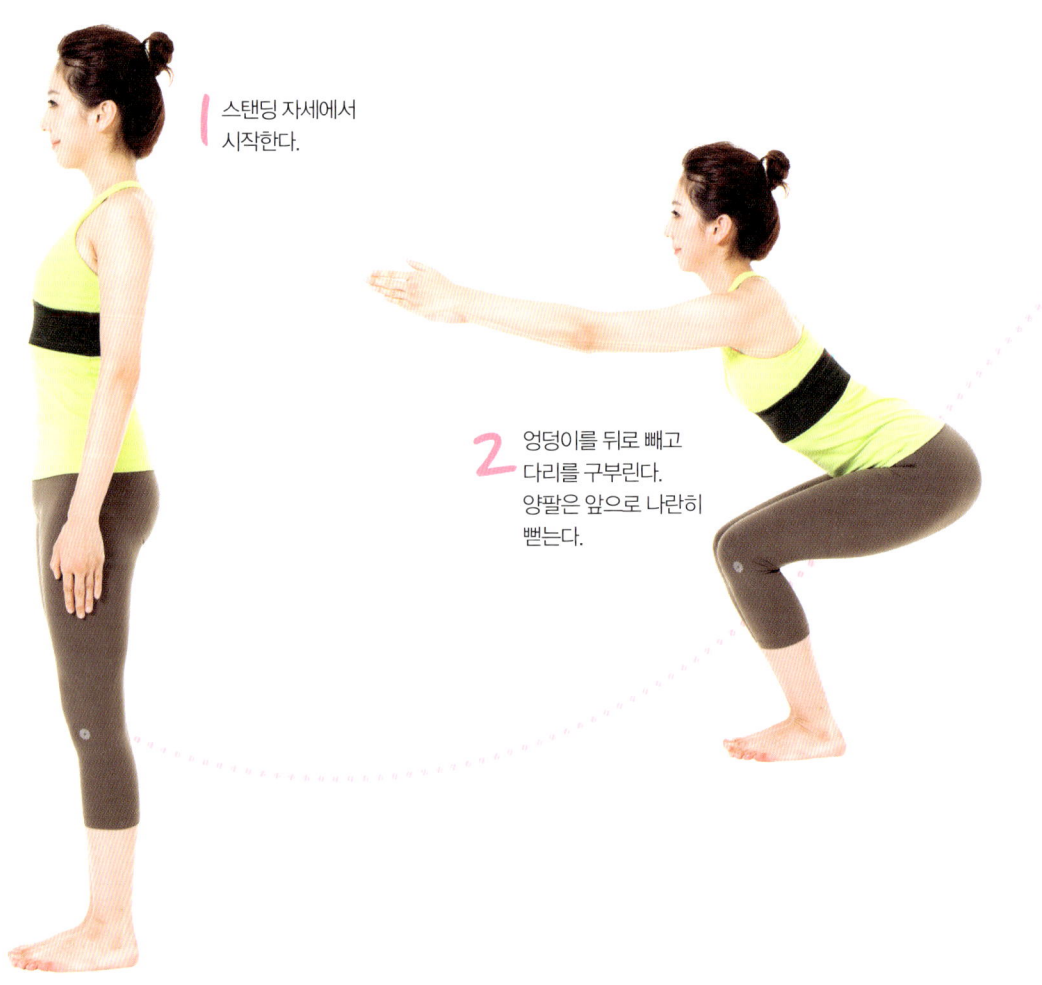

1 스탠딩 자세에서 시작한다.

2 엉덩이를 뒤로 빼고 다리를 구부린다. 양팔은 앞으로 나란히 뻗는다.

동작순서>>

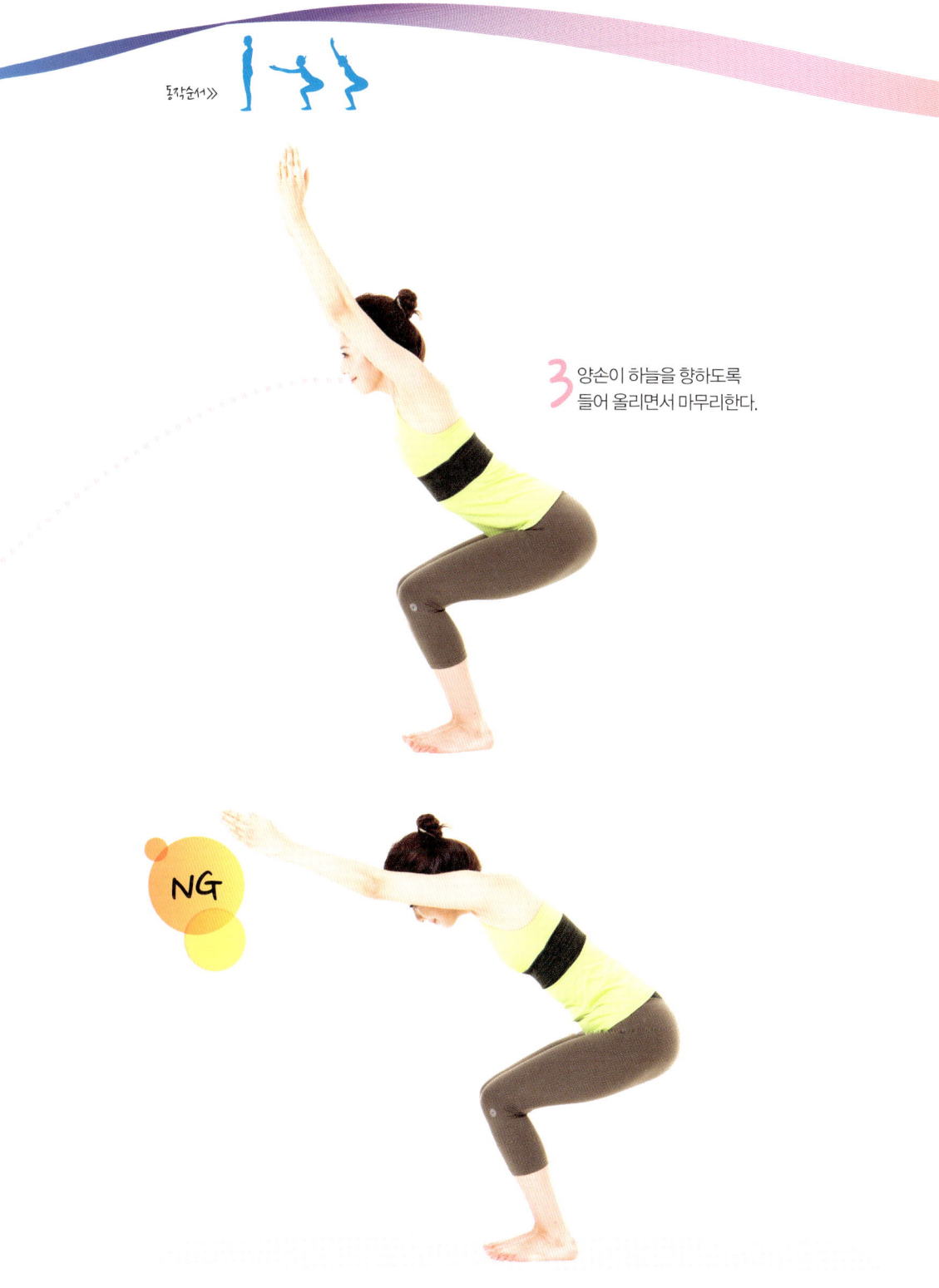

3 양손이 하늘을 향하도록 들어 올리면서 마무리한다.

NG

허리를 웅크리거나 어깨가 굽혀지지 않게 주의한다.

Part 2 내 몸이 아름다워지는 뷰티 요가 101

Beauty Yoga

● 꿀벅지 만들기

손 뻗어 엄지발가락 잡기

허벅지 뒤쪽 근육을 늘려주면서 균형감각을 기를 수 있다.

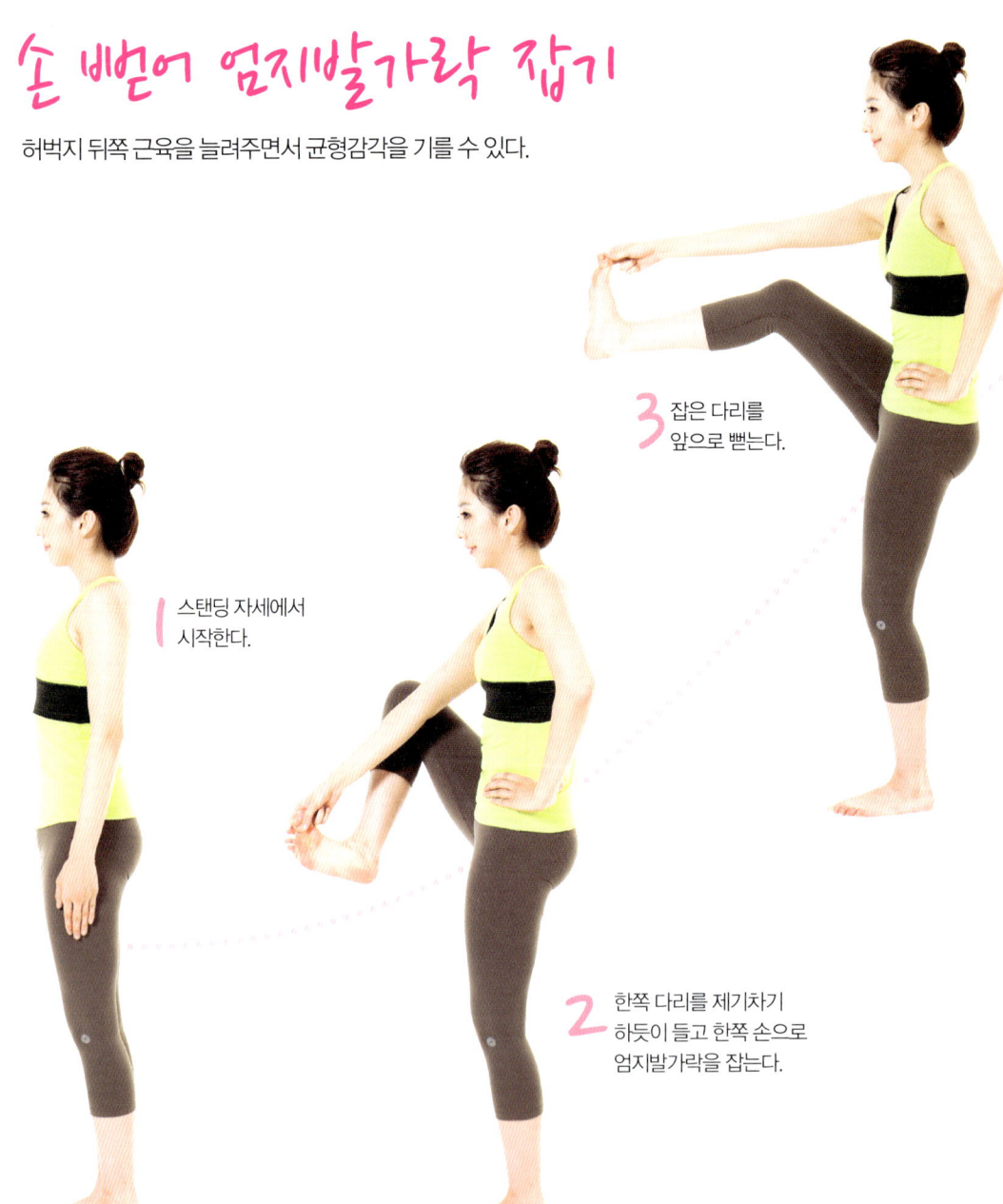

1 스탠딩 자세에서 시작한다.

2 한쪽 다리를 제기차기 하듯이 들고 한쪽 손으로 엄지발가락을 잡는다.

3 잡은 다리를 앞으로 뻗는다.

동작순서》

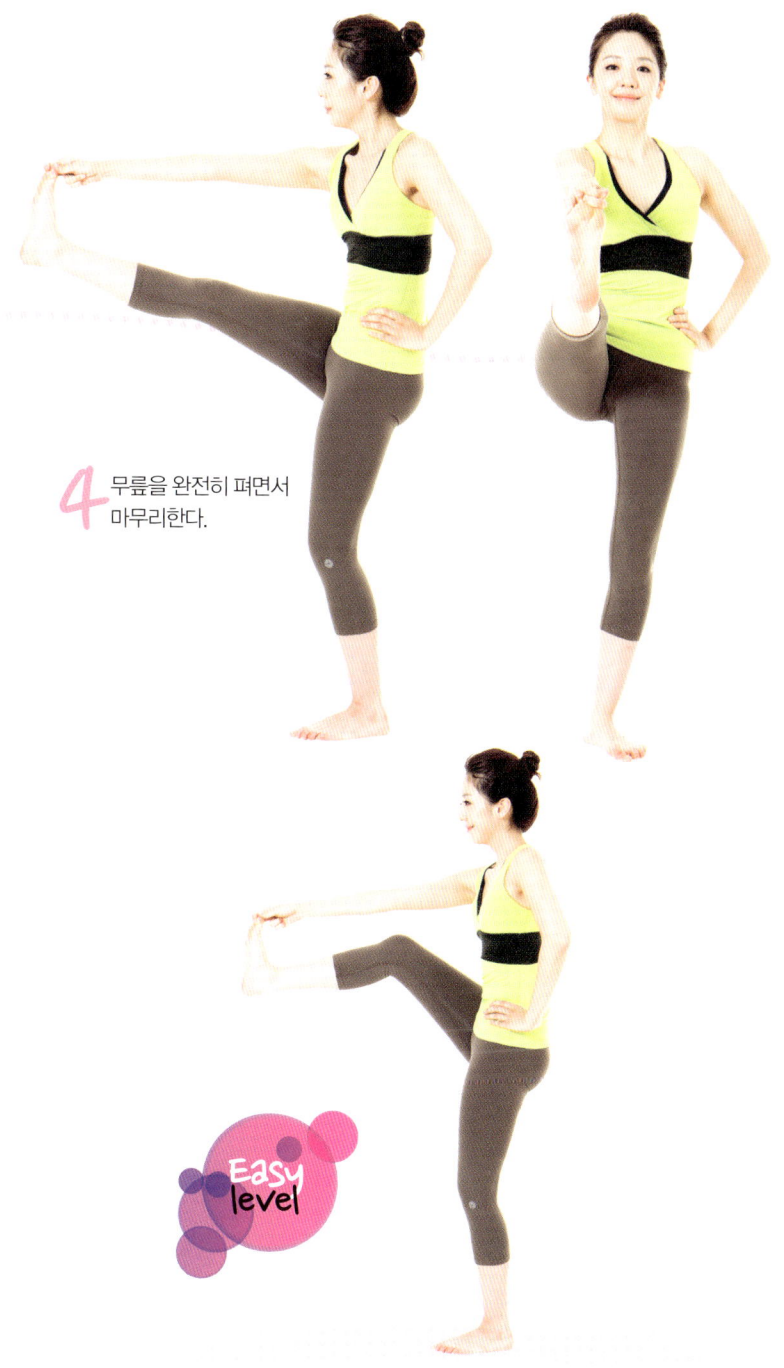

4 무릎을 완전히 펴면서 마무리한다.

Easy level

힘들면 무릎을 접은 상태에서 마무리한다.

Beauty Yoga

● 꿀벅지 만들기

옆으로 누워서 다리 들기

바닥에 놓인 다리의 안쪽 허벅지 내전근이 강하게 수축되는 것을 느낄 수 있다.

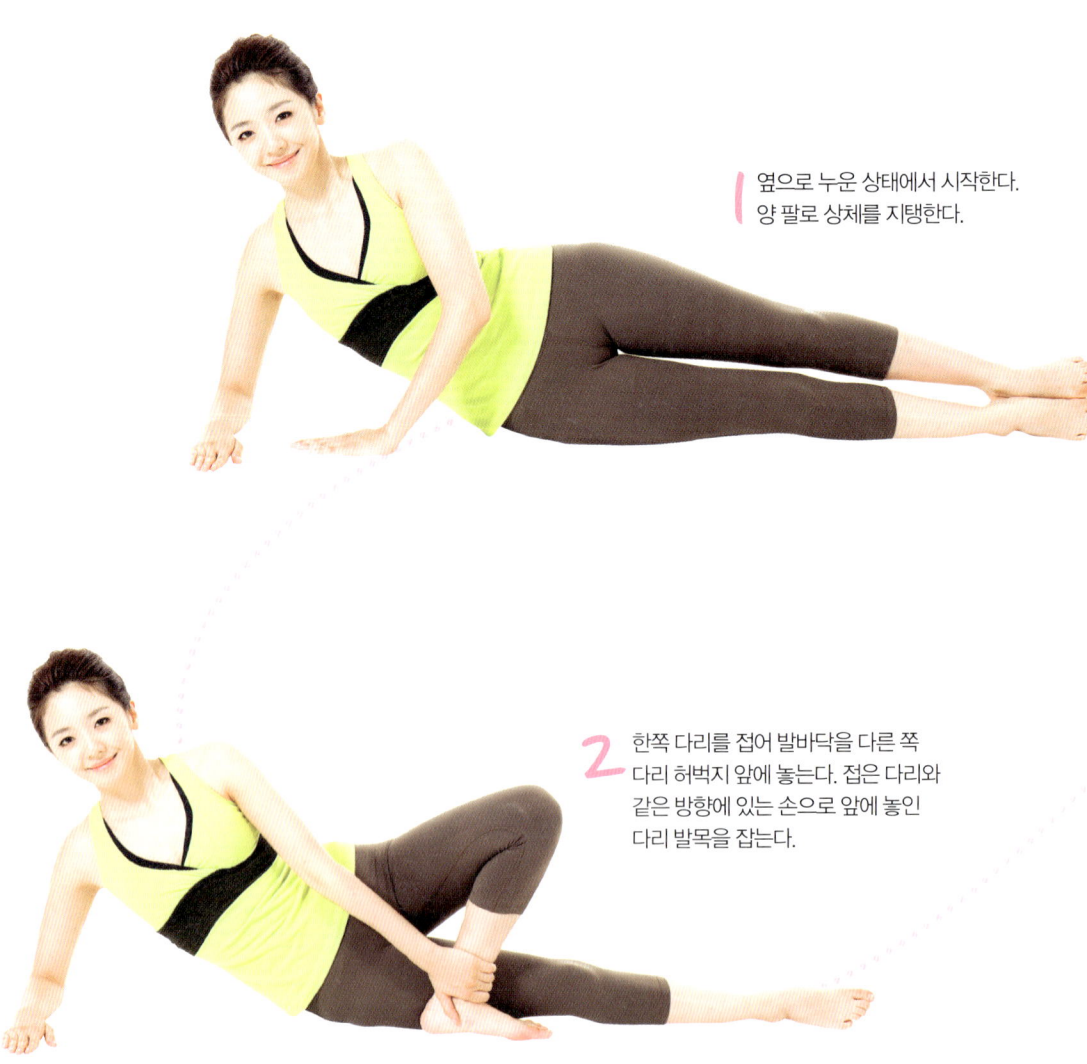

1 옆으로 누운 상태에서 시작한다. 양 팔로 상체를 지탱한다.

2 한쪽 다리를 접어 발바닥을 다른 쪽 다리 허벅지 앞에 놓는다. 접은 다리와 같은 방향에 있는 손으로 앞에 놓인 다리 발목을 잡는다.

동작순서>>

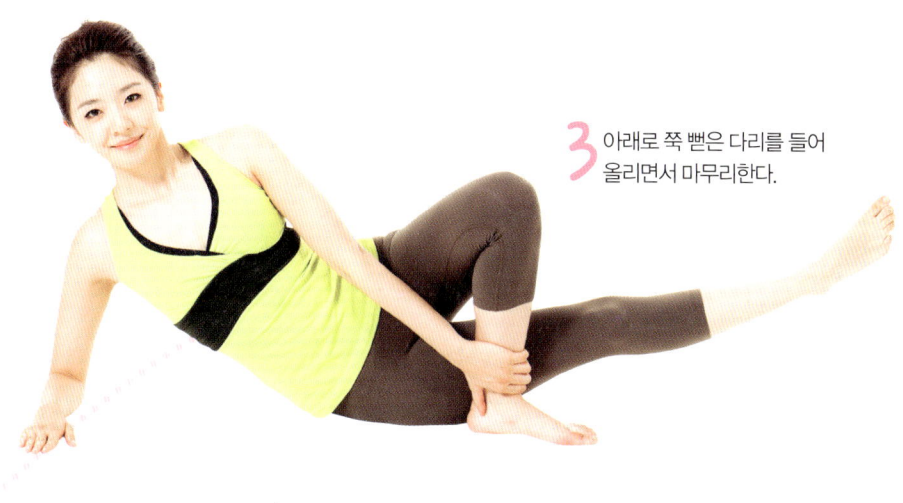

3 아래로 쭉 뻗은 다리를 들어 올리면서 마무리한다.

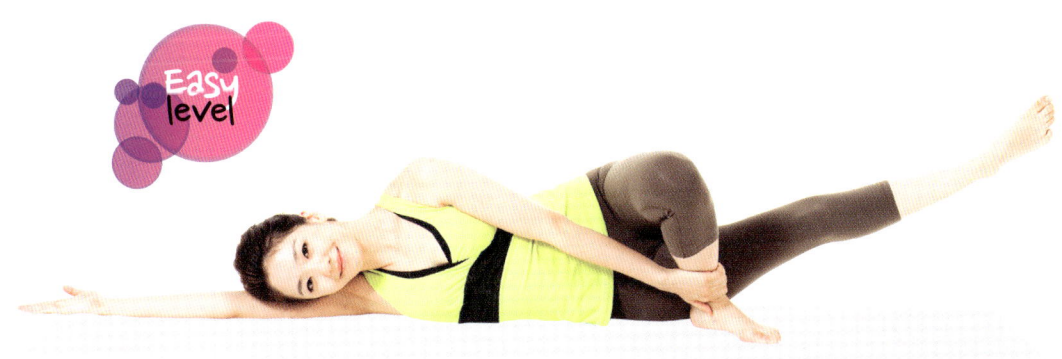

Easy level

머리와 팔, 어깨로 바닥을 지탱하면 더 쉽게 할 수 있다.

BeautyYoga

● 균형감각 UP!

균형감각과 집중력이 향상되고 중심을 잘 잡게 된다. 전체적으로 균형 잡힌 몸매를 가꾸는 데 도움이 된다. 잘 배워서 아름다운 자태를 만들어보자.

나무 자세

균형감각 운동을 통해 상해를 예방하고 추가적으로 아름다운 종아리를 만들 수 있다.

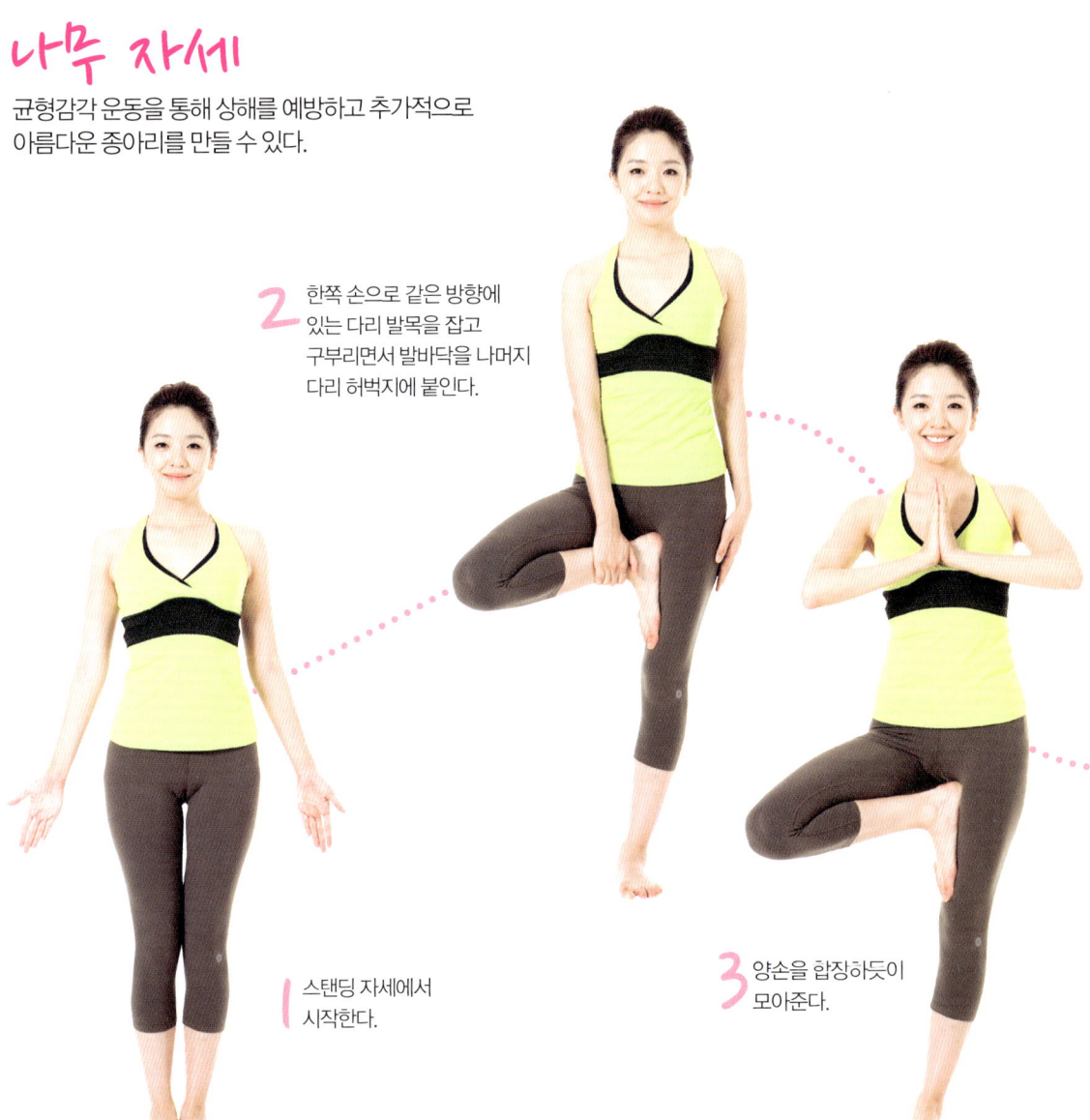

1 스탠딩 자세에서 시작한다.

2 한쪽 손으로 같은 방향에 있는 다리 발목을 잡고 구부리면서 발바닥을 나머지 다리 허벅지에 붙인다.

3 양손을 합장하듯이 모아준다.

동작순서 >>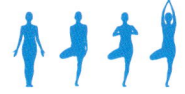

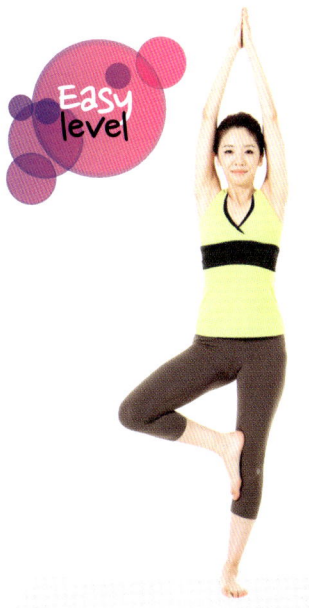

Easy level

구부린 다리 발바닥이 허벅지가 아닌 정강이를 지탱하면 더 쉽게 할 수 있다.

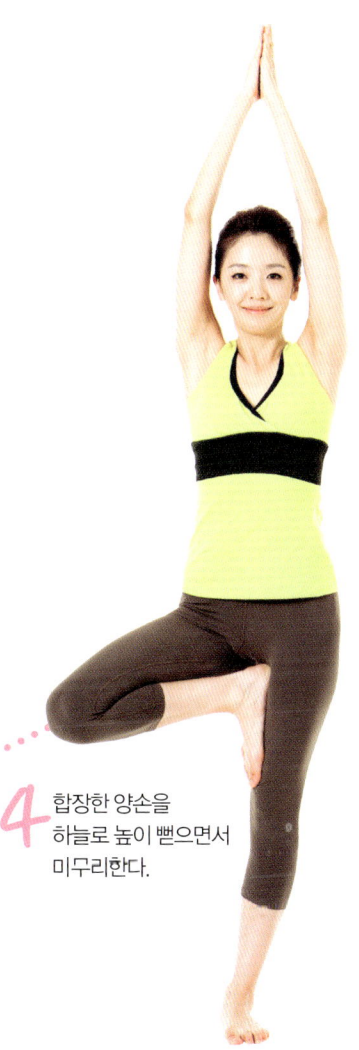

4 합장한 양손을 하늘로 높이 뻗으면서 미무리한다.

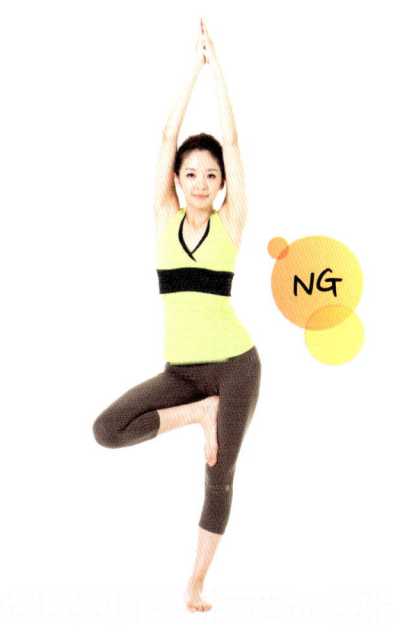

NG

골반이 일자로 정렬되지 않고 한쪽으로 빠져나오지 않게 주의한다.

BeautyYoga
● 균형감각 UP!

무용수 자세
균형감각뿐만 아니라 골반, 허벅지 근육까지 유연하게 만들 수 있다.

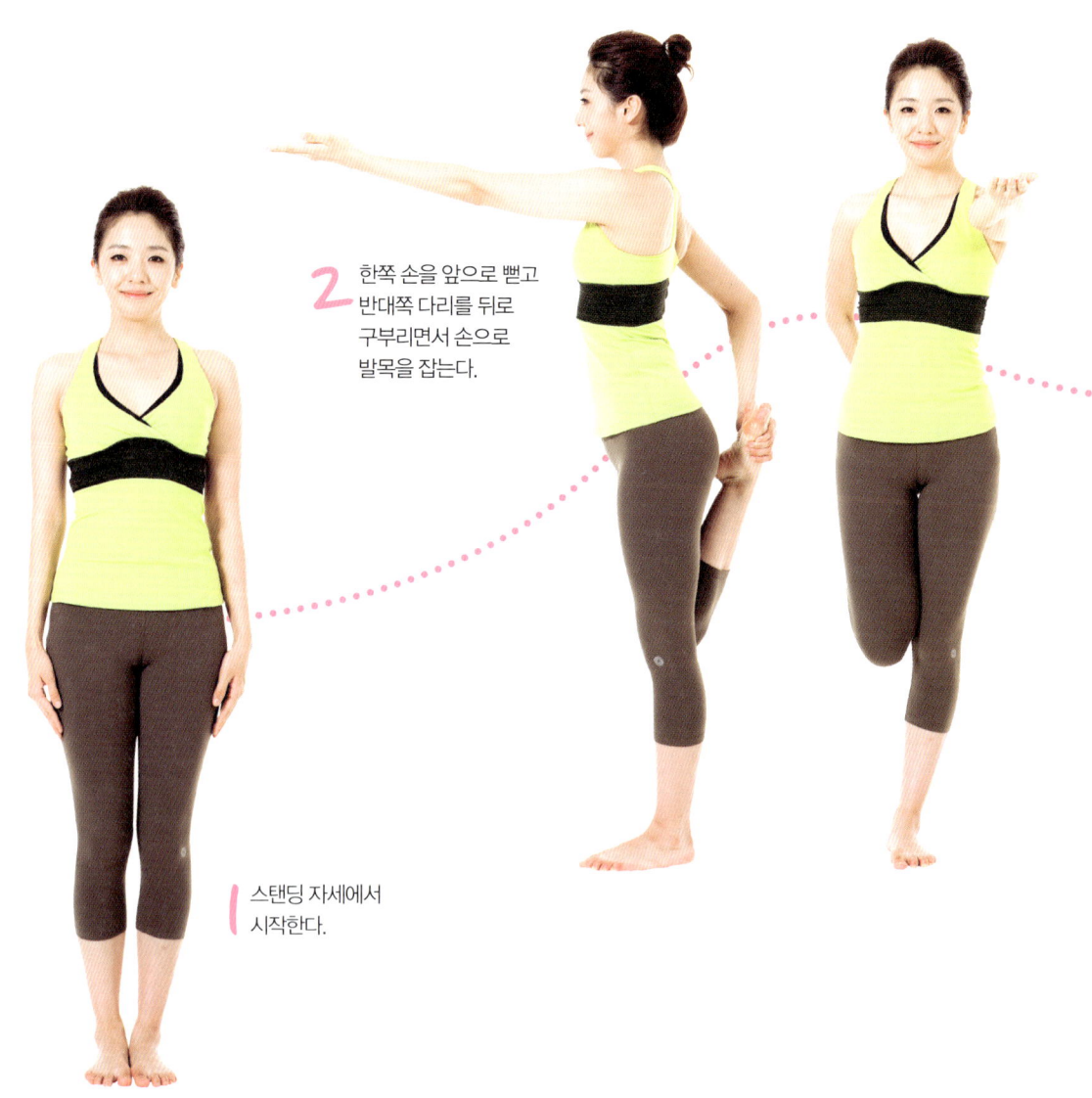

2 한쪽 손을 앞으로 뻗고 반대쪽 다리를 뒤로 구부리면서 손으로 발목을 잡는다.

1 스탠딩 자세에서 시작한다.

동작순서》

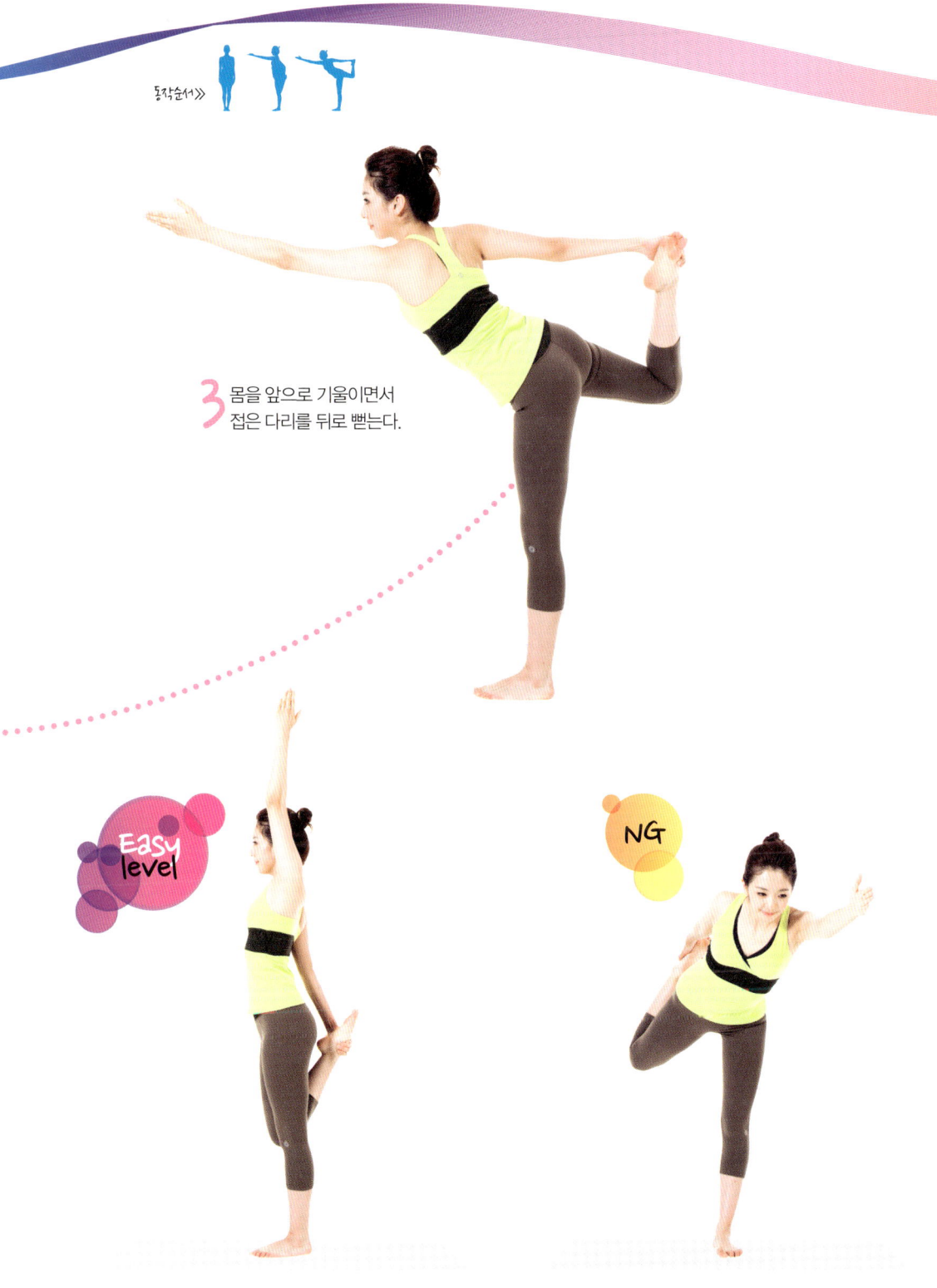

3 몸을 앞으로 기울이면서 접은 다리를 뒤로 뻗는다.

Easy level

NG

두 번째 자세에서 팔을 위로 뻗으며 마무리한다.

몸이 한쪽으로 기울어지면 잘못된 자세이다.

Beauty Yoga

● 균형감각 UP!

독수리 자세
균형감각 및 어깨, 종아리 근육까지 추가로 운동시킬 수 있다.

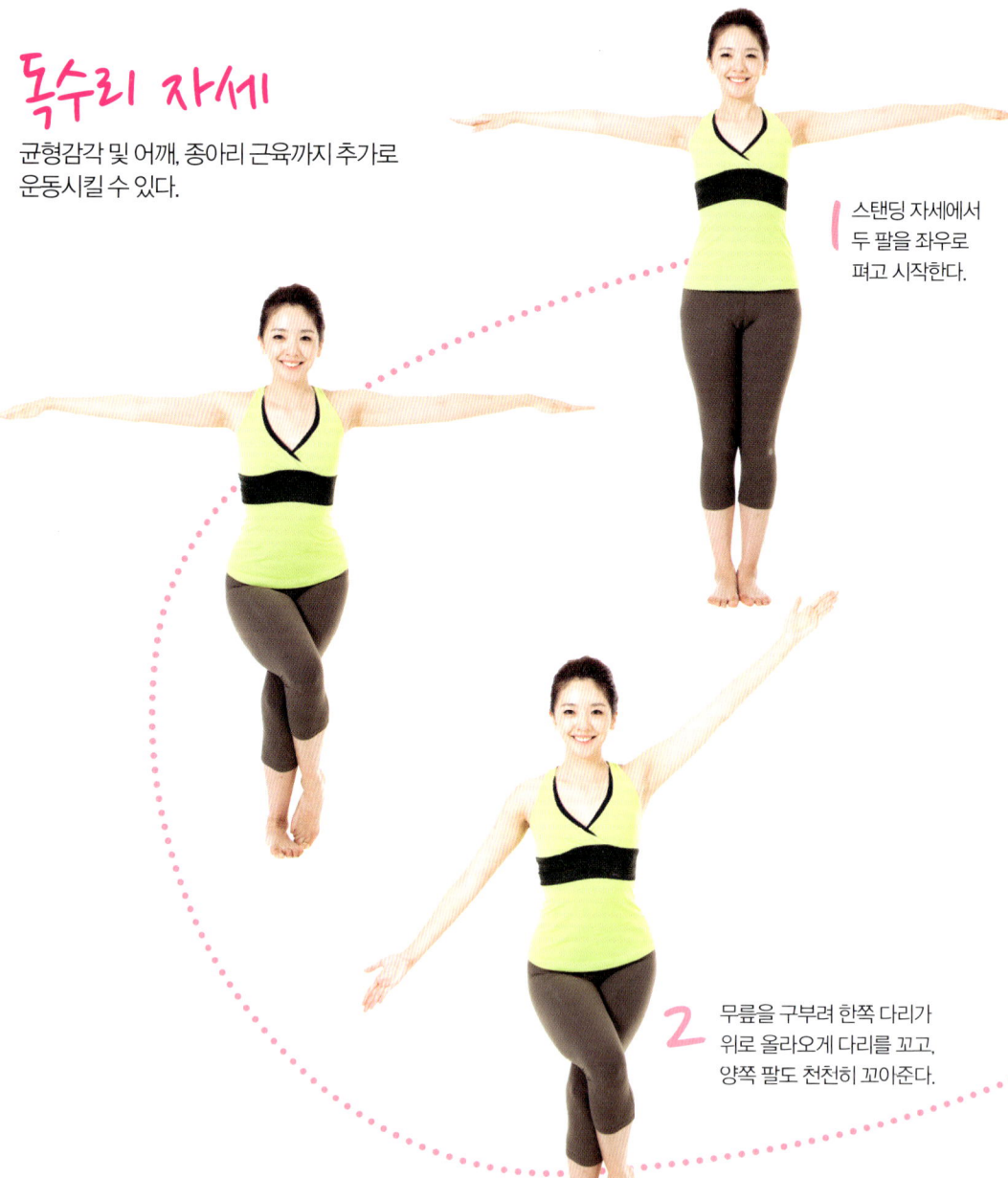

1 스탠딩 자세에서 두 팔을 좌우로 펴고 시작한다.

2 무릎을 구부려 한쪽 다리가 위로 올라오게 다리를 꼬고, 양쪽 팔도 천천히 꼬아준다.

동작순서>>

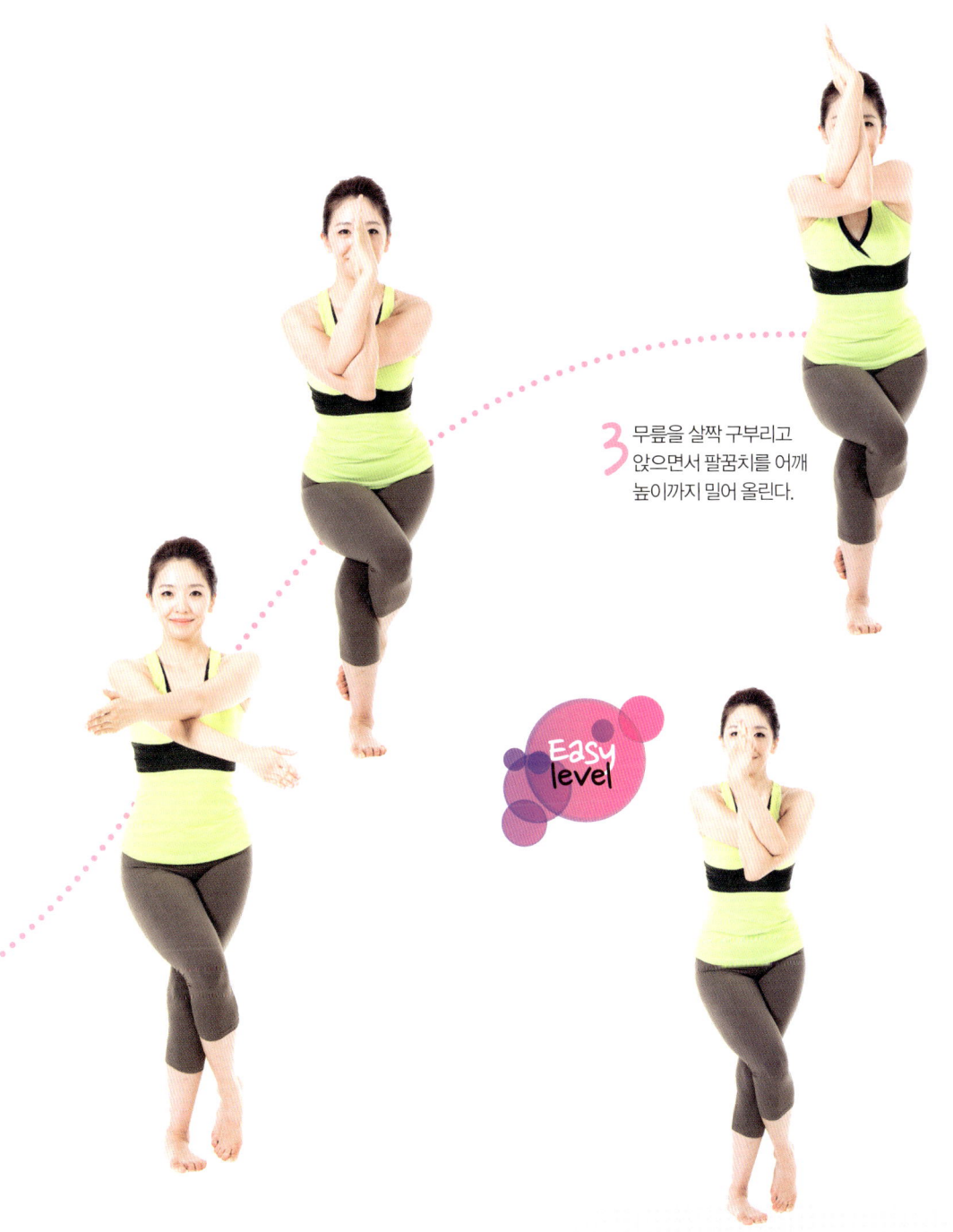

3 무릎을 살짝 구부리고 앉으면서 팔꿈치를 어깨 높이까지 밀어 올린다.

Easy level

팔과 다리를 살짝만 꼬면 더 쉽게 할 수 있다.

BeautyYoga

● 균형감각 UP!

별 자세
옆구리, 엉덩이까지 운동된다.

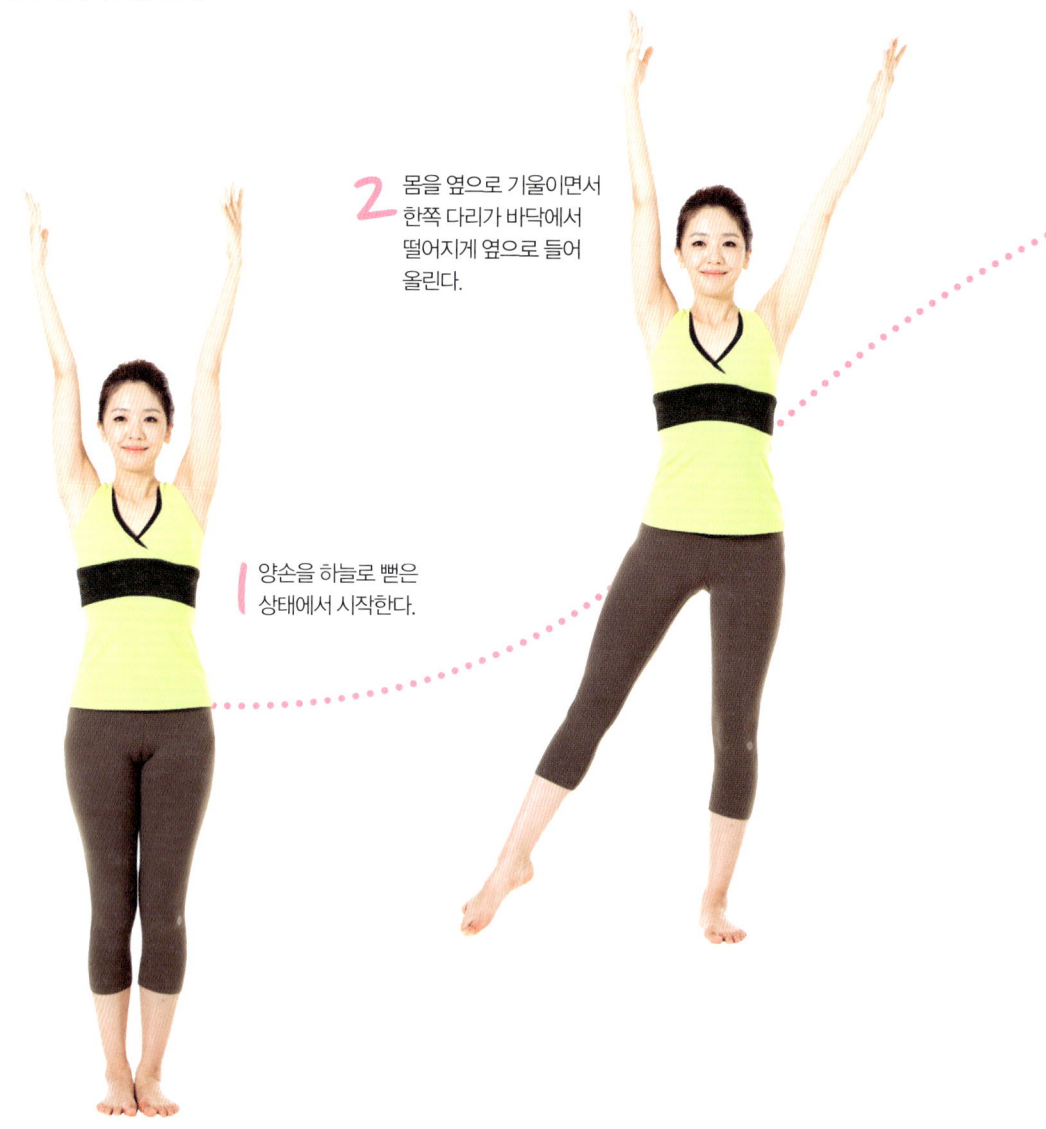

1 양손을 하늘로 뻗은 상태에서 시작한다.

2 몸을 옆으로 기울이면서 한쪽 다리가 바닥에서 떨어지게 옆으로 들어 올린다.

동작순서 >>

3 가슴을 펴고 옆으로 들어 올린
다리를 골반보다 뒤로 민다.

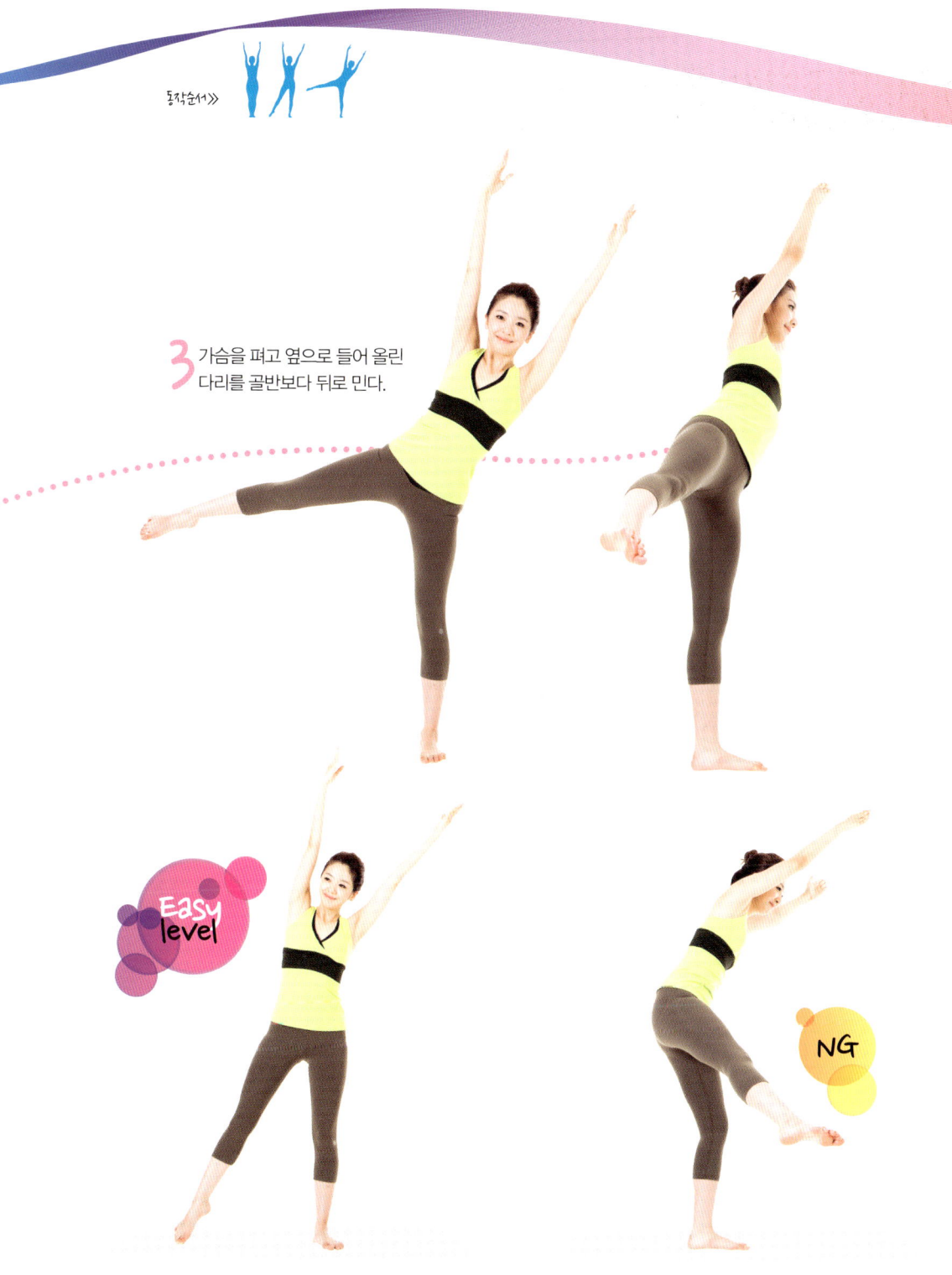

Easy level

NG

발끝을 바닥에 살짝 대고 하면 더 쉽게 할 수 있다.

척추가 굽으면서 엉덩이가 뒤로
빠지지 않게 주의한다.

BeautyYoga

● 예쁘고 건강한 팔 만들기

딱딱하게 굳어 있거나 축 처진 팔 근육에 긴장을 줌으로써 군살을 제거해주고 몸 전체 라인도 잡아줘 맵시 있는 팔을 만들 수 있다.

팔꿈치 뒤로 보내기

팔 근육에 긴장을 줌으로써 군살 제거 및 맵시 있는 팔 라인을 만드는 데 도움이 된다.

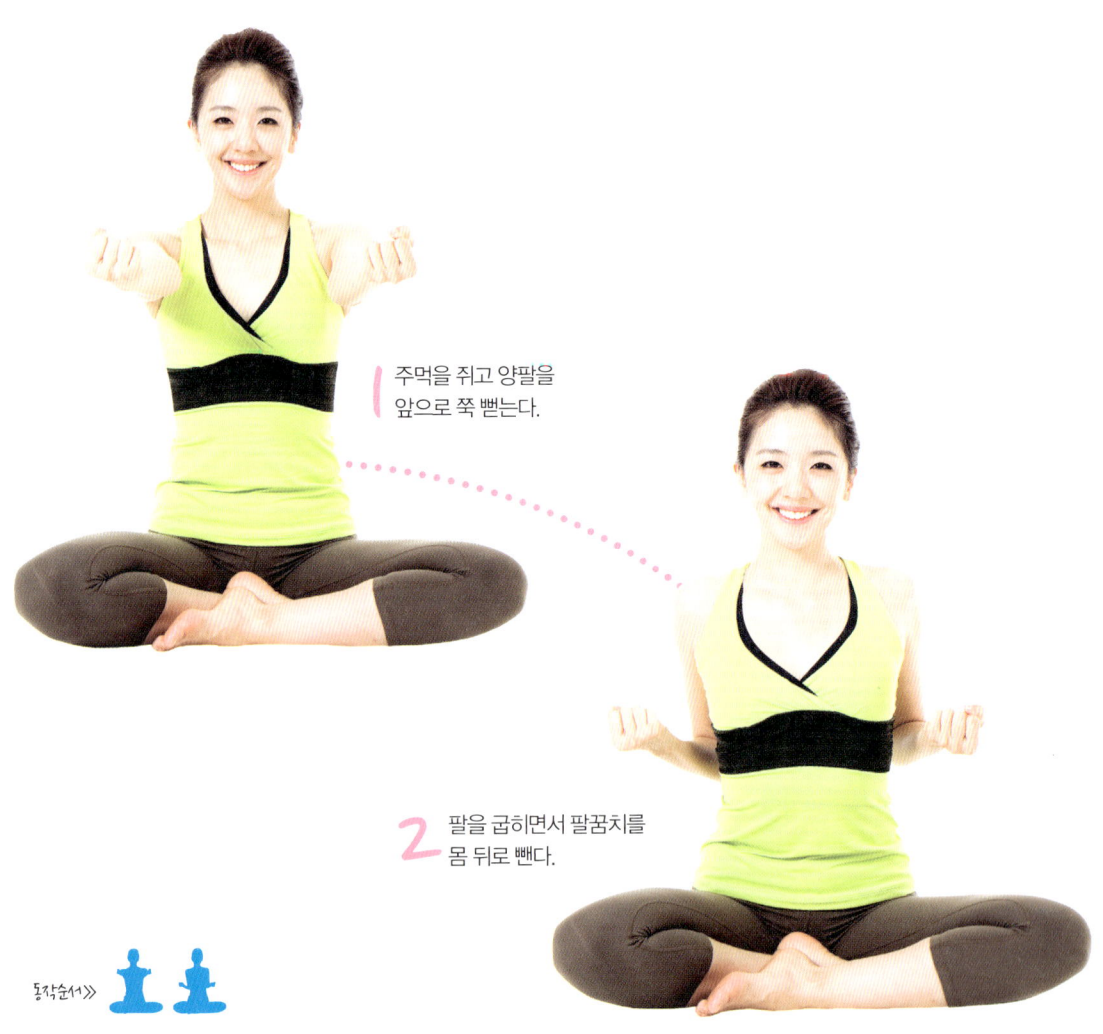

1 주먹을 쥐고 양팔을 앞으로 쭉 뻗는다.

2 팔을 굽히면서 팔꿈치를 몸 뒤로 뺀다.

동작순서》

동작순서 »

팔꿈치 구부려 가슴 열기

팔 근육에 긴장을 줌으로써 군살 제거 및 맵시 있는
팔 라인을 만드는 데 도움이 된다.

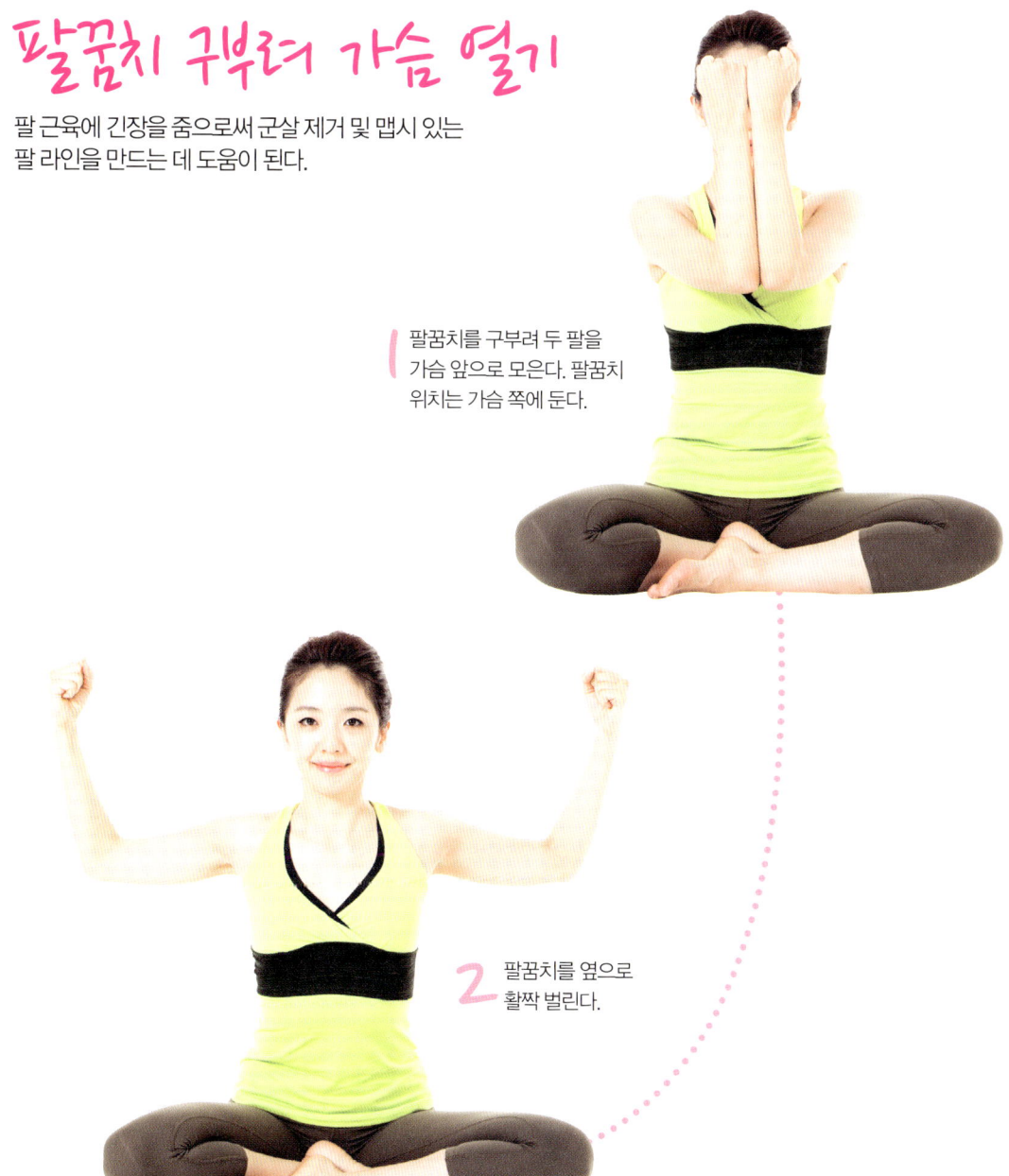

1 팔꿈치를 구부려 두 팔을 가슴 앞으로 모은다. 팔꿈치 위치는 가슴 쪽에 둔다.

2 팔꿈치를 옆으로 활짝 벌린다.

BeautyYoga

● 예쁘고 건강한 팔 만들기

팔 펴서 어깨 열기

팔 근육에 긴장을 줌으로써 군살 제거 및 맵시 있는 팔 라인을 만드는 데 도움이 된다.

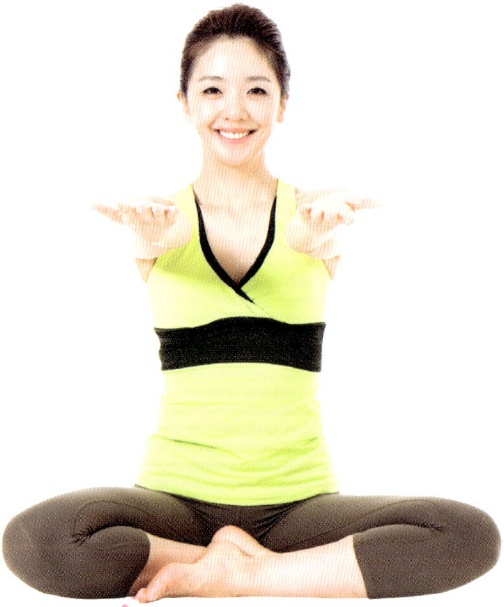

| 손바닥이 위를 보게 양팔을 앞으로 뻗었다가 옆으로 벌린다.

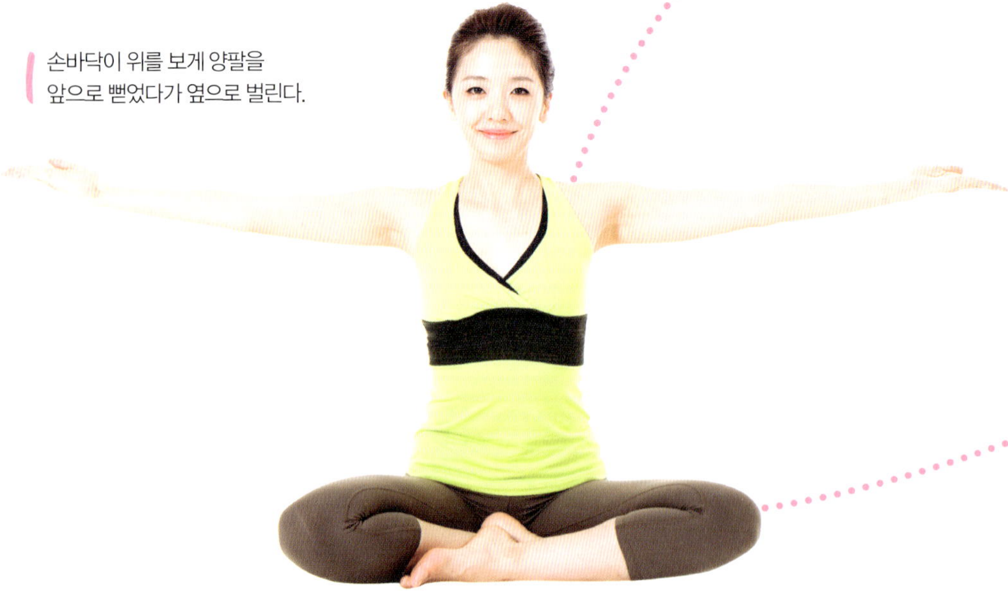

동작순서》

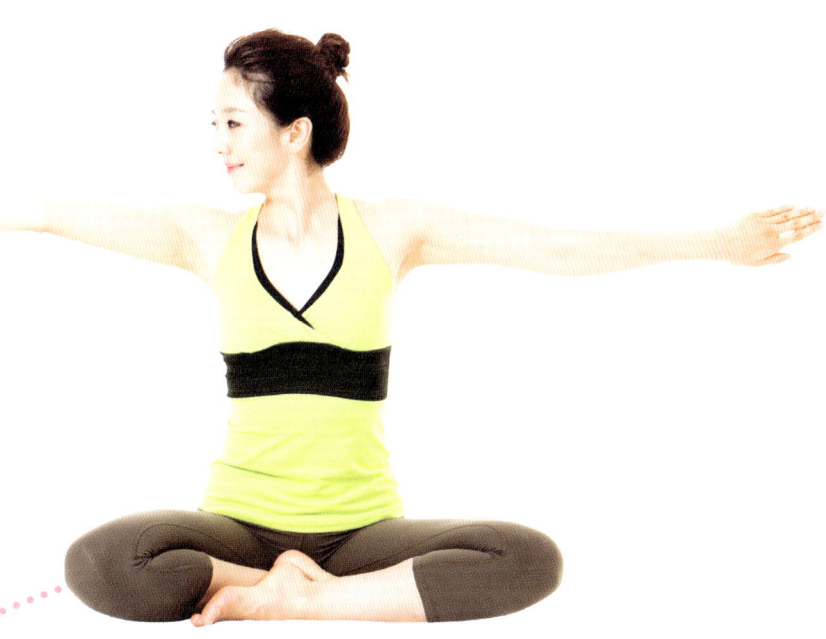

2 한쪽 손은 손바닥이 위를 보게 하고 다른 쪽 손의 손바닥은 뒤를 보게 하면서 팔을 비틀고 손바닥이 위를 향한 쪽으로 고개를 돌린다.

BeautyYoga

● 예쁘고 건강한 팔 만들기

한 팔 들어 어깨 열기

팔 근육에 긴장을 줌으로써 군살 제거 및 맵시 있는 팔 라인을 만드는 데 도움이 된다.

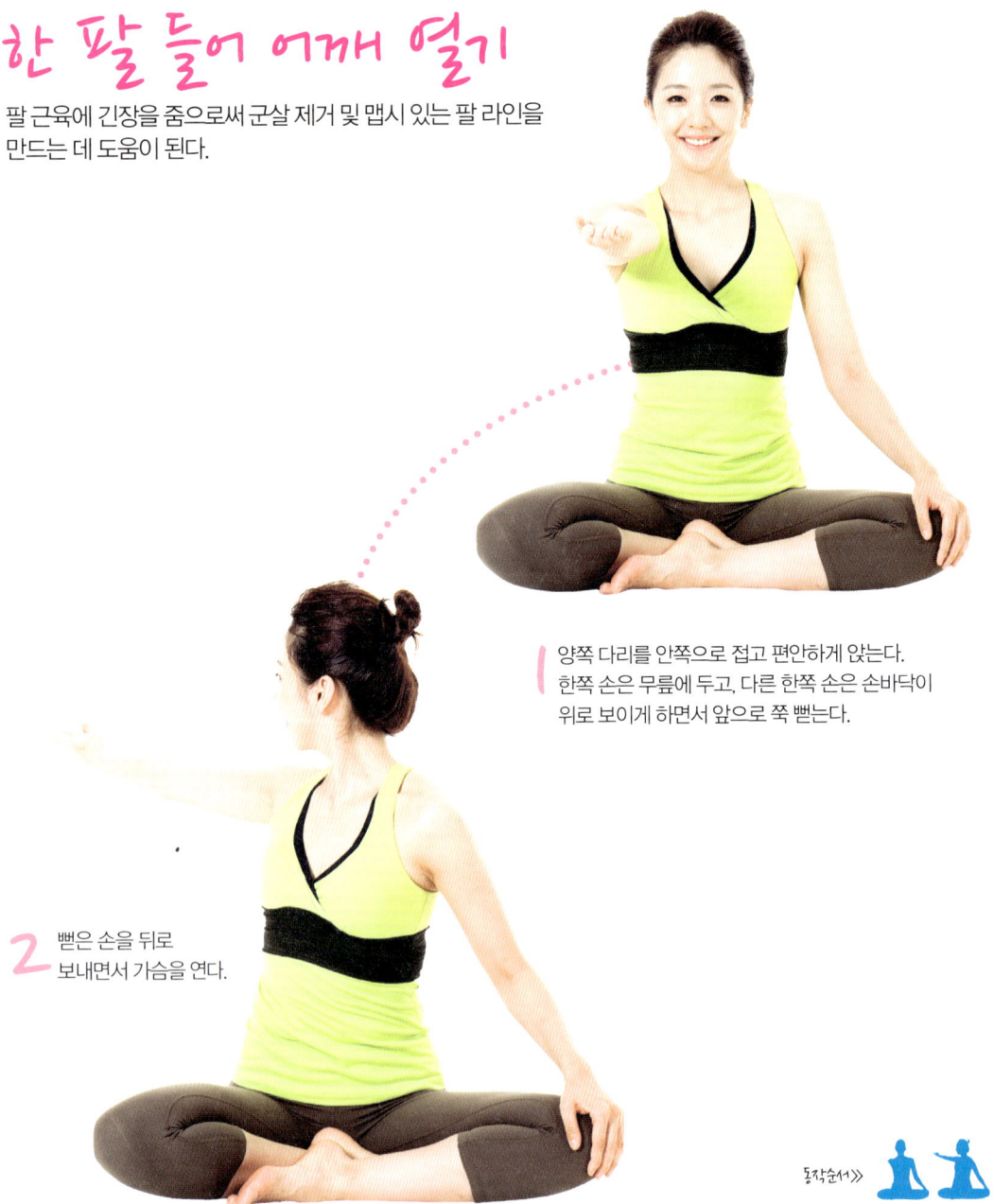

1 양쪽 다리를 안쪽으로 접고 편안하게 앉는다. 한쪽 손은 무릎에 두고, 다른 한쪽 손은 손바닥이 위로 보이게 하면서 앞으로 쭉 뻗는다.

2 뻗은 손을 뒤로 보내면서 가슴을 연다.

동작순서 》

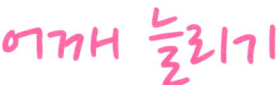 동작순서

어깨 늘리기

어깨와 팔 근육에 긴장을 줌으로써 군살 제거 및
맵시 있는 어깨와 팔 라인을 만드는 데 도움이 된다.

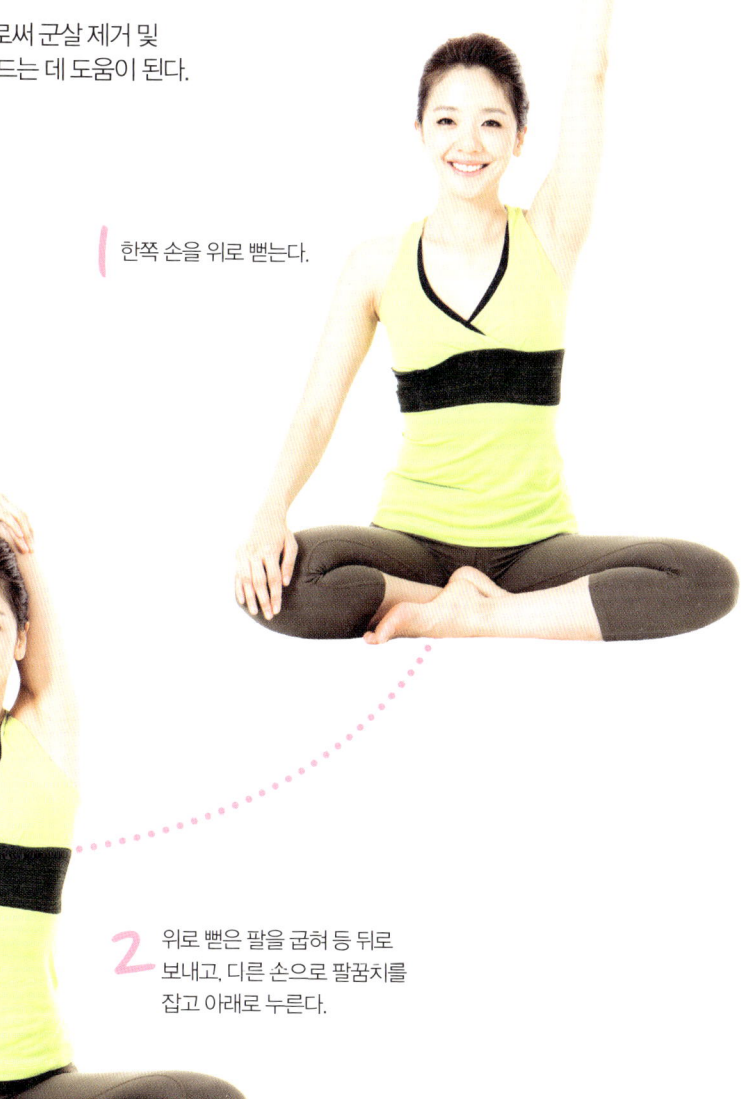

1 한쪽 손을 위로 뻗는다.

2 위로 뻗은 팔을 굽혀 등 뒤로
보내고, 다른 손으로 팔꿈치를
잡고 아래로 누른다.

BeautyYoga

● 멋진 뒤태 만들기

컴퓨터 앞에서 하루의 1/3 가량을 보내는 현대인들의 경우 등이 결리는 증상을 호소하는 사람들이 많다. 등을 중심으로 풀어주는 요가 동작을 따라해보자.

물고기 자세

등과 허리, 견갑골 주변 근육이 운동된다.

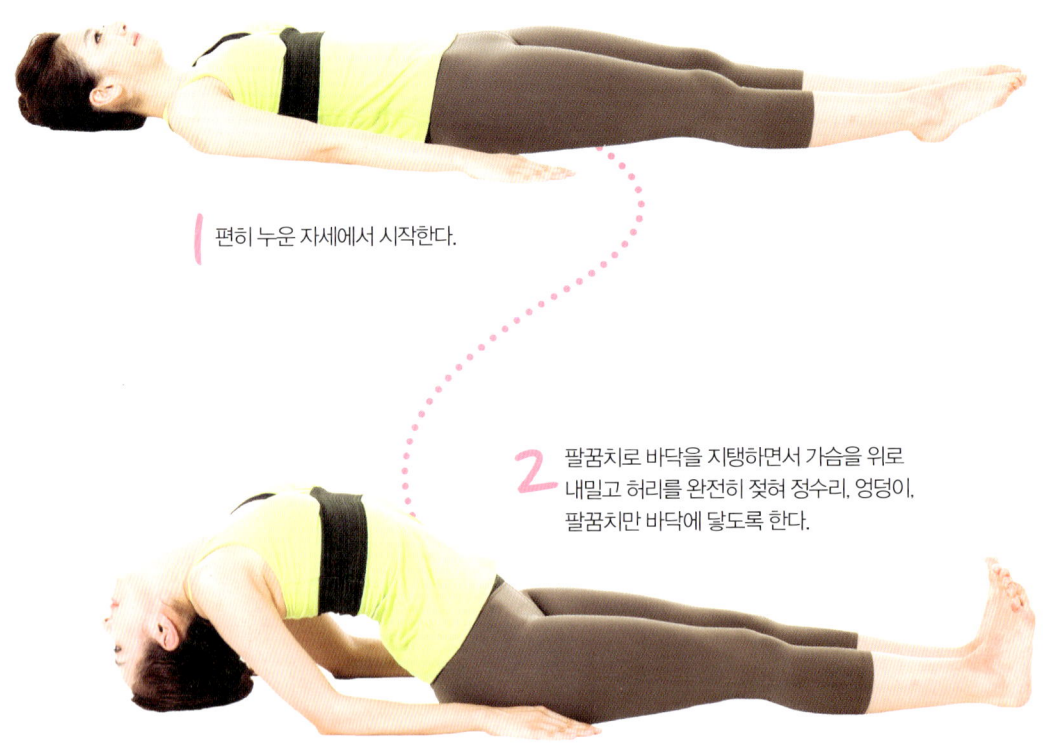

1 편히 누운 자세에서 시작한다.

2 팔꿈치로 바닥을 지탱하면서 가슴을 위로 내밀고 허리를 완전히 젖혀 정수리, 엉덩이, 팔꿈치만 바닥에 닿도록 한다.

동작순서》

Easy level

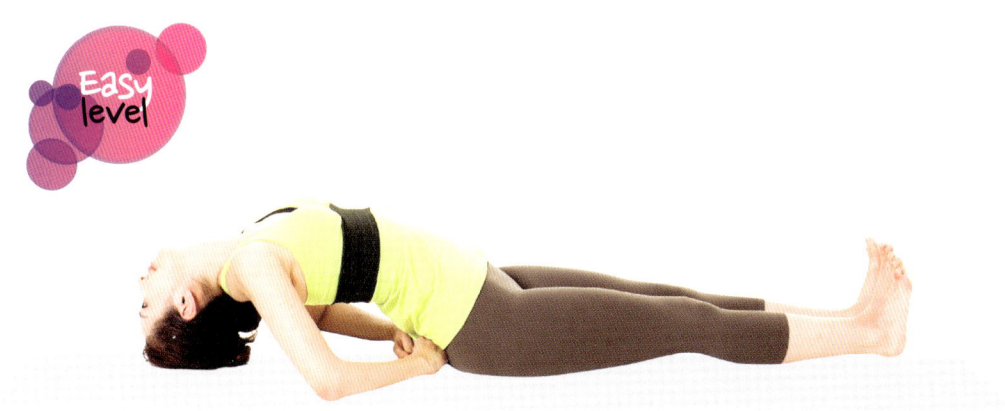

양손으로 허리를 받치면 훨씬 쉽다.

BeautyYoga

● 멋진 뒤태 만들기

활 자세

팔을 뒤로 뻗은 상태에서 발목을 잡고 가슴을 젖히면 허벅지, 엉덩이, 허리, 등, 견갑골 주변 근육의 수축이 느껴진다.

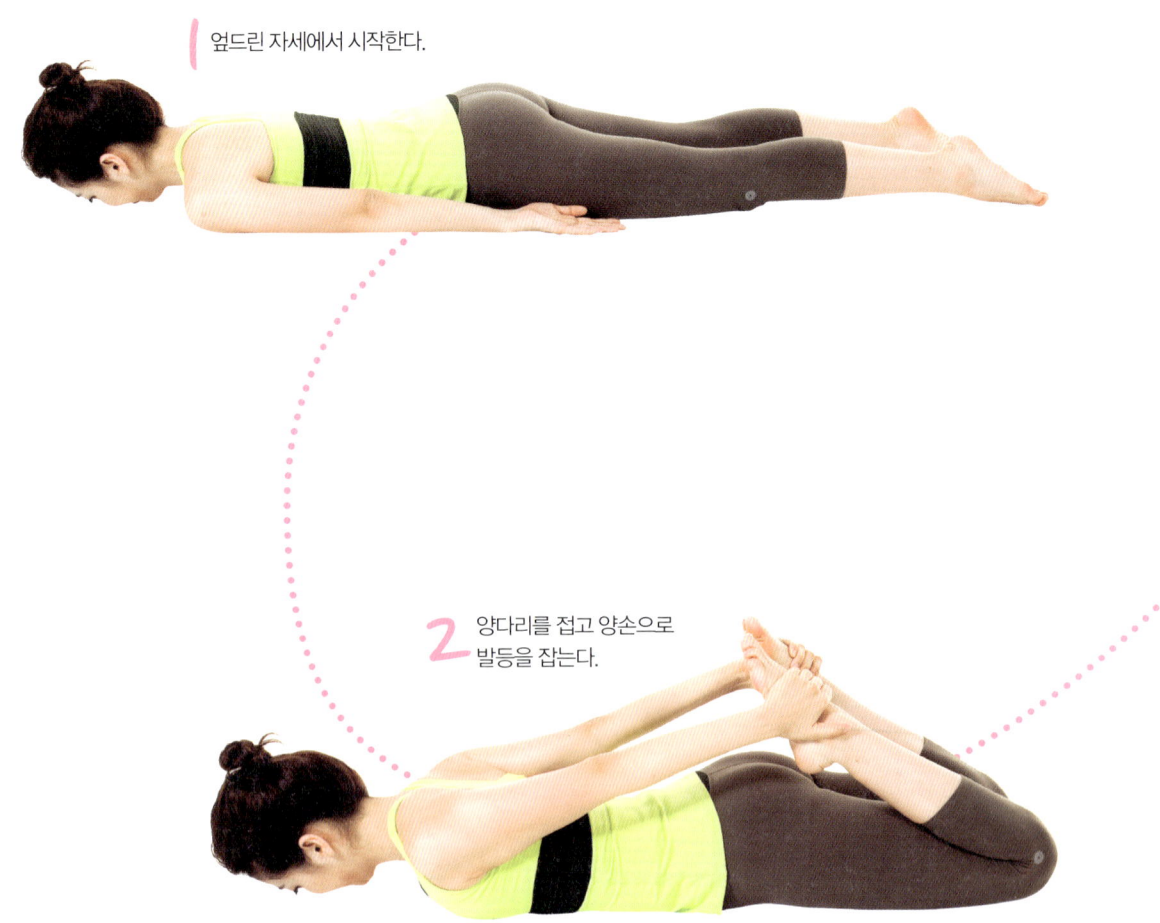

1 엎드린 자세에서 시작한다.

2 양다리를 접고 양손으로 발등을 잡는다.

동작순서》

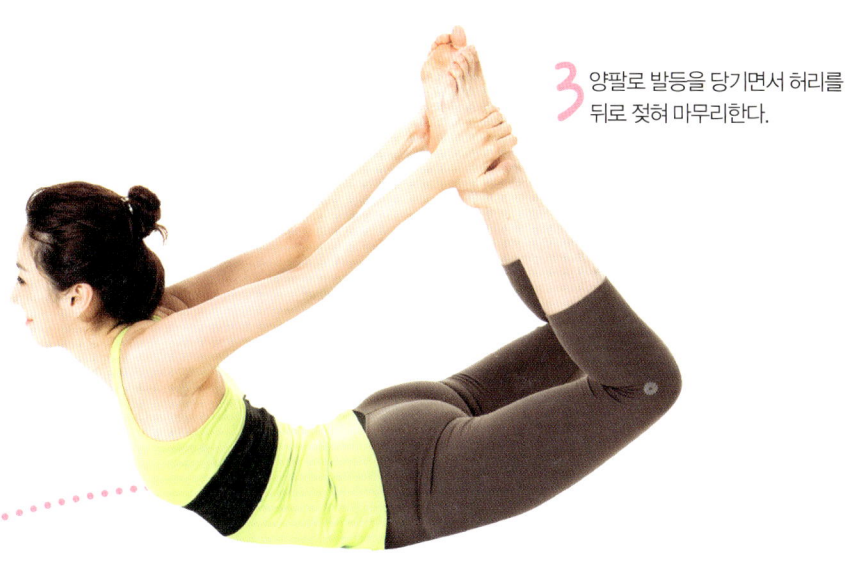

3 양팔로 발등을 당기면서 허리를 뒤로 젖혀 마무리한다.

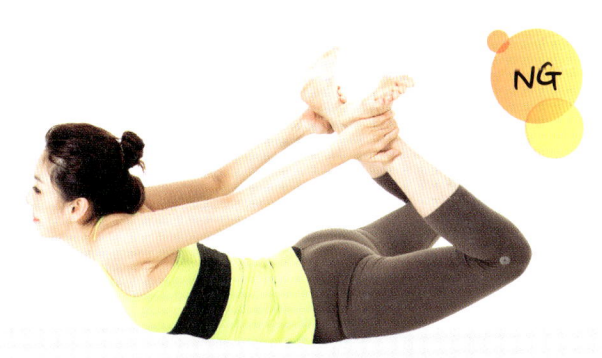

어깨가 움츠러들고 가슴이 펴지지 않으면 잘못된 자세이다.

Part 2 내 몸이 아름다워지는 뷰티 요가 **123**

BeautyYoga
● 멋진 뒤태 만들기

깍지 끼고 상체 들기
허리, 등 근육뿐만 아니라 팔을 쭉 펴기 때문에 팔뚝 살 속에 숨어 있는 근육들이 수축된다.

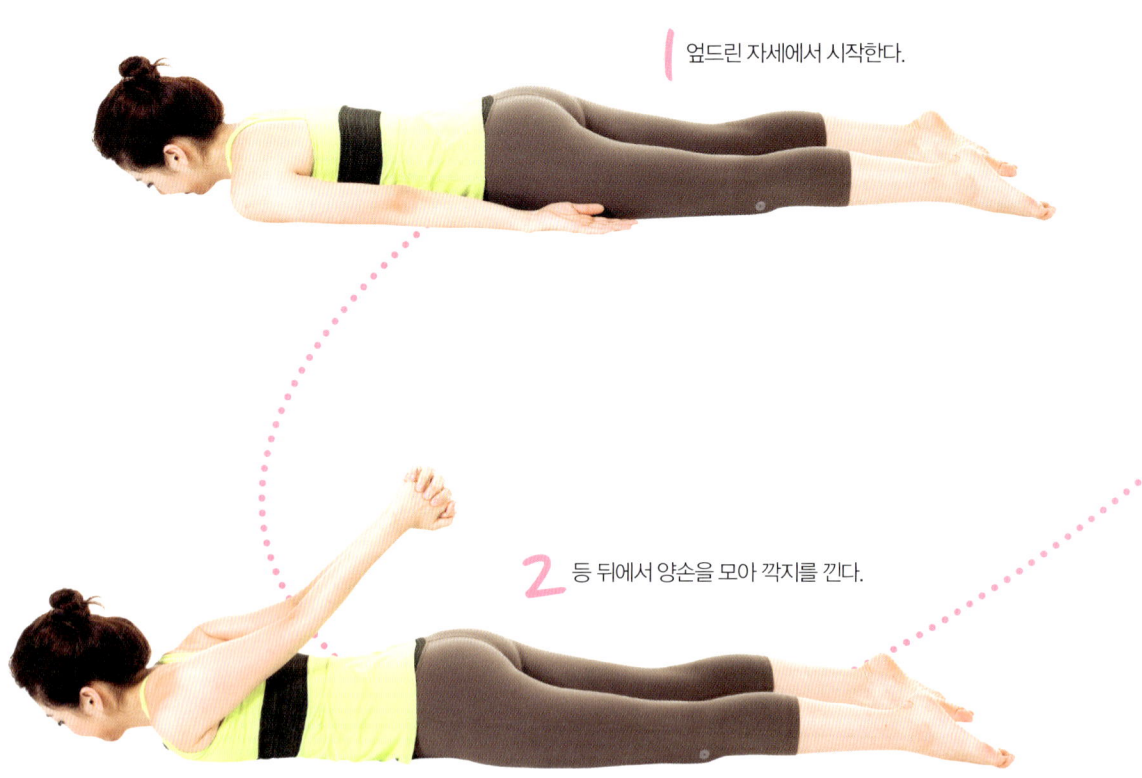

1 엎드린 자세에서 시작한다.

2 등 뒤에서 양손을 모아 깍지를 낀다.

동작순서≫

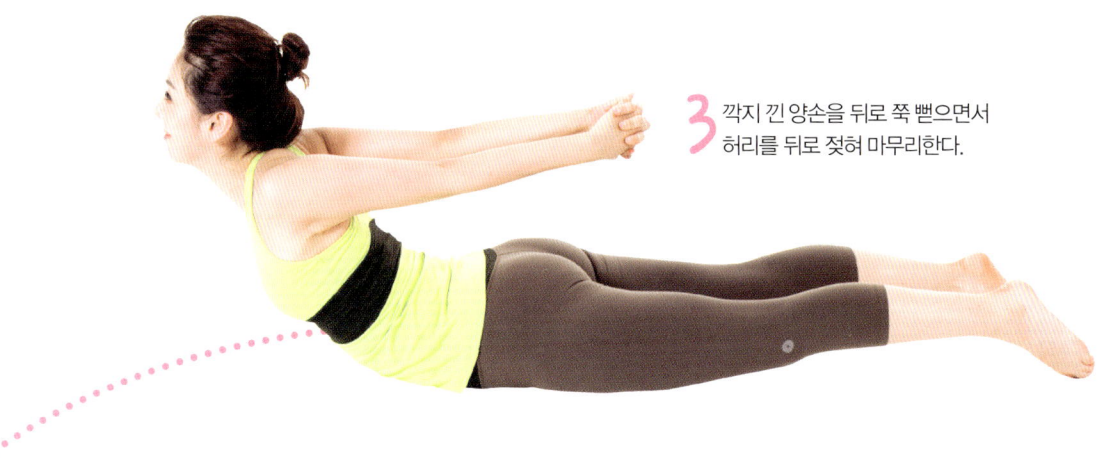

3 깍지 낀 양손을 뒤로 쭉 뻗으면서 허리를 뒤로 젖혀 마무리한다.

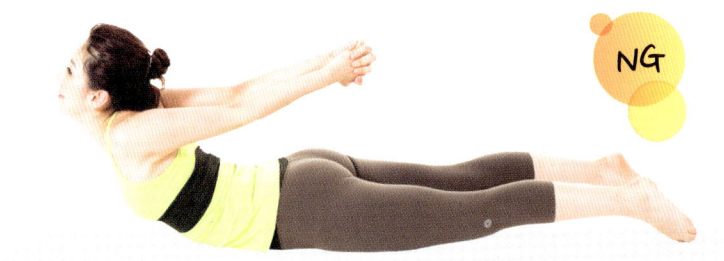

NG

가슴을 내밀어 척추를 머리 방향으로 뻗어내고 어깨가 움츠러들지 않게 주의한다.

BeautyYoga

●멋진 뒤태 만들기

비둘기 합장 자세

등, 허리, 엉덩이 근육이 운동된다.

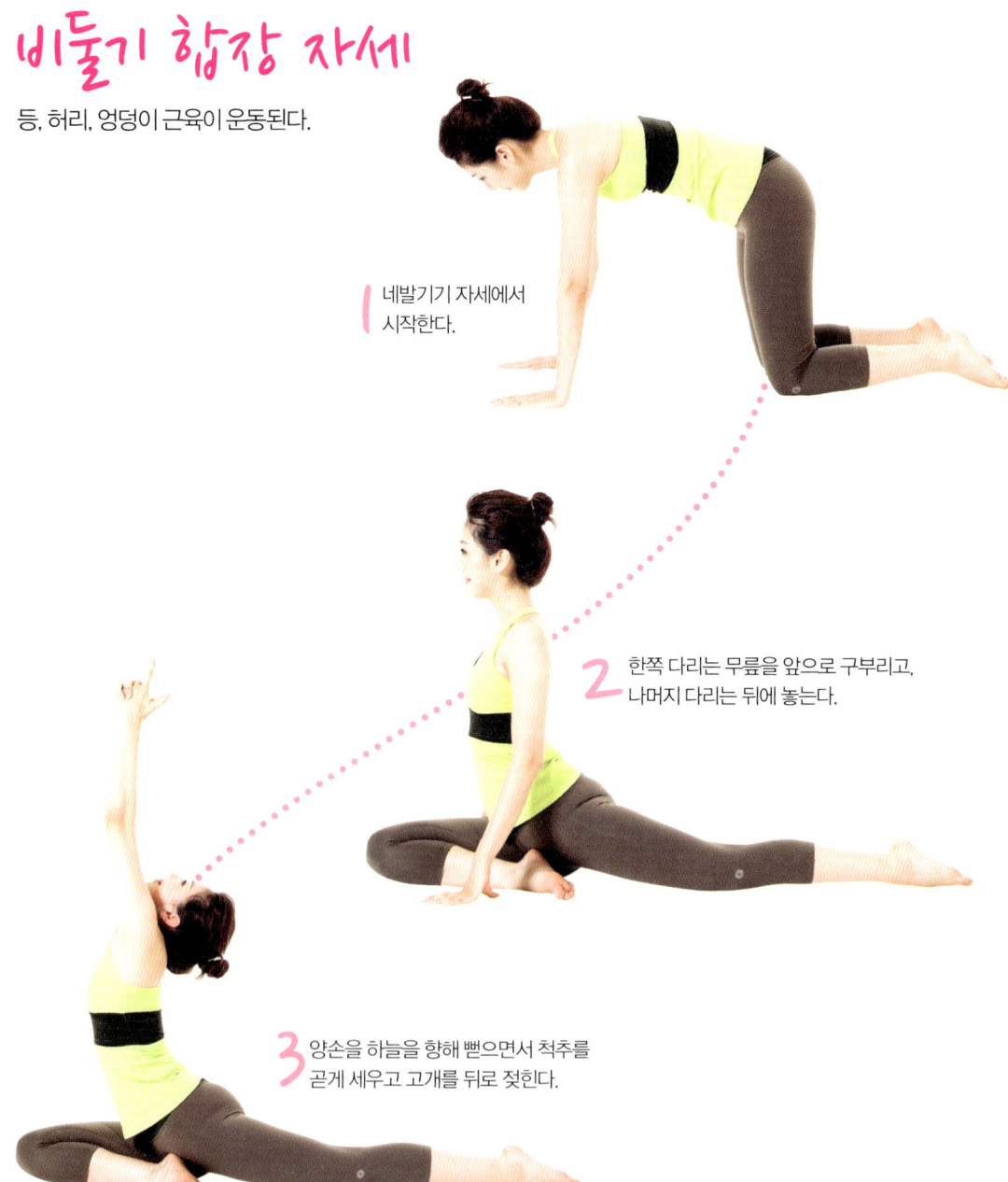

1 네발기기 자세에서 시작한다.

2 한쪽 다리는 무릎을 앞으로 구부리고, 나머지 다리는 뒤에 놓는다.

3 양손을 하늘을 향해 뻗으면서 척추를 곧게 세우고 고개를 뒤로 젖힌다.

동작순서 >>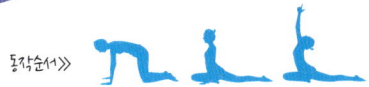

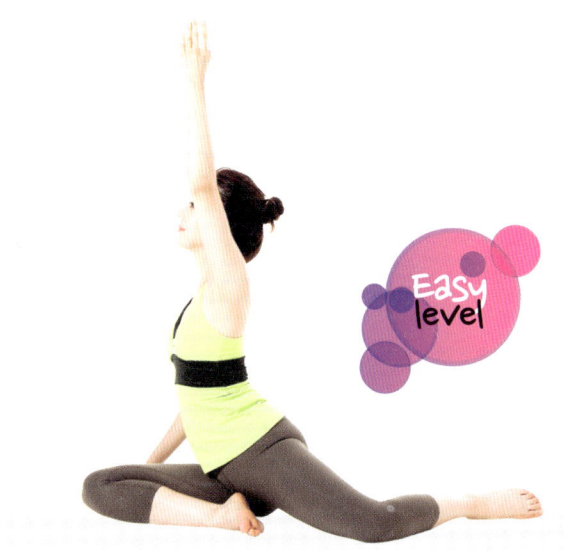

뒤에 놓인 다리를 옆으로 틀어서 살짝 접어주면 좀 더 쉽게 할 수 있다.

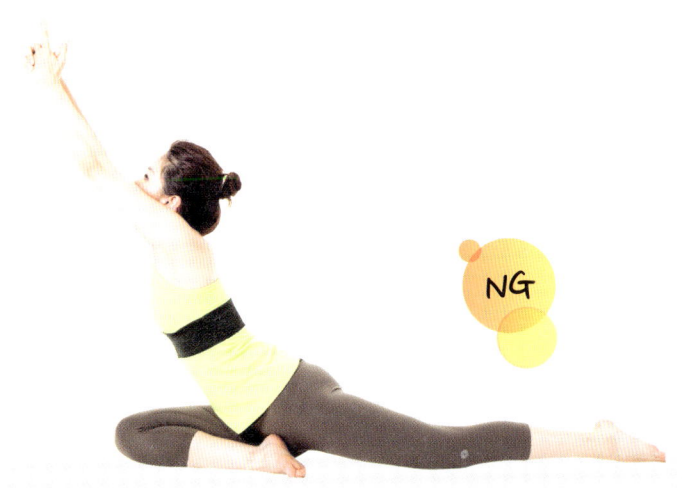

상체와 골반이 앞으로 기울어지면 잘못된 자세이다.

Beauty Yoga

● 멋진 뒤태 만들기

코브라 자세

팔을 펴기 위해 팔 운동뿐만 아니라 복근을 이완시키기에도 좋은 자세이다.

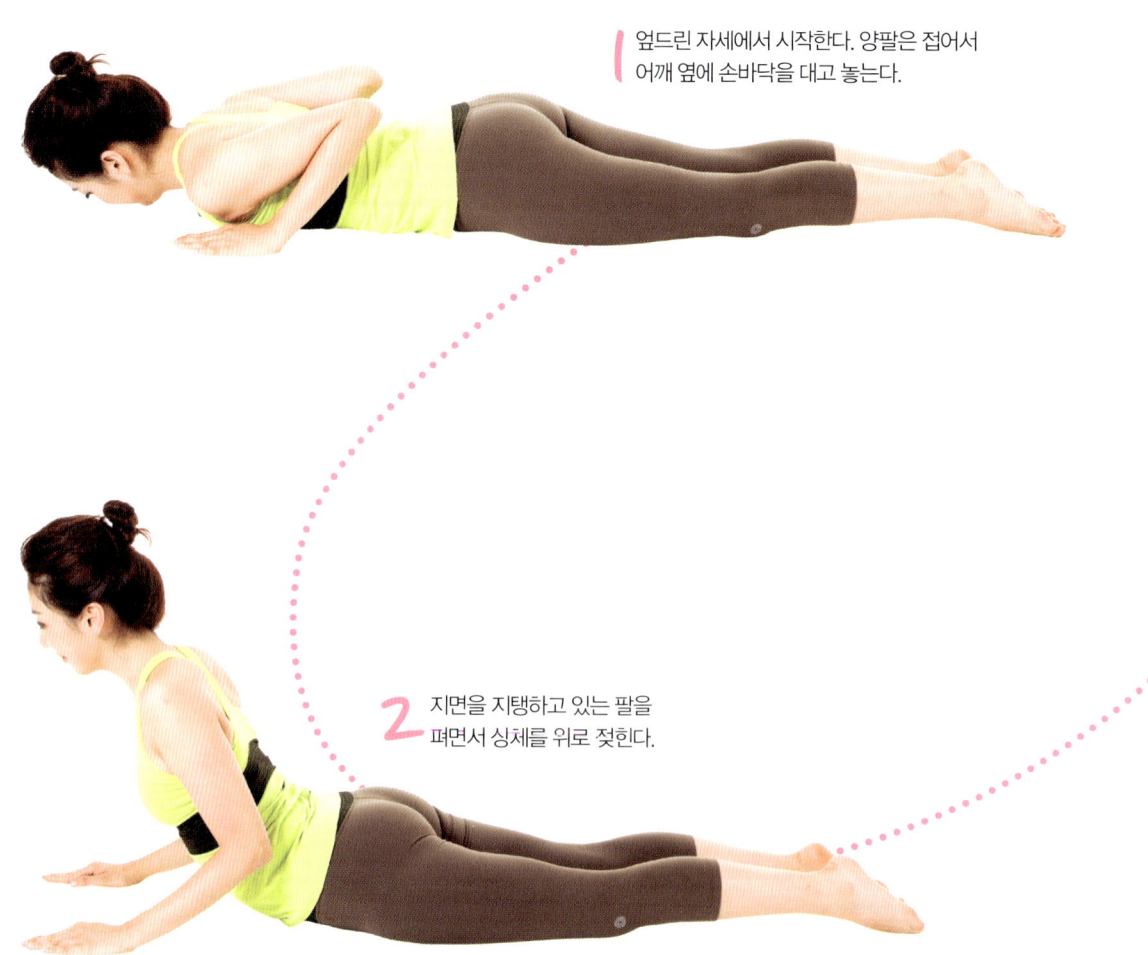

1 엎드린 자세에서 시작한다. 양팔은 접어서 어깨 옆에 손바닥을 대고 놓는다.

2 지면을 지탱하고 있는 팔을 펴면서 상체를 위로 젖힌다.

동작순서 >>

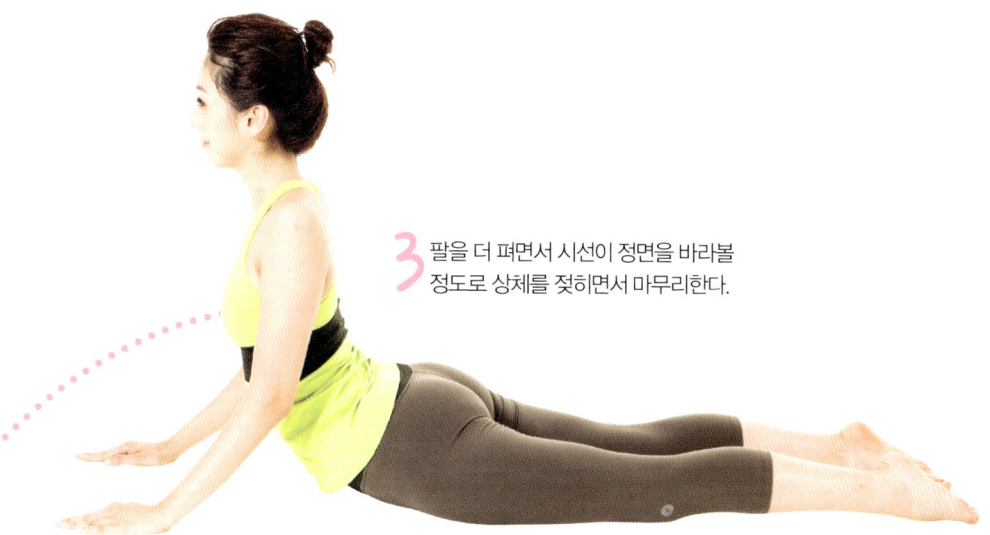

3 팔을 더 펴면서 시선이 정면을 바라볼 정도로 상체를 젖히면서 마무리한다.

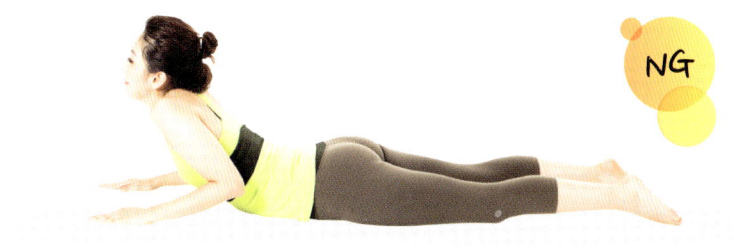

NG

어깨를 움츠리지 않게 주의한다.

BeautyYoga
● 멋진 뒤태 만들기

위로 향한 개 자세
코브라 자세보다 좀 더 난이도 높은 자세이다.

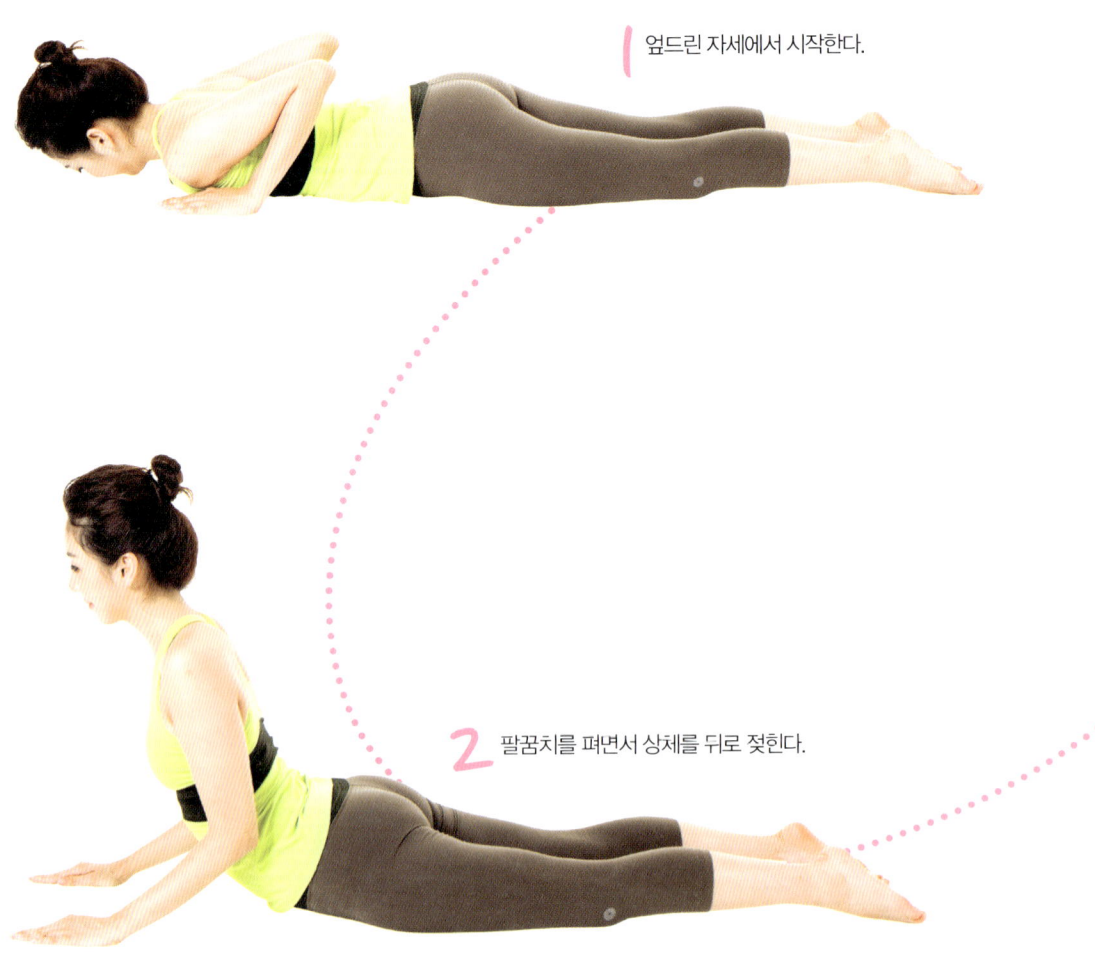

1 엎드린 자세에서 시작한다.

2 팔꿈치를 펴면서 상체를 뒤로 젖힌다.

동작순서》

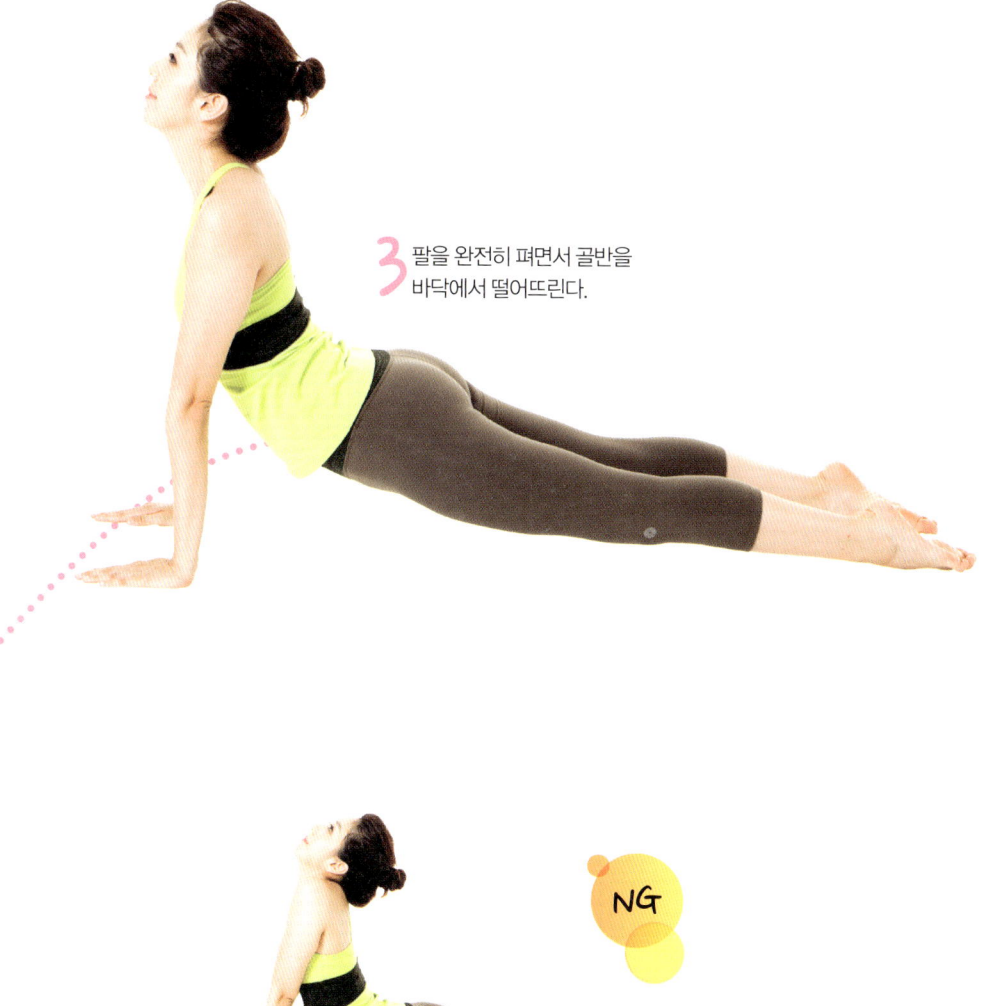

3 팔을 완전히 펴면서 골반을 바닥에서 떨어뜨린다.

NG

허리가 과도하게 꺾이지 않게 주의한다.

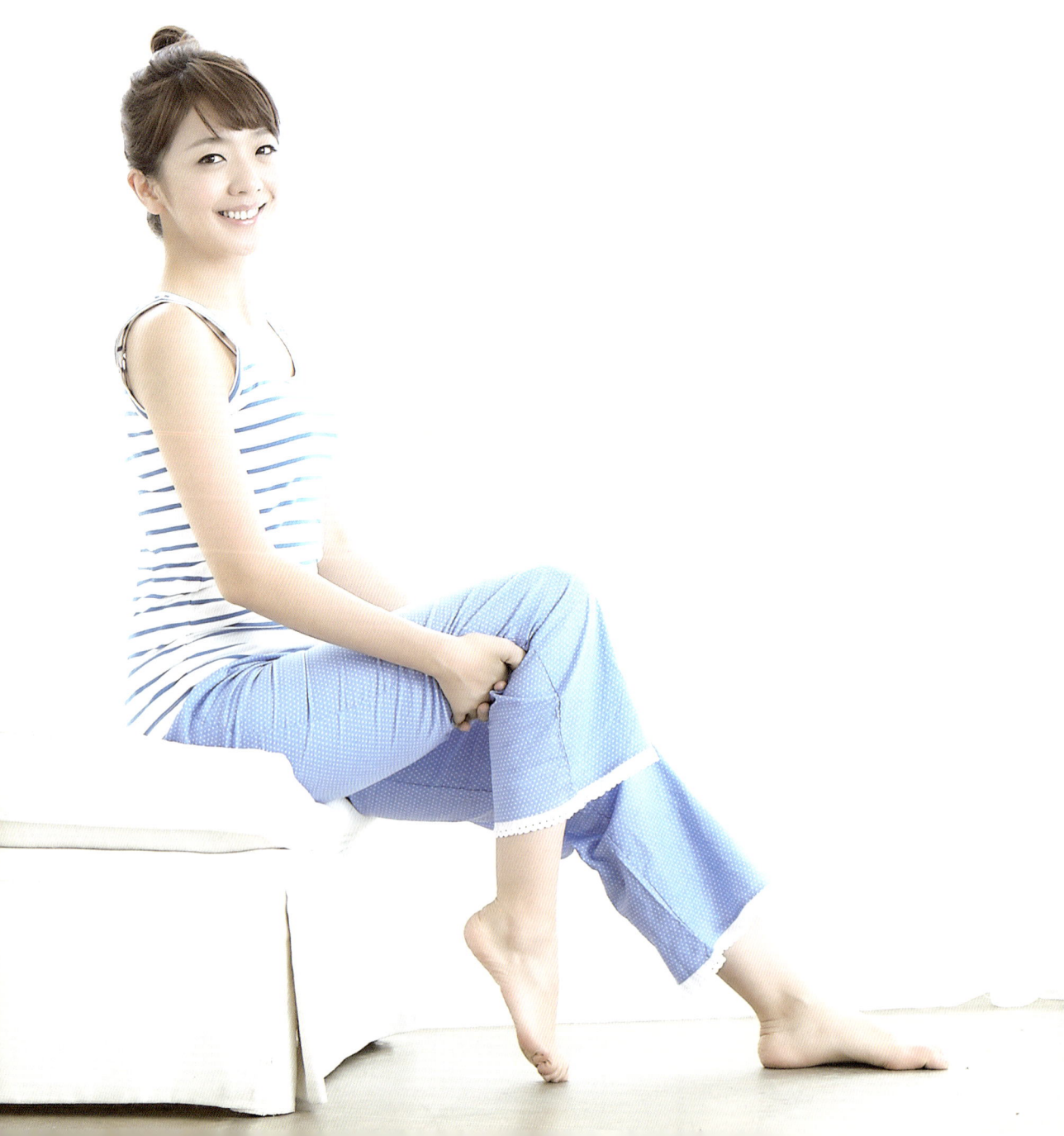

Part 3
내 몸이 건강해지는 힐링 요가

통증이 느껴지시거나 뻐근했던 어깨, 등, 허리, 척추, 엉덩이, 다리, 골반, 종아리 등을 시원하게 풀어주는 힐링 요가를 소개했습니다. 요일 요가와 함께 따라하면 내 몸이 한결 건강해집니다.

HealingYoga

● 튼튼한 어깨 만들기

어깨 근육에 볼륨이 있으면 팔이 얇아 보이는 효과를 줄 수 있을 뿐만 아니라 현대인들 대다수가 힘들어하는 어깨 통증을 예방할 수 있다.

돌고래 자세

다리의 뒤쪽 근육을 강하게 늘려주며 어깨를 위로 최대한 젖히면서 가슴, 어깨 근육 또한 늘려준다.

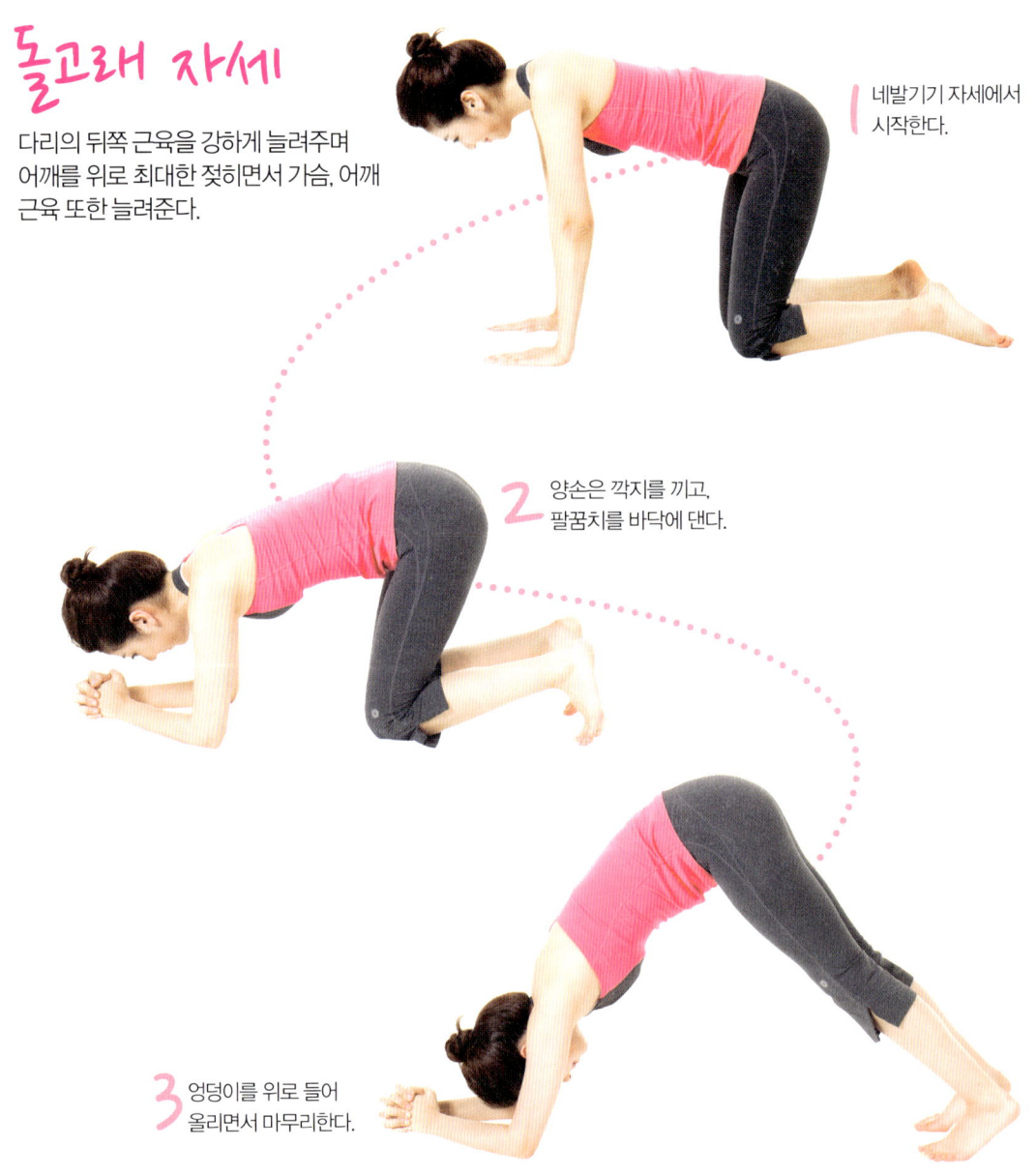

1. 네발기기 자세에서 시작한다.
2. 양손은 깍지를 끼고, 팔꿈치를 바닥에 댄다.
3. 엉덩이를 위로 들어 올리면서 마무리한다.

동작순서 >>

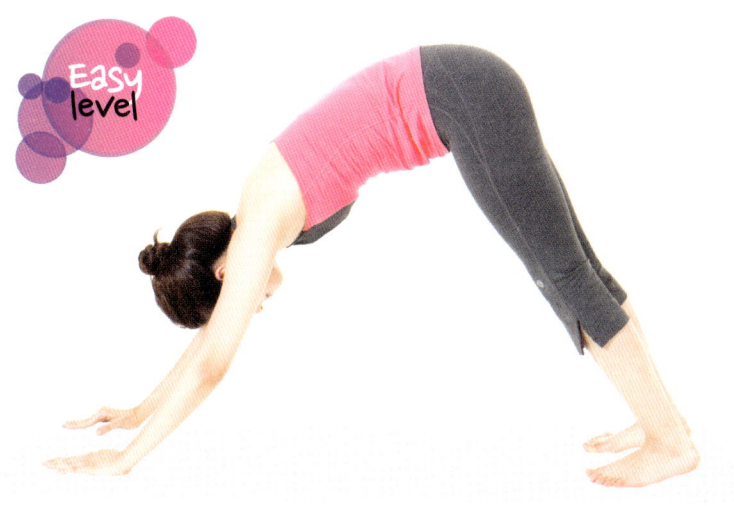

Easy level

팔꿈치를 펴면 더 쉽게 할 수 있다.

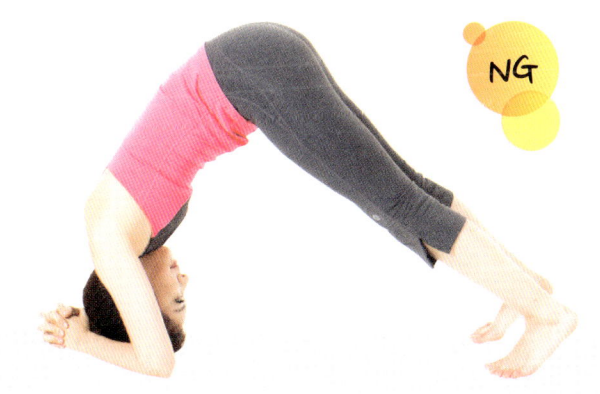

NG

체중이 어깨 쪽으로 몰려서 발뒤꿈치가 들리지 않게 주의한다.

HealingYoga

● 튼튼한 어깨 만들기

테이블 자세

자세를 유지하기 위해 상체 및 복부, 허리, 엉덩이 근육까지 강하게 수축된다.

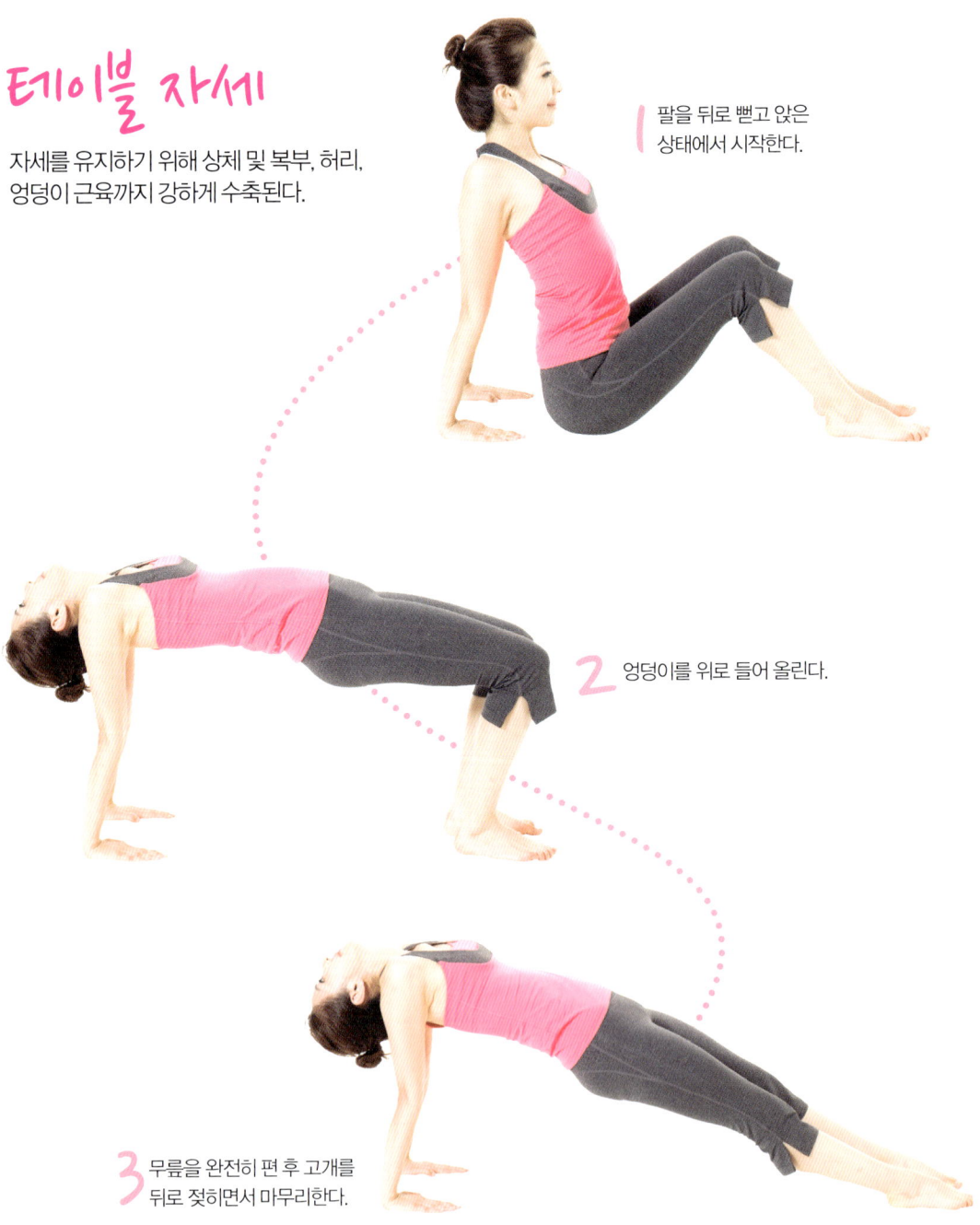

1 팔을 뒤로 뻗고 앉은 상태에서 시작한다.

2 엉덩이를 위로 들어 올린다.

3 무릎을 완전히 편 후 고개를 뒤로 젖히면서 마무리한다.

동작순서 >>

Easy level

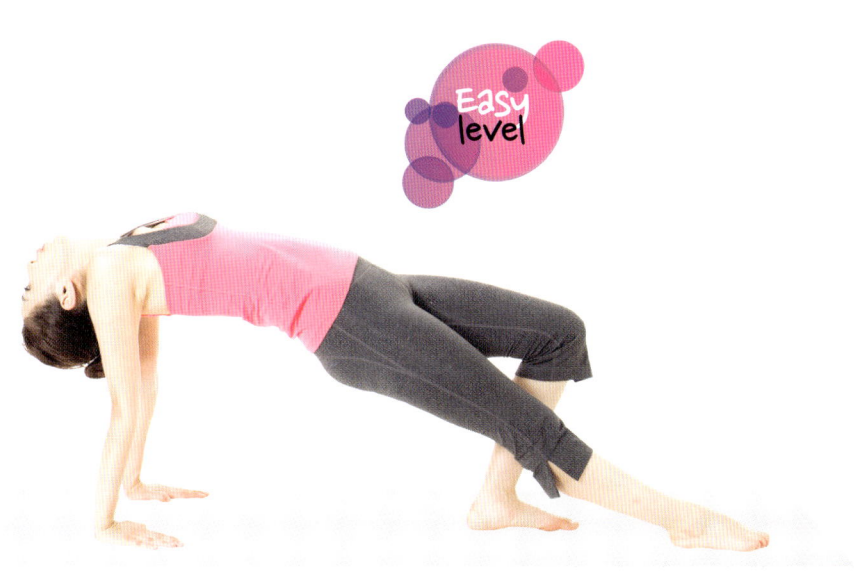

한쪽 다리를 구부려서 바닥을 지탱하면 더 쉽게 할 수 있다.

NG

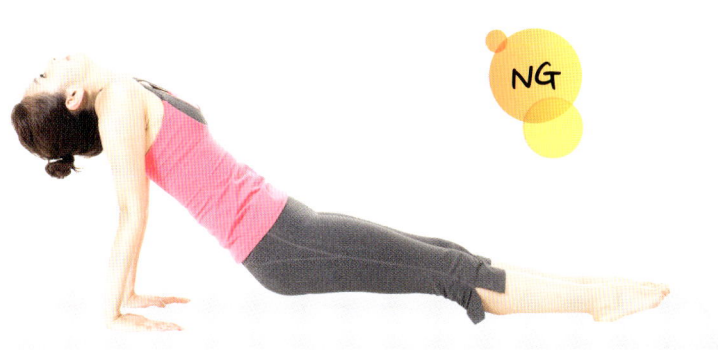

어깨가 무너지거나 엉덩이가 주저앉지 않도록 주의한다.

HealingYoga

● 뻐근한 목 풀어주기

목에 담이 들어서 옆사람을 쳐다보는 것조차 힘들었던 적이 있는가? 목이 결리면 일상생활에도 지장이 많을 뿐만 아니라 일차성 두통인 긴장성 두통까지 올 수 있다.

목 옆으로 기울이기

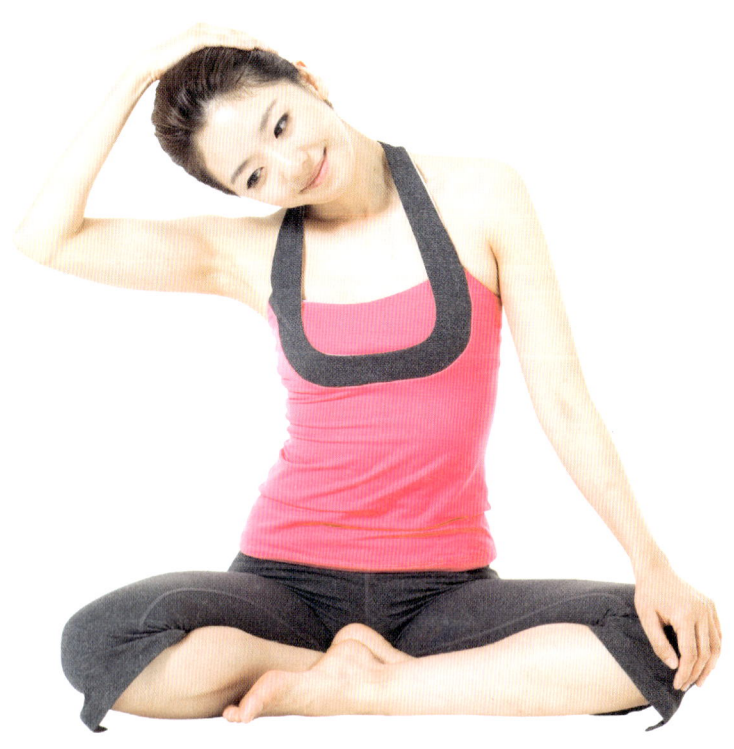

한 손으로 머리 옆부분을 감싸고 고개를 옆으로 부드럽게 당긴다.

동작순서 >>

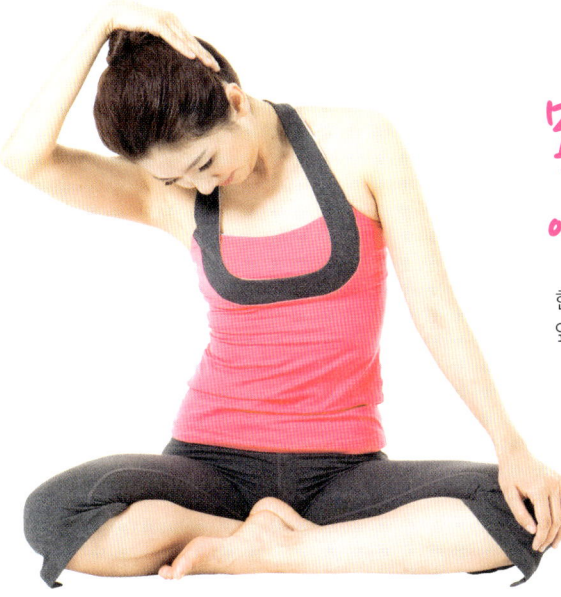

목 옆으로 기울여 앞으로 숙이기

한 손으로 머리 옆부분을 감싸고, 고개를 대각선 방향으로 앞으로 숙여 반대편 뒤쪽 목이 늘어나게 한다.

목 옆으로 기울여 뒤로 젖히기

한 손으로 머리 옆부분을 감싸고, 고개를 대각선 방향으로 뒤로 젖혀 목 앞쪽이 늘어나게 한다.

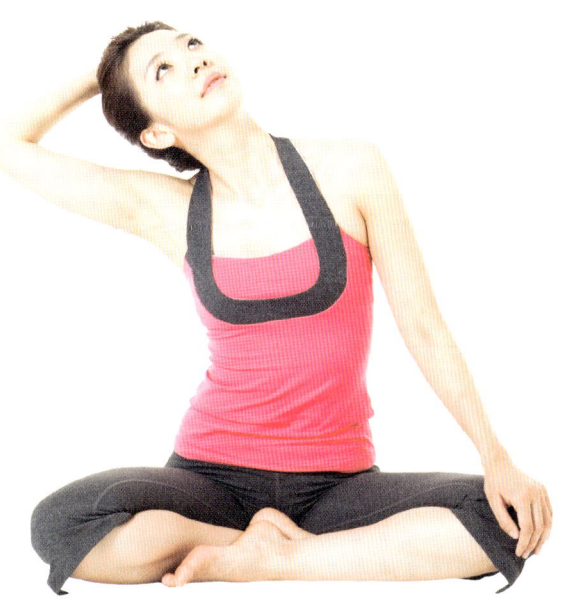

HealingYoga

● 뻐근한 목 풀어주기

깍지 끼고 목 뒤로 젖히기

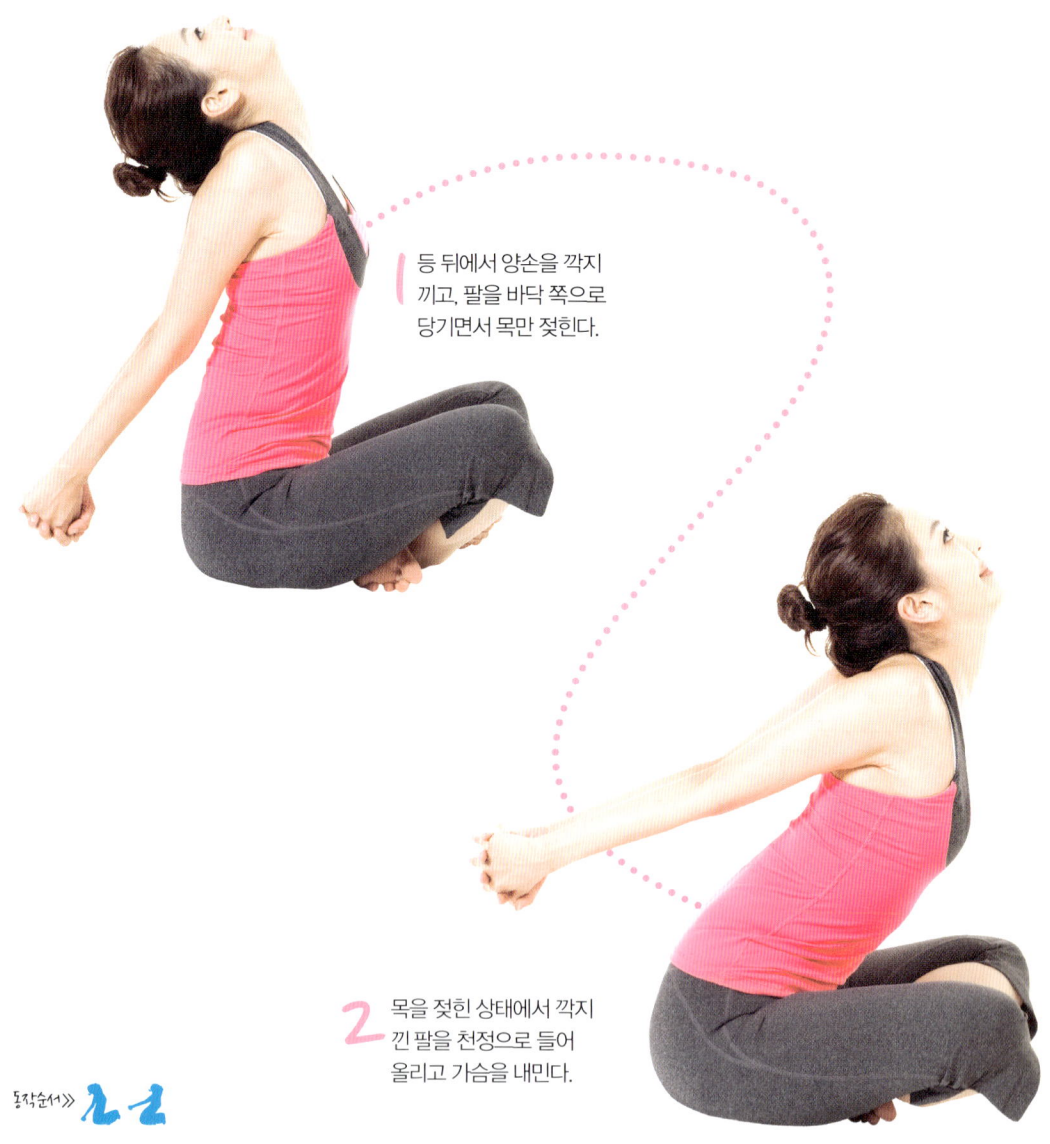

1 등 뒤에서 양손을 깍지 끼고, 팔을 바닥 쪽으로 당기면서 목만 젖힌다.

2 목을 젖힌 상태에서 깍지 낀 팔을 천정으로 들어 올리고 가슴을 내민다.

동작순서 》 1 2

동작순서 >>

목 앞으로 숙이기

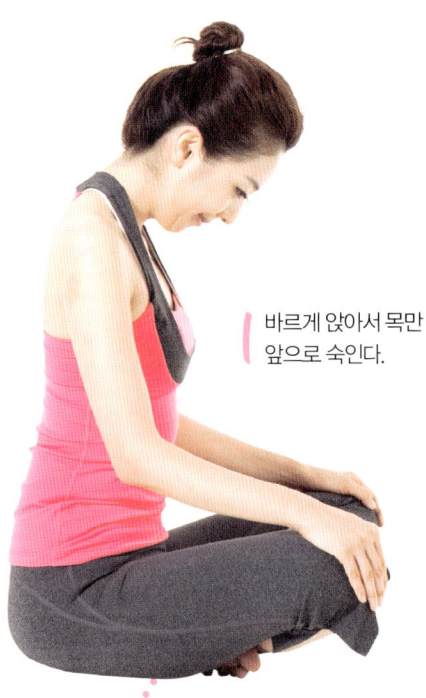

1. 바르게 앉아서 목만 앞으로 숙인다.

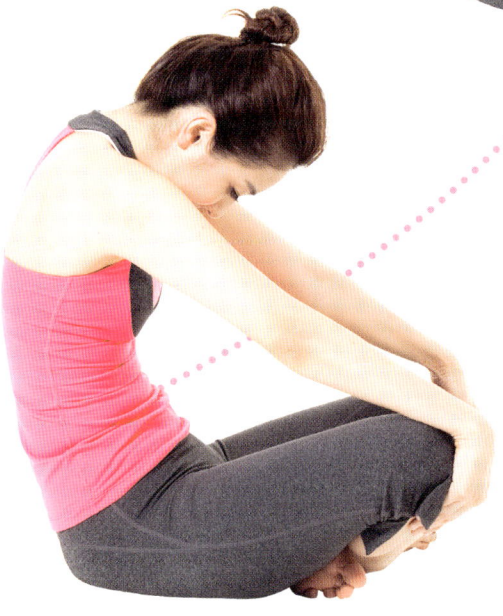

2. 두 팔은 앞으로 밀고 허리와 등은 둥글게 말아 뒤로 밀어낸다.

HealingYoga

● 어깨 결림 풀어주기

잘못된 자세, 습관, 좌식생활로 인해 현대인들의 대다수는 어깨가 결려 힘들어 한다. 다음과 같은 동작을 통해 결리는 어깨를 풀어주고 어깨 결림을 예방하자.

고양이 자세

뒤쪽 어깨와 등 근육을 이완시키는 자세이다.

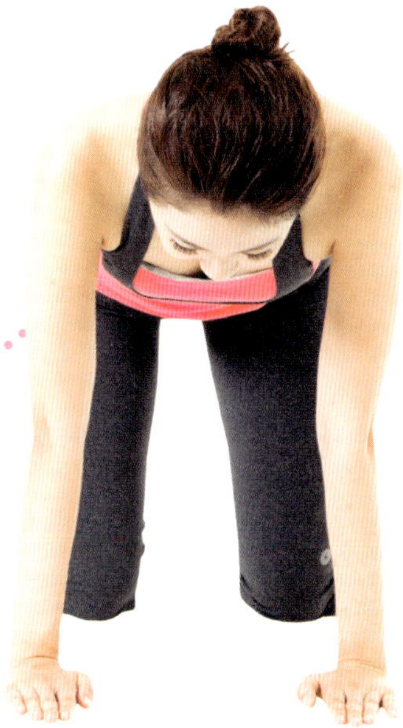

네발기기 자세에서 시작한다.

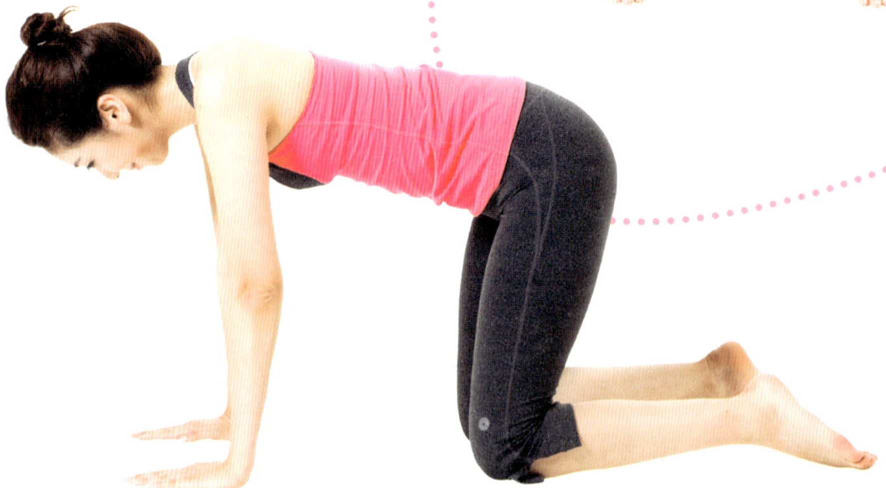

동작순서>>

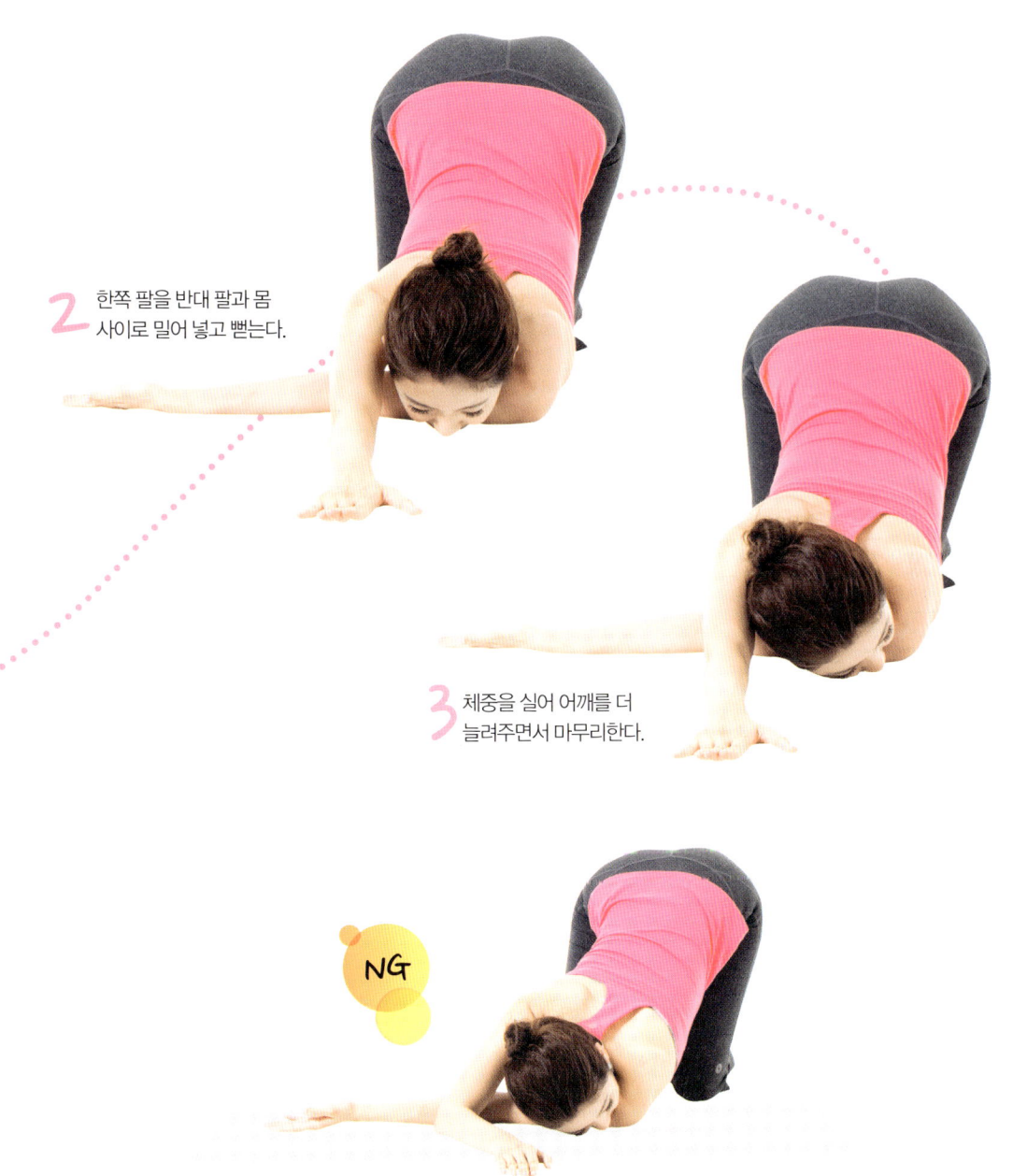

2 한쪽 팔을 반대 팔과 몸 사이로 밀어 넣고 뻗는다.

3 체중을 실어 어깨를 더 늘려주면서 마무리한다.

NG

척추가 휘어지고 양쪽 어깨와 가슴의 높이가 서로 차이나지 않게 주의한다.

HealingYoga

● 어깨 결림 풀어주기

등 뒤에서 합장하기

어깨를 안정시키기 위해 항상 혹사당하는 심부 근육을 늘려주는 동작이다.

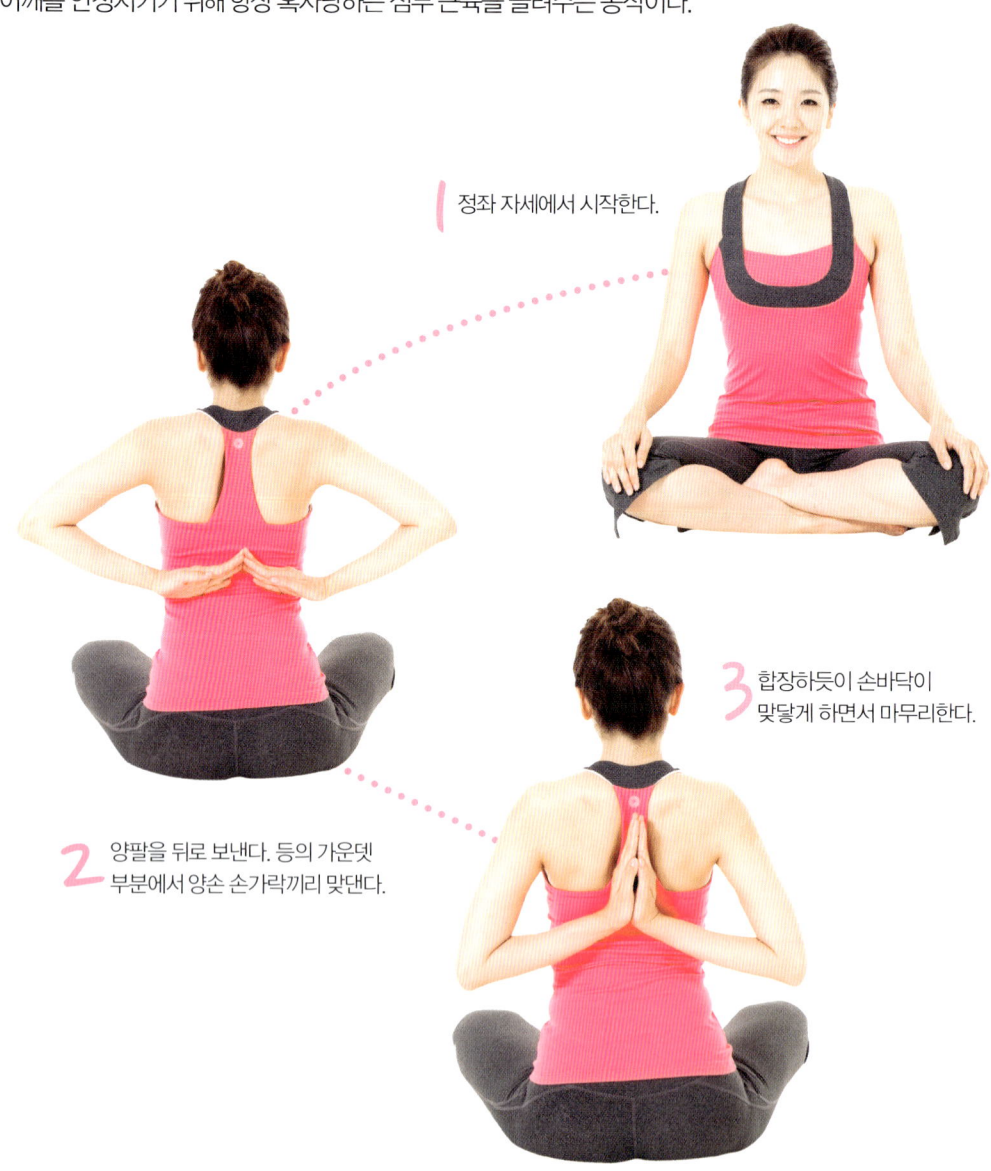

1 정좌 자세에서 시작한다.

2 양팔을 뒤로 보낸다. 등의 가운뎃 부분에서 양손 손가락끼리 맞댄다.

3 합장하듯이 손바닥이 맞닿게 하면서 마무리한다.

동작순서 〉〉

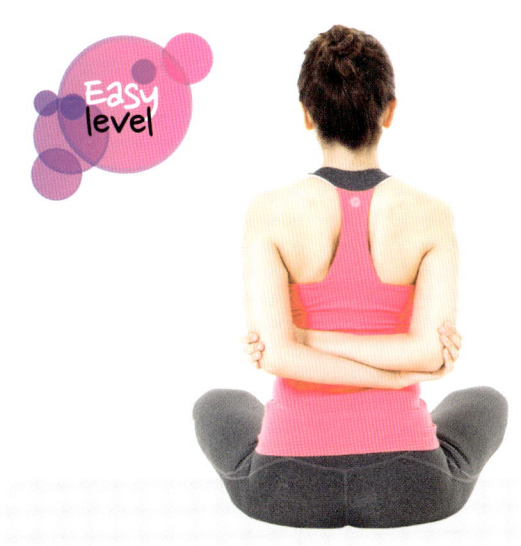

몸 뒤로 팔짱을 끼듯이 하면 더 쉽게 할 수 있다.

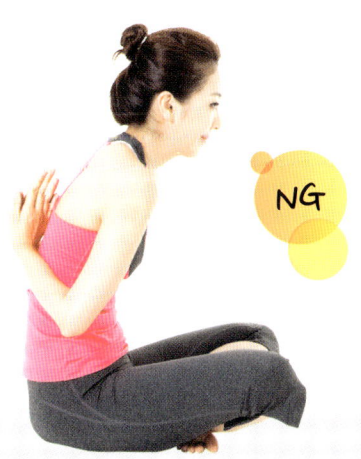

가슴을 웅크려 어깨가 말리지 않게 주의한다.

HealingYoga

● 어깨 결림 풀어주기

손목 구부려 팔 근육 늘리기

키보드와 마우스의 사용으로 지쳐 있는 손목의 근육들을 이완시키는 자세이다.

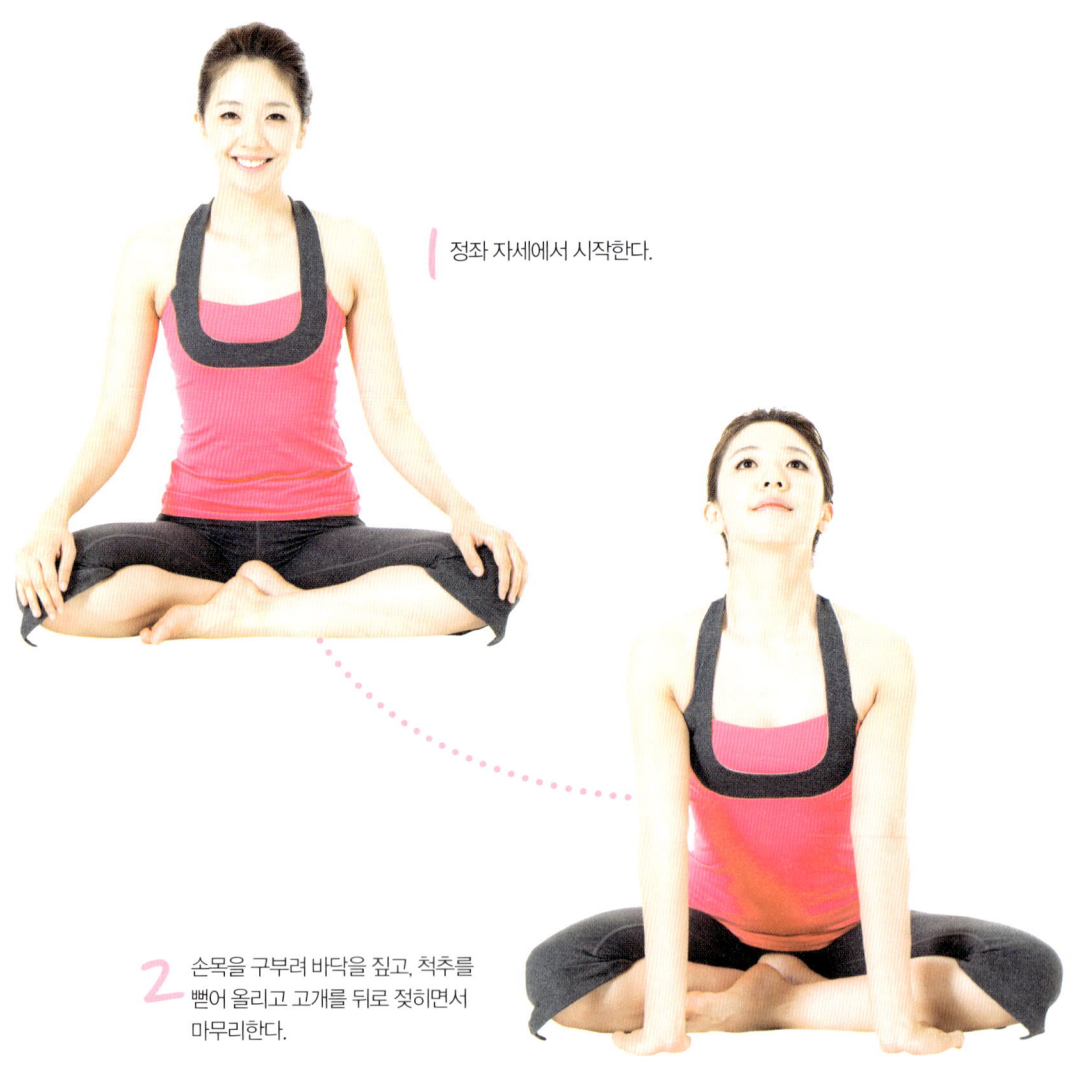

1 정좌 자세에서 시작한다.

2 손목을 구부려 바닥을 짚고, 척추를 뻗어 올리고 고개를 뒤로 젖히면서 마무리한다.

동작순서 》

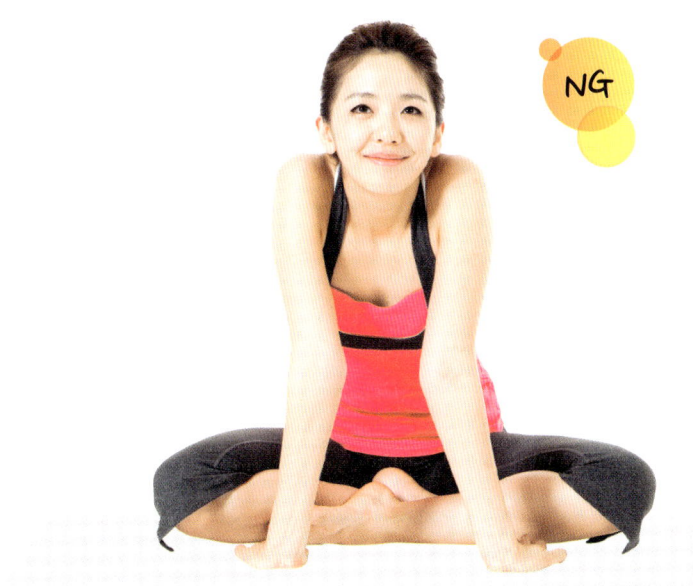

기와 어깨가 밀어지지 않고 어깨가 무너지면 잘못된 자세이다.

HealingYoga

● 어깨 결림 풀어주기

앉아서 어깨 늘리기

늘어진 팔뚝 살에 숨어 있는 삼두근을 늘려주는 자세이다.

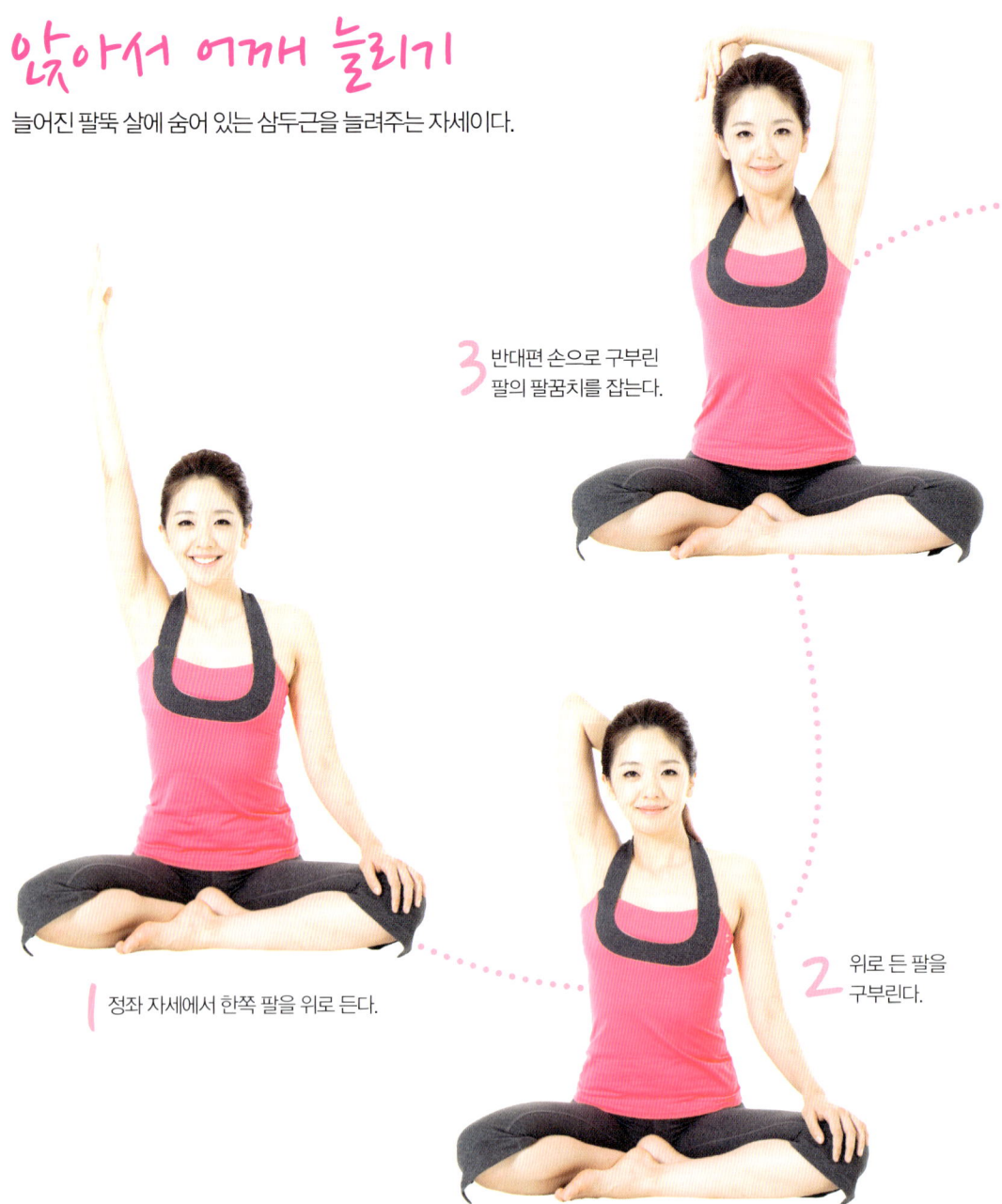

1 정좌 자세에서 한쪽 팔을 위로 든다.

2 위로 든 팔을 구부린다.

3 반대편 손으로 구부린 팔의 팔꿈치를 잡는다.

동작순서 >>

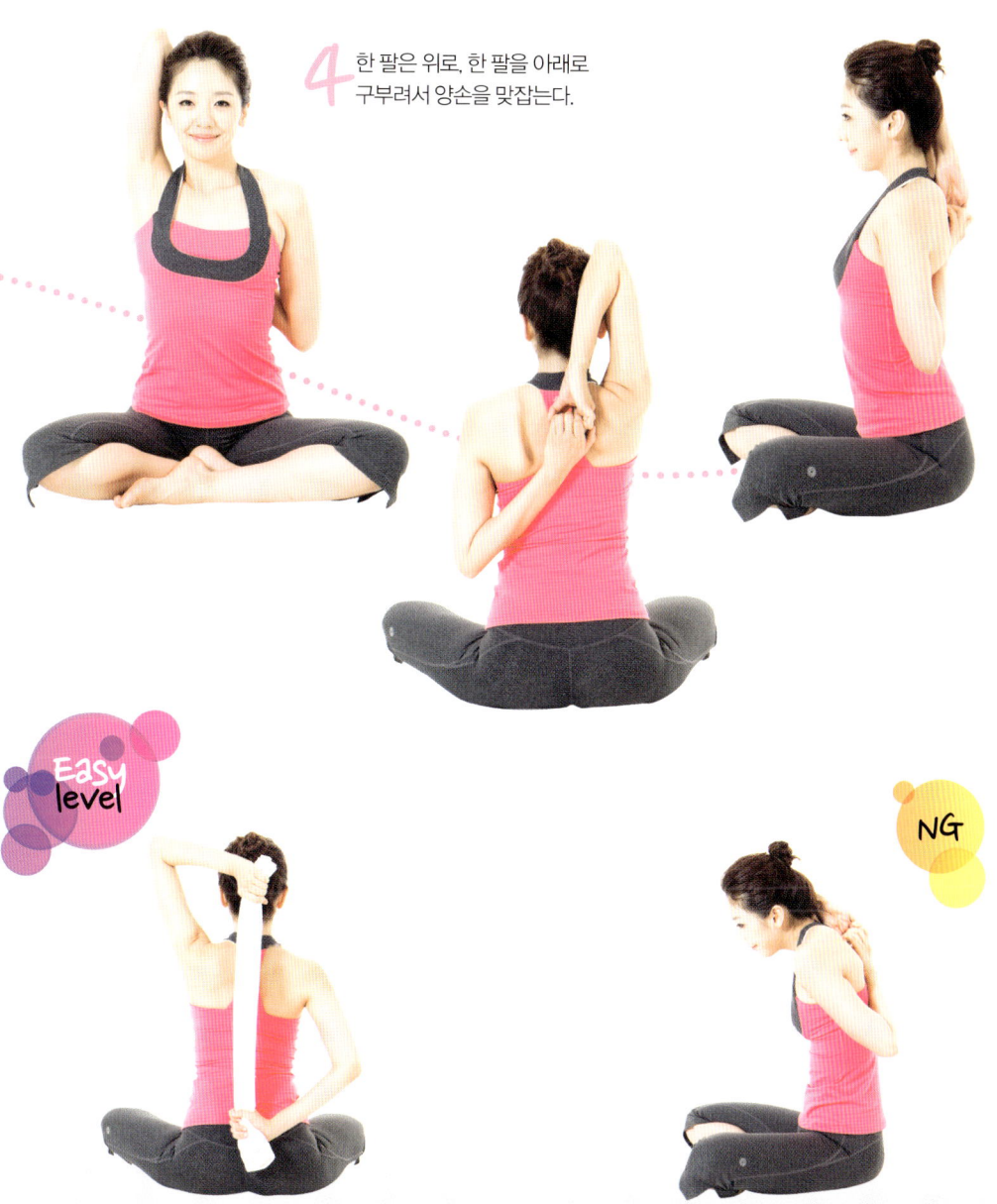

4 한 팔은 위로, 한 팔을 아래로 구부려서 양손을 맞잡는다.

Easy level

수건을 이용하면 더 쉽게 할 수 있다.

NG

가슴을 활짝 펴지 않고 웅크려 어깨가 말리지 않게 주의한다.

HealingYoga

● 뭉친 등 풀어주기

대부분의 현대인들이라면 등이 뭉쳐서 떼어내버리고 싶었던 경험이 있을 것이다. 뭉친 등으로 인해 요통이나 두통, 등 위아래로 통증이 확산될 수 있다. 사후관리보다는 예방이 중요하다. 다음 자세를 통해서 예방해보자.

깍지 끼고 견갑골 벌려주기

견갑골 사이의 근육을 풀어주는 자세이다.

2 양손을 깍지 낀다.

1 정좌 자세에서 시작한다.

동작순서 〉〉

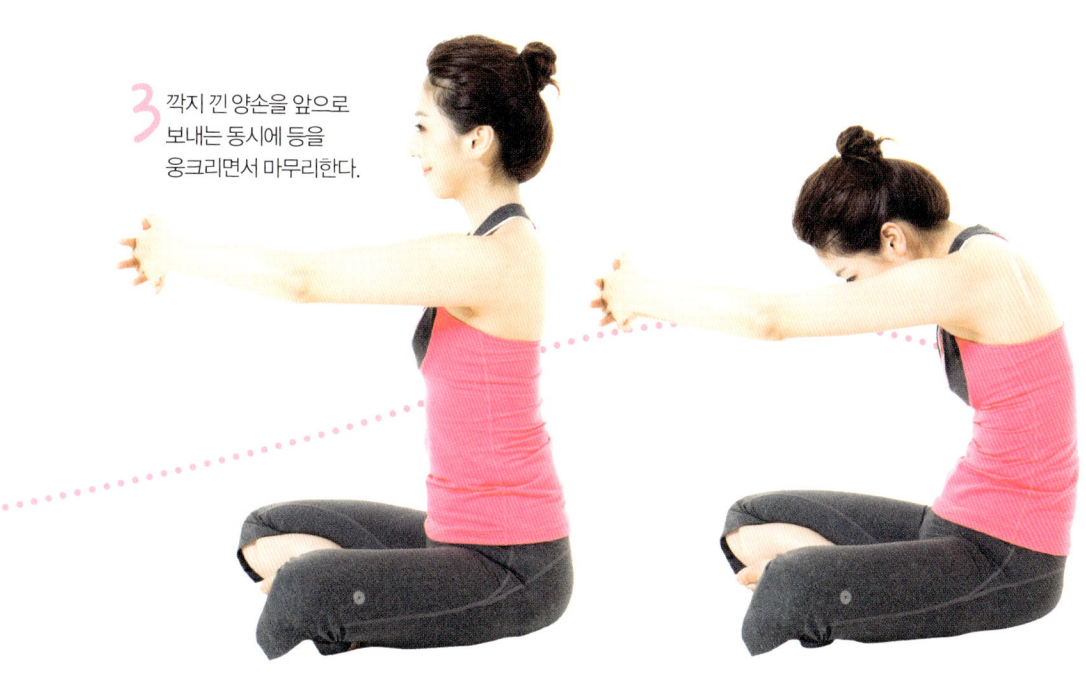

3 깍지 낀 양손을 앞으로 보내는 동시에 등을 웅크리면서 마무리한다.

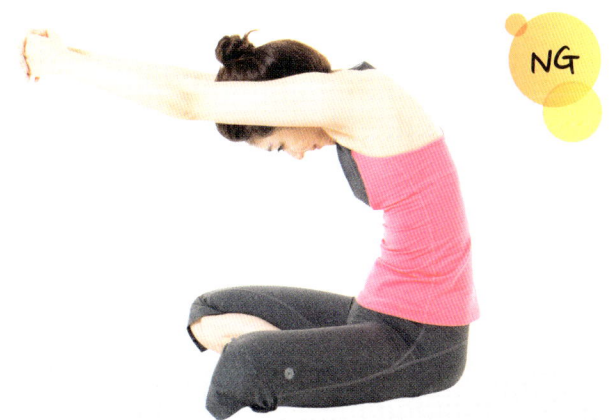

NG

어깨에 힘이 들어가면서 팔이 위로 올라가지 않게 주의한다.

HealingYoga

● 뭉친 등 풀어주기

낙타 자세

등과 가슴 이외에 복부까지 풀어줄 수 있다.

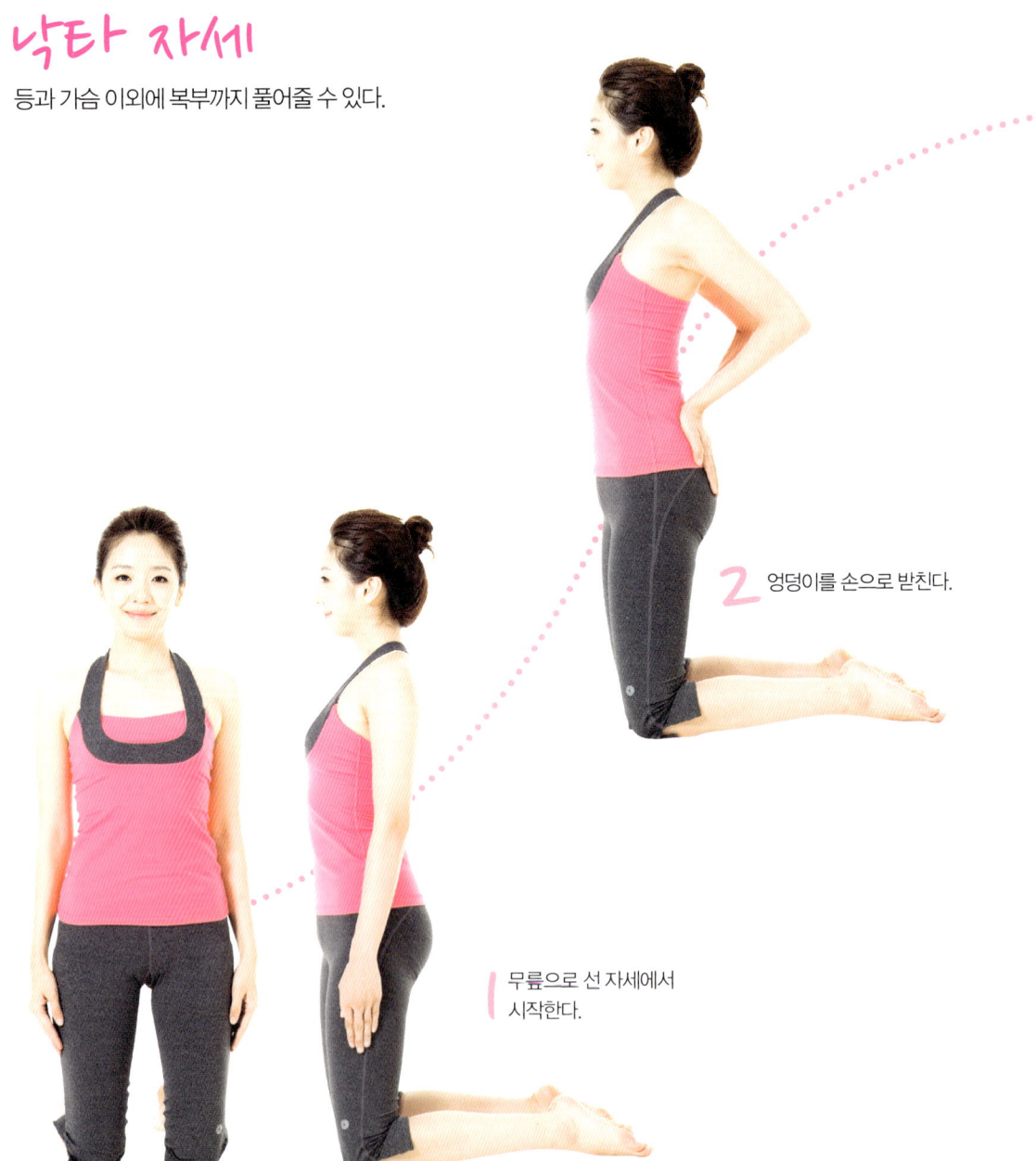

2 엉덩이를 손으로 받친다.

1 무릎으로 선 자세에서 시작한다.

동작순서 》 ㄴㄴㄷㅇ

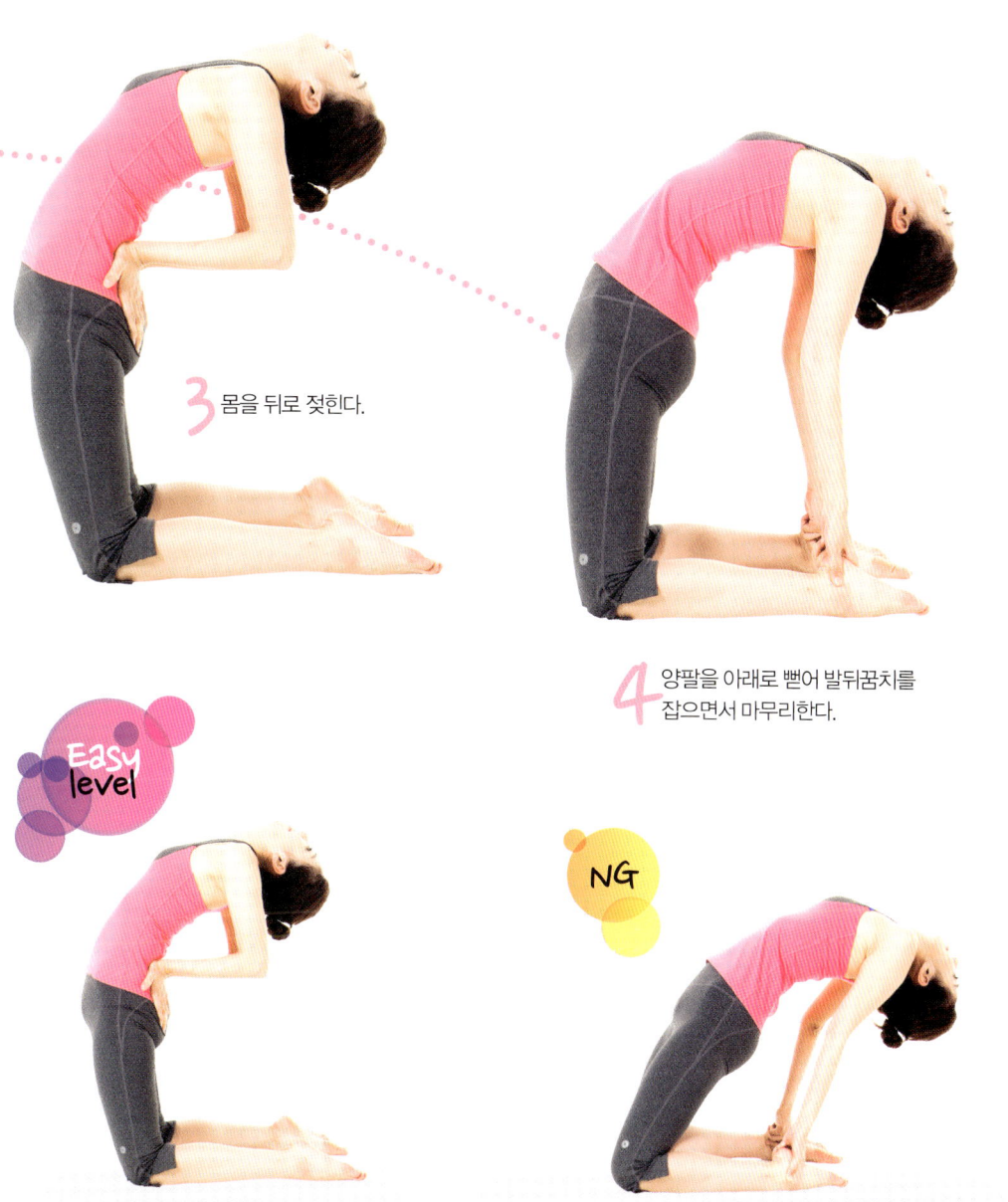

3 몸을 뒤로 젖힌다.

4 양팔을 아래로 뻗어 발뒤꿈치를 잡으면서 마무리한다.

Easy level

NG

힘들면 손으로 엉덩이를 지탱해준다.

체중이 뒤쪽으로 밀려나가 허벅지가 바닥과 수직상태가 되지 않고 무릎을 뒤로 너무 구부리면 잘못된 자세이다.

HealingYoga

● 뭉친 등 풀어주기

앉아서 옆으로 기울이기

옆구리부터 어깨, 등까지 풀어주는 자세이다.

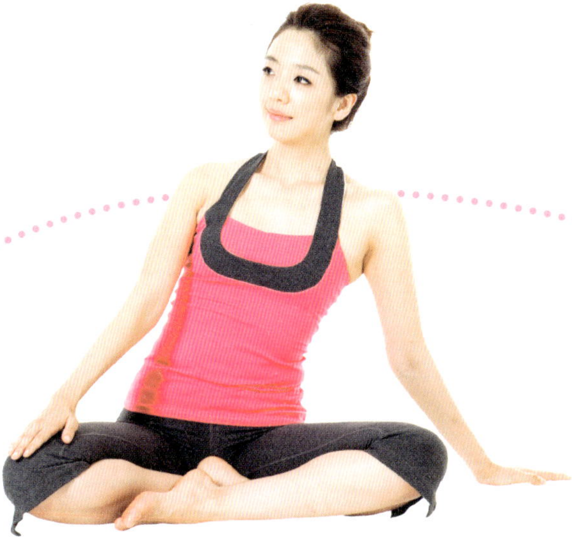

2 한쪽 팔로 바닥을 지지한다.

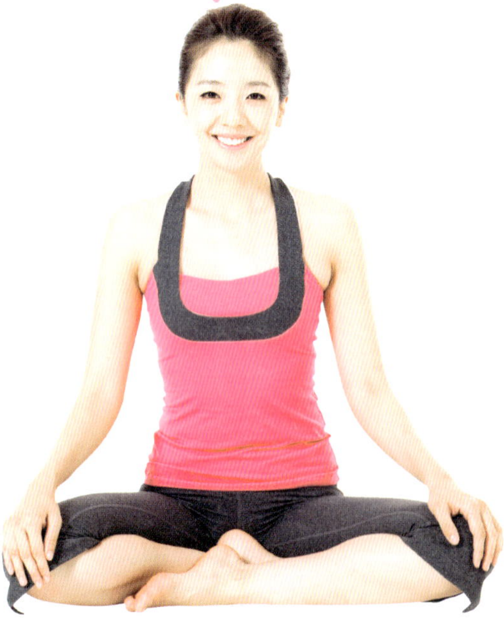

1 정좌 자세에서 시작한다.

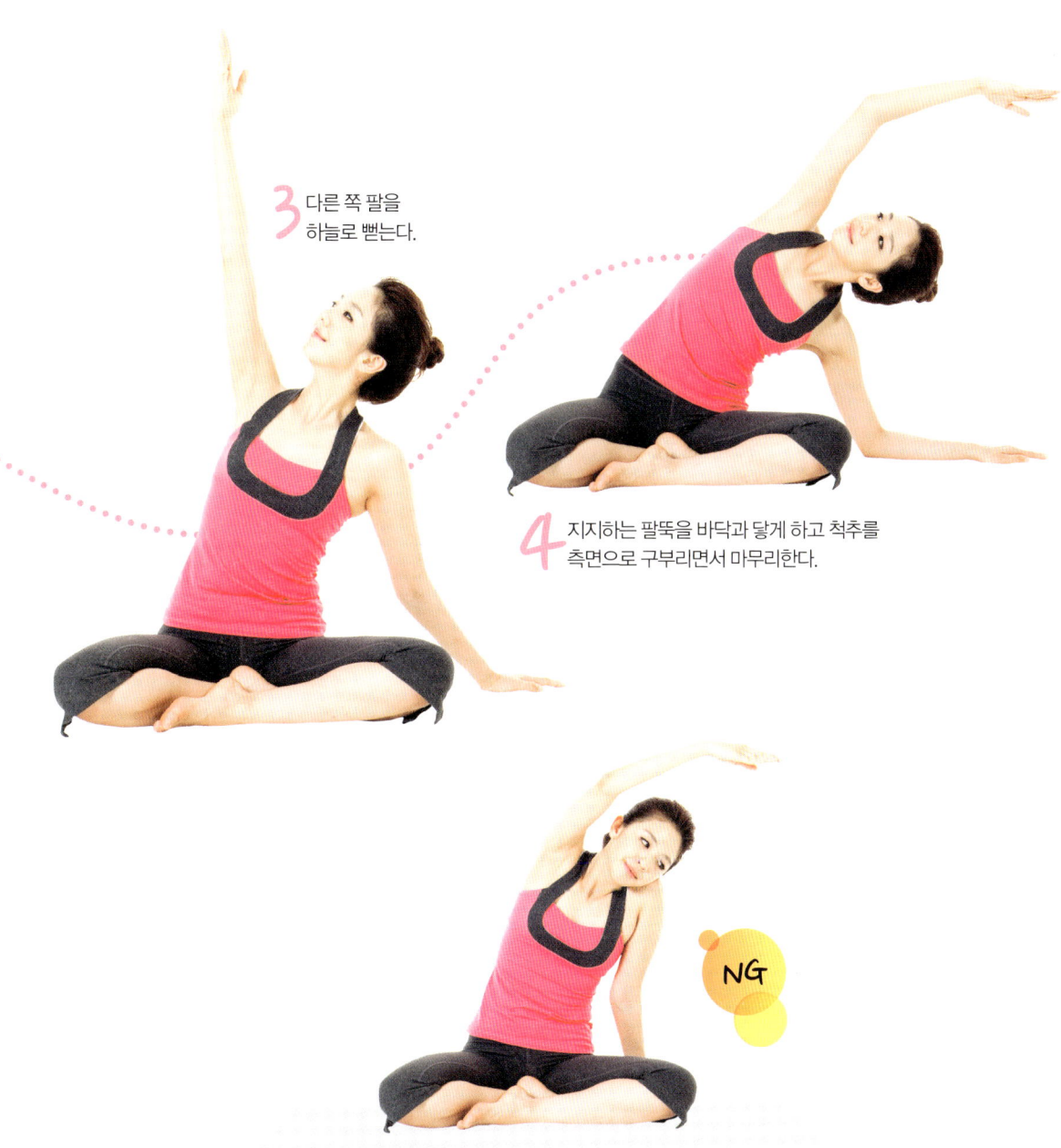

3 다른 쪽 팔을 하늘로 뻗는다.

4 지지하는 팔뚝을 바닥과 닿게 하고 척추를 측면으로 구부리면서 마무리한다.

NG

지지하는 팔과 몸의 간격이 좁아지면서 어깨가 움츠러들지 않게 주의한다.

HealingYoga
● 뭉친 등 풀어주기

고양이-소 자세
골반부터 허리, 복부, 견갑골을 움직이는 모든 근육들을 한 번에 풀어주는 자세이다.

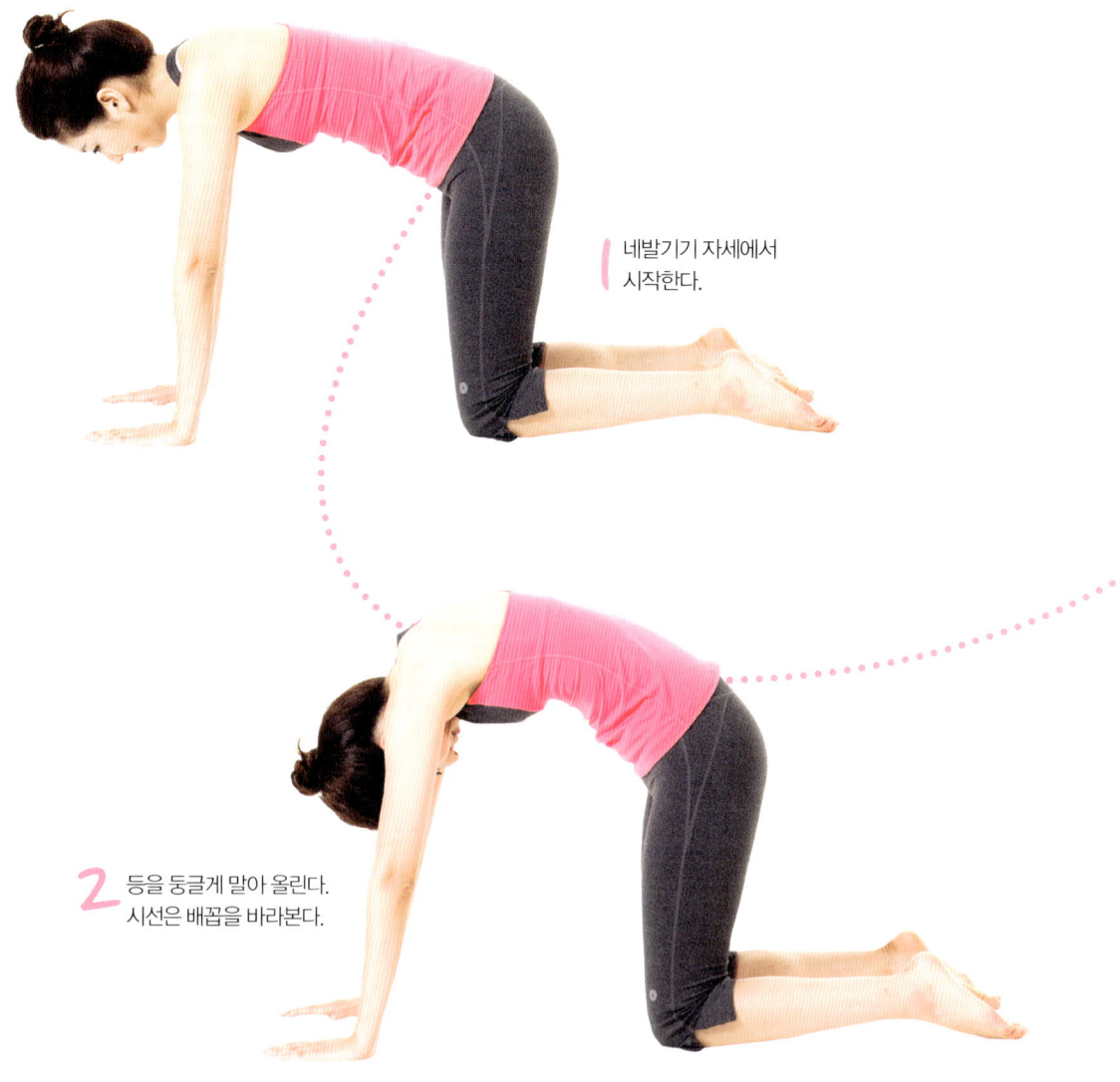

1 네발기기 자세에서 시작한다.

2 등을 둥글게 말아 올린다. 시선은 배꼽을 바라본다.

동작순서》

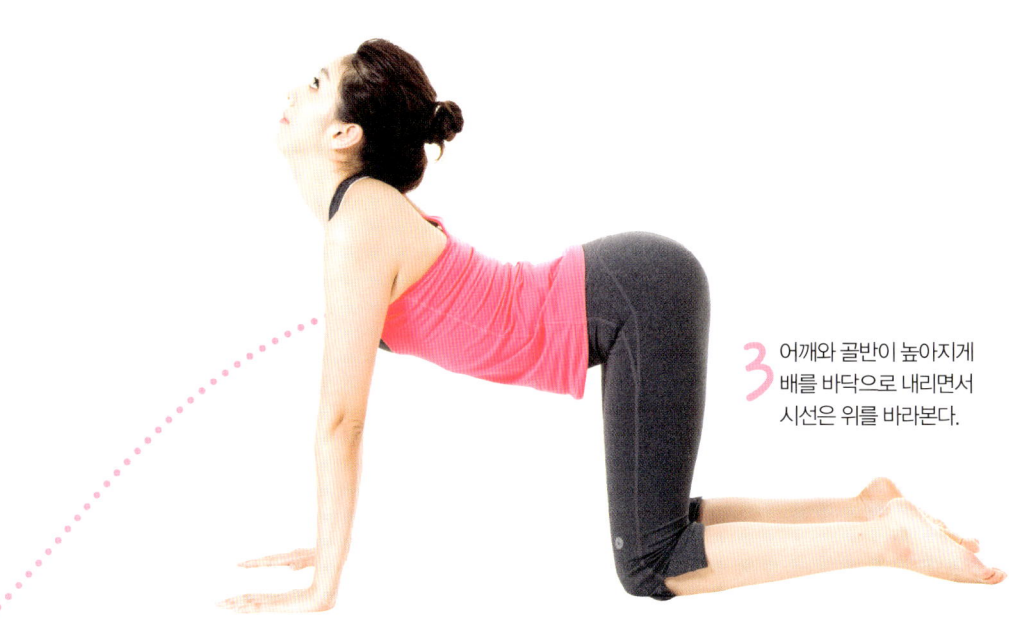

3 어깨와 골반이 높아지게
배를 바닥으로 내리면서
시선은 위를 바라본다.

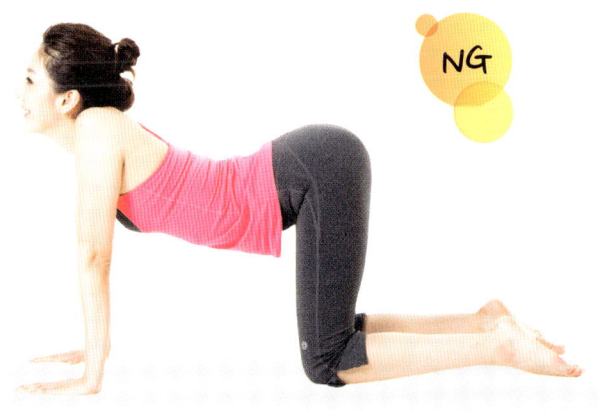

NG

귀와 어깨가 가까워지지 않게 주의하고, 척추 전체를 길어지게 하면서 동작을 취한다.

HealingYoga

● 무릎 통증 완화시키기

무릎 통증이 아주 심각한 경우도 있겠지만, 경미한 무릎 통증의 경우 주변 근육의 적당한 운동과 스트레칭을 통해서 개선될 수 있다.

런지 자세에서 다리 접기

접혀지는 다리에서 강력한 스트레치를 느낄 수 있다.

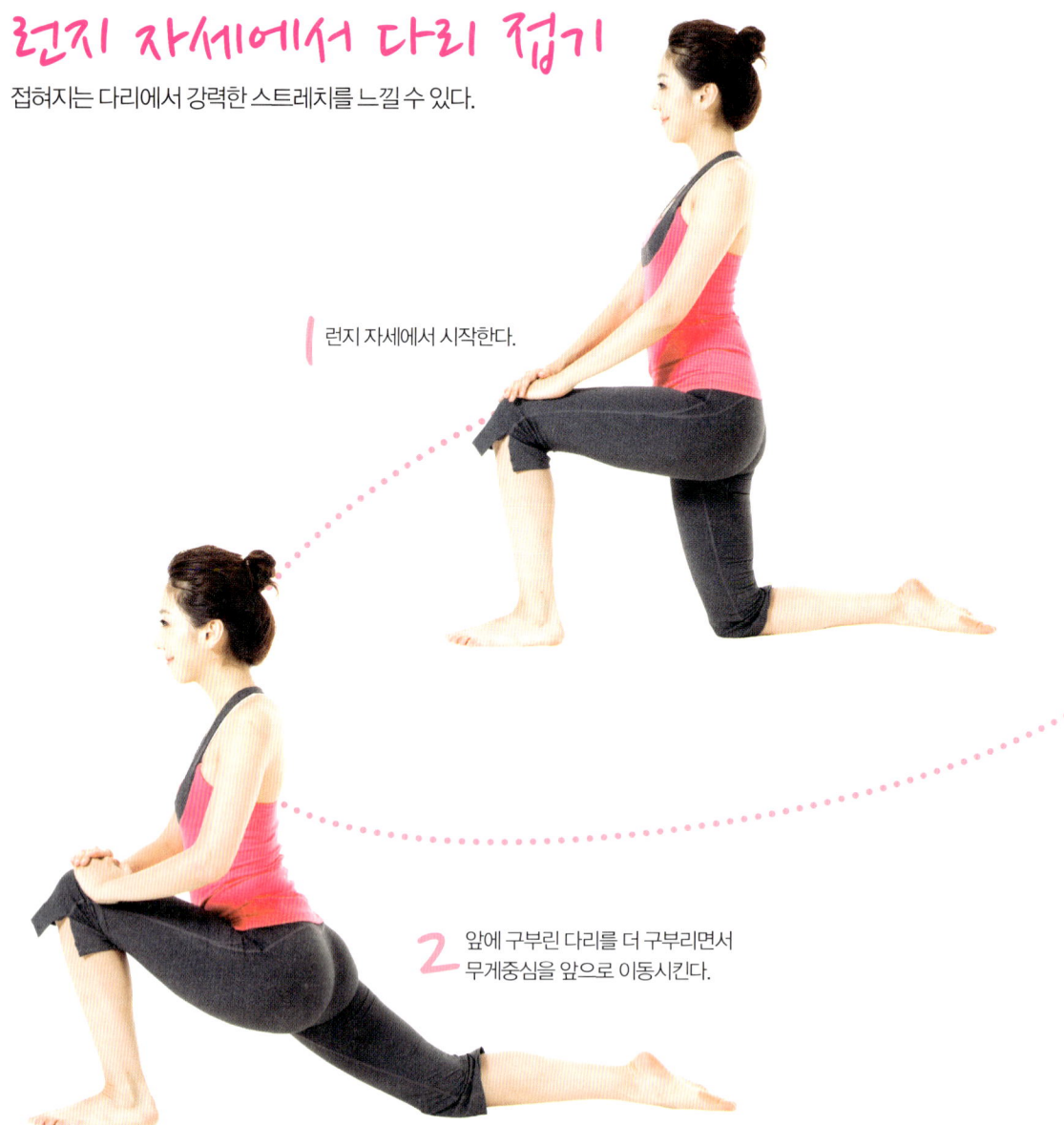

1 런지 자세에서 시작한다.

2 앞에 구부린 다리를 더 구부리면서 무게중심을 앞으로 이동시킨다.

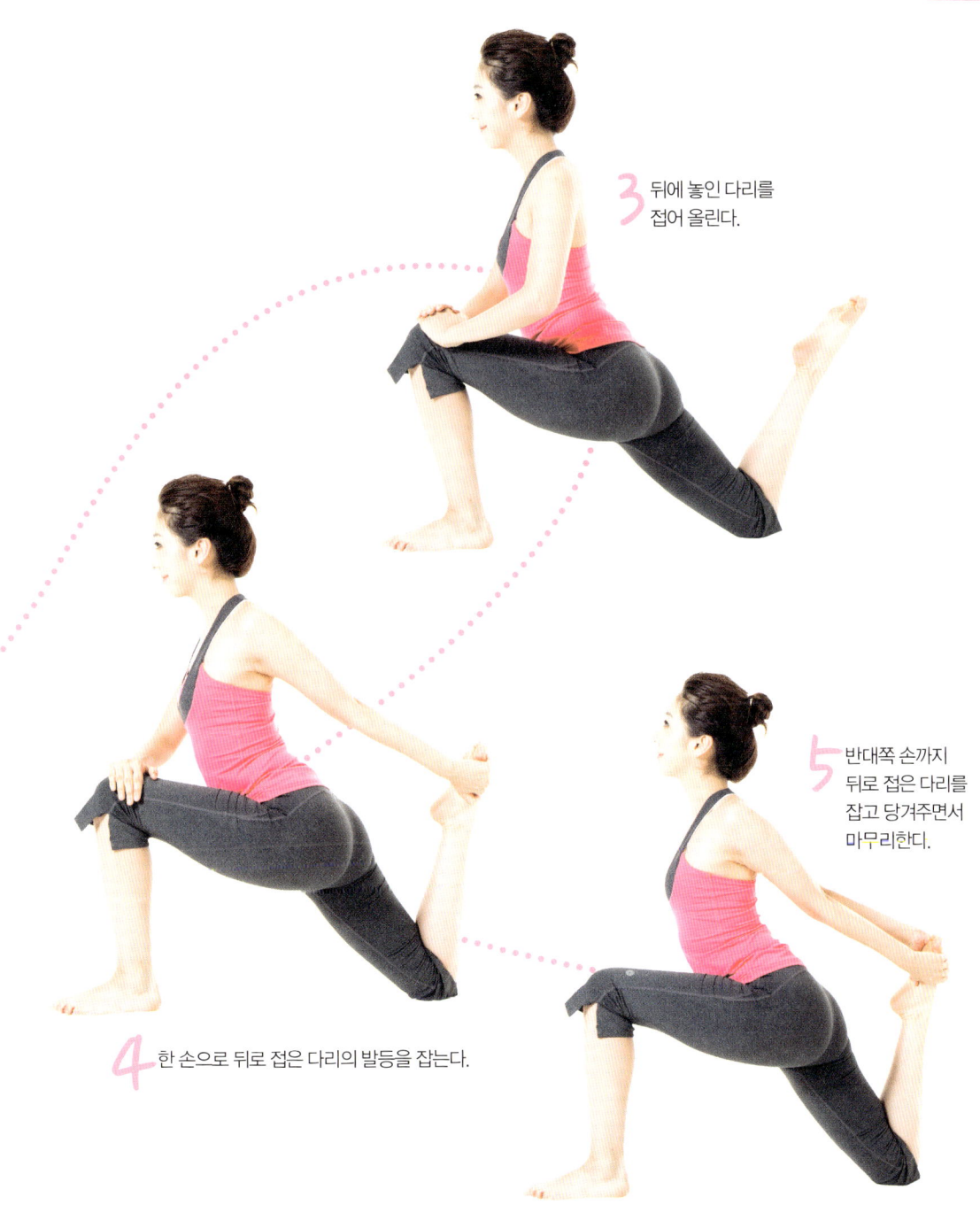

동작순서》

3 뒤에 놓인 다리를 접어 올린다.

5 반대쪽 손까지 뒤로 접은 다리를 잡고 당겨주면서 마무리한다.

4 한 손으로 뒤로 접은 다리의 발등을 잡는다.

HealingYoga

● 무릎 통증 완화시키기

백조 자세에서 다리 접기

다리뿐만 아니라 둔부 주변 근육까지 이완되는 것을 느낄 수 있다.

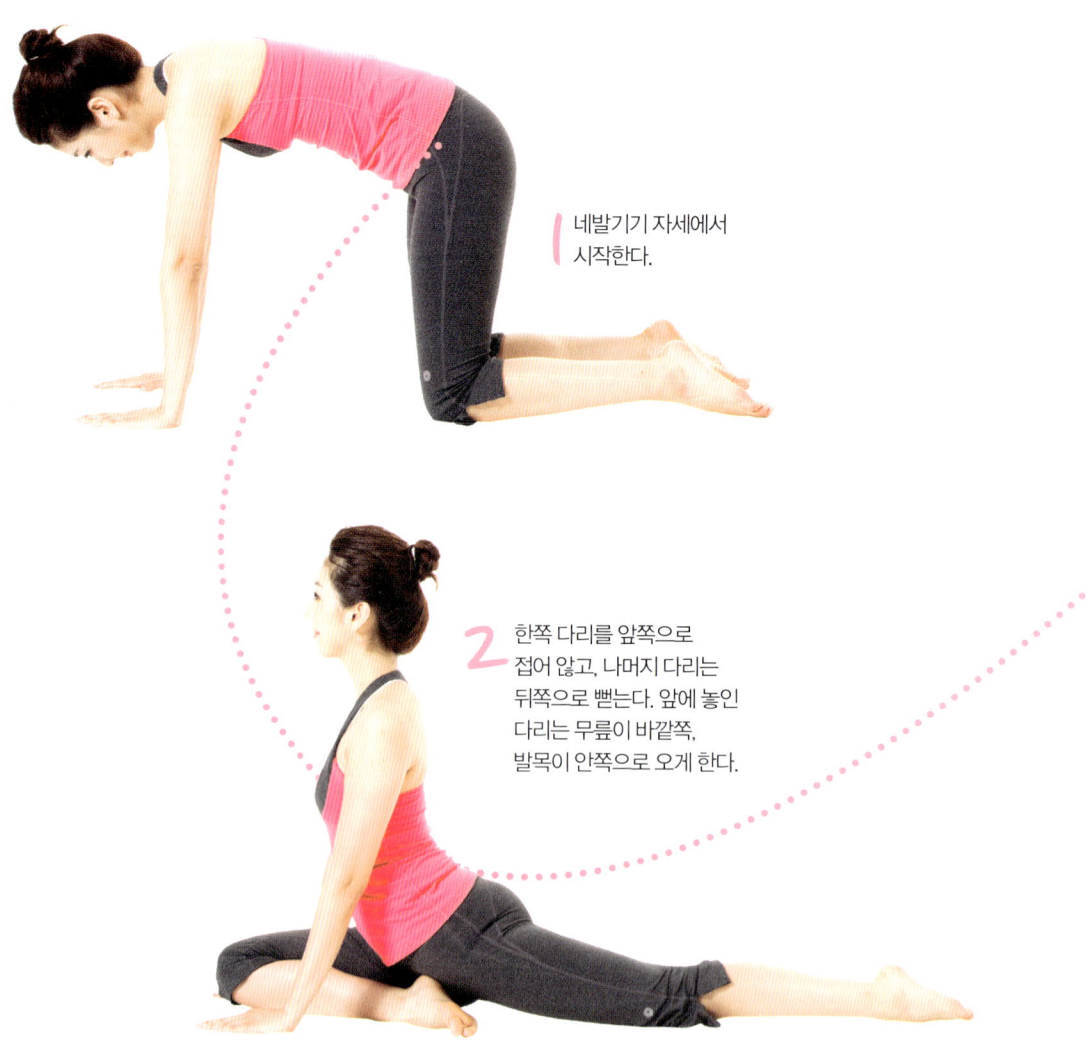

1 네발기기 자세에서 시작한다.

2 한쪽 다리를 앞쪽으로 접어 놓고, 나머지 다리는 뒤쪽으로 뻗는다. 앞에 놓인 다리는 무릎이 바깥쪽, 발목이 안쪽으로 오게 한다.

동작순서 >>

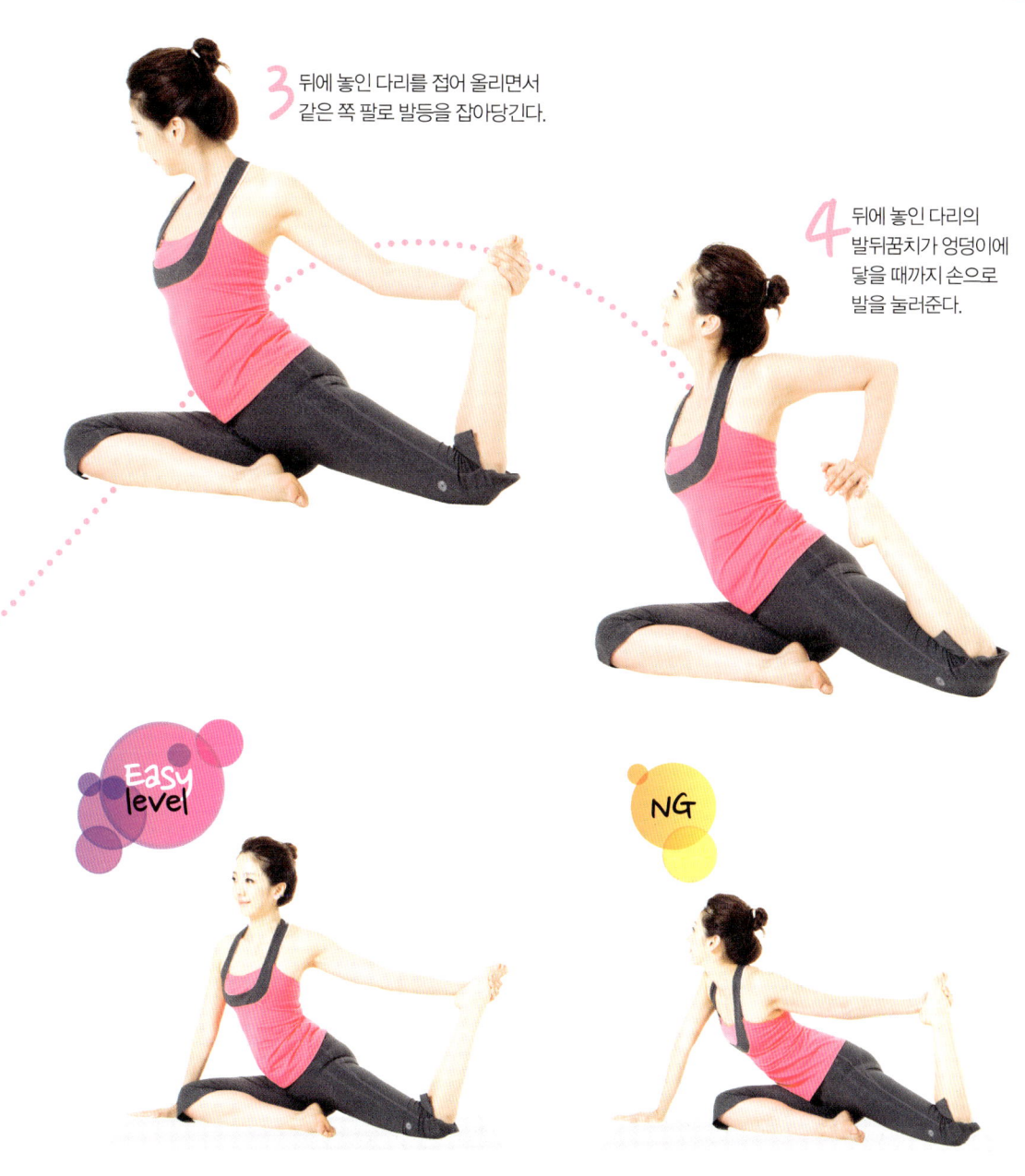

3 뒤에 놓인 다리를 접어 올리면서 같은 쪽 팔로 발등을 잡아당긴다.

4 뒤에 놓인 다리의 발뒤꿈치가 엉덩이에 닿을 때까지 손으로 발을 눌러준다.

Easy level
상체를 잡은 다리 쪽으로 살짝 돌려서 동작을 3번 해준다.

NG
골반과 몸이 앞으로 기울어지지 않게 주의한다.

HealingYoga

● 무릎 통증 완화시키기

반 비둘기 자세

골반, 옆구리, 팔 근육까지 같이 유연하게 만들어주는 자세이다.

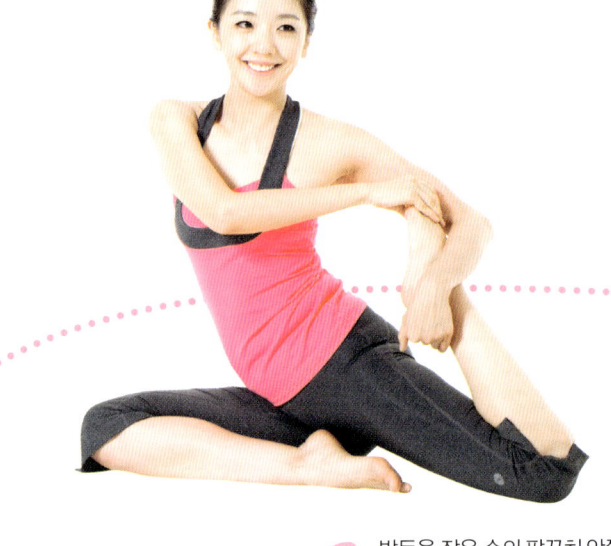

1 비둘기 자세에서 다리를 접고 시작한다.

2 발등을 잡은 손의 팔꿈치 안쪽이 발등에 닿게 한다. 나머지 손으로 접은 발의 발끝을 잡는다.

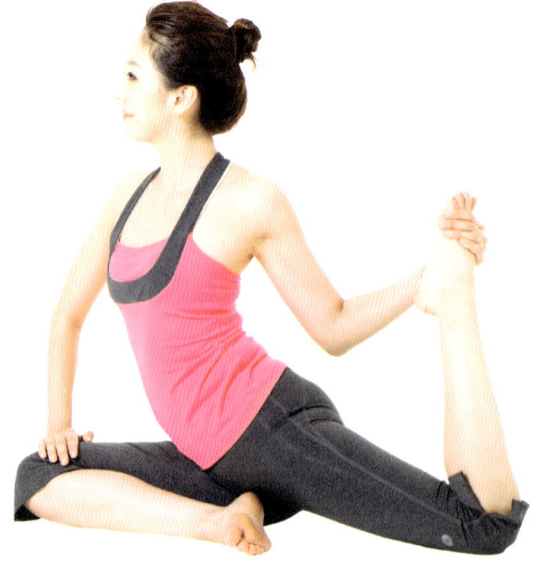

동작순서 >>

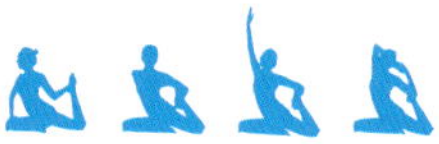

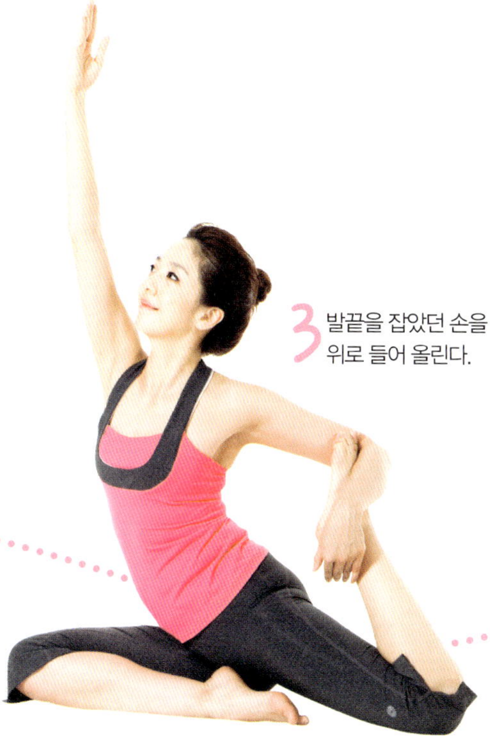

3 발끝을 잡았던 손을 머리 위로 들어 올린다.

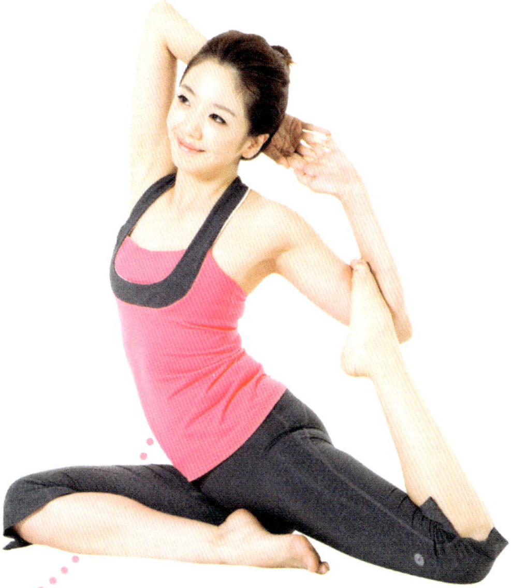

4 발등을 고정하고 있는 팔을 위로 접어 올리면서 위로 들어 올린 손과 마주 잡는다.

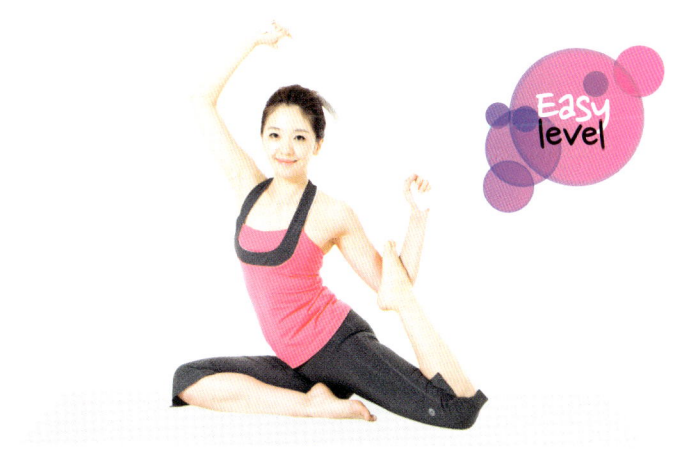

Easy level

수건을 이용하면 더 쉽게 할 수 있다.

HealingYoga

● 무릎 통증 완화시키기

누운 영웅 자세

뒤로 누우면서 다리 앞쪽에 강력한 스트레치를 느낄 수 있는 자세이다.

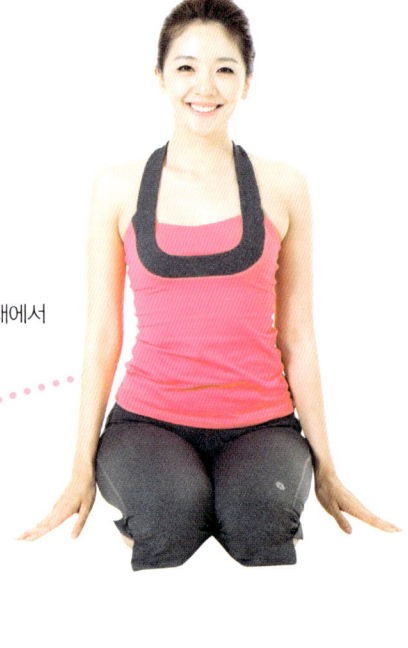

1 무릎을 꿇은 상태에서 시작한다.

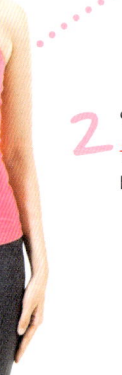

2 엉덩이를 들어 올리면서 발목이 바깥쪽을 향하게 한다.

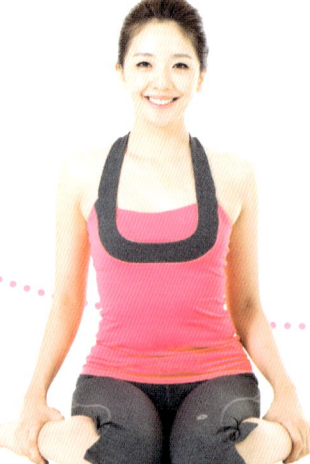 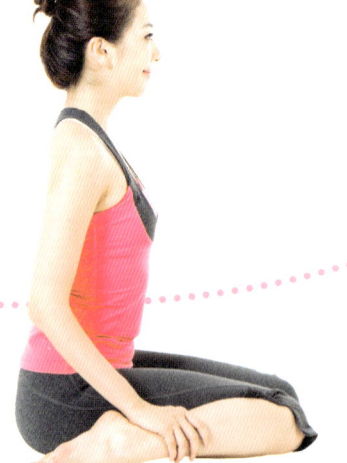

3 무릎을 다시 꿇어서 엉덩이로 바닥을 지탱한다.

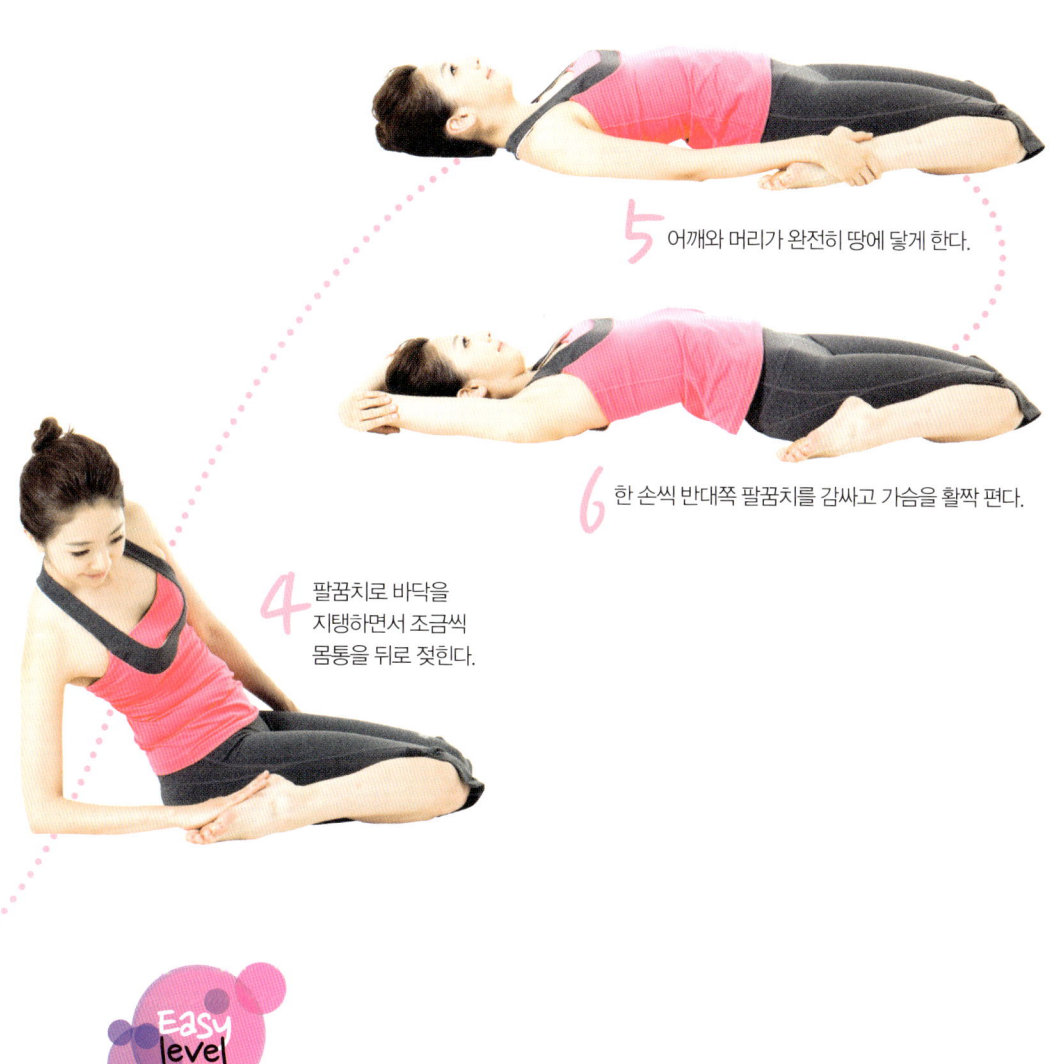

동작순서》

5 어깨와 머리가 완전히 땅에 닿게 한다.

6 한 손씩 반대쪽 팔꿈치를 감싸고 가슴을 활짝 편다.

4 팔꿈치로 바닥을 지탱하면서 조금씩 몸통을 뒤로 젖힌다.

Easy level

한 다리씩 하면 더 쉽게 할 수 있다.

HealingYoga

● 종아리 풀어주기

종아리 근육은 쉽게 피로해지는 부위이고, 심장에서 멀고, 지구의 중력 때문에 순환이 정체되는 부위이기도 하다. 적절한 스트레칭을 통해 순환을 개선시킬 수 있다.

서서 상체 숙이기

종아리와 허벅지 뒤, 허리까지 한 번에 늘려줄 수 있다.

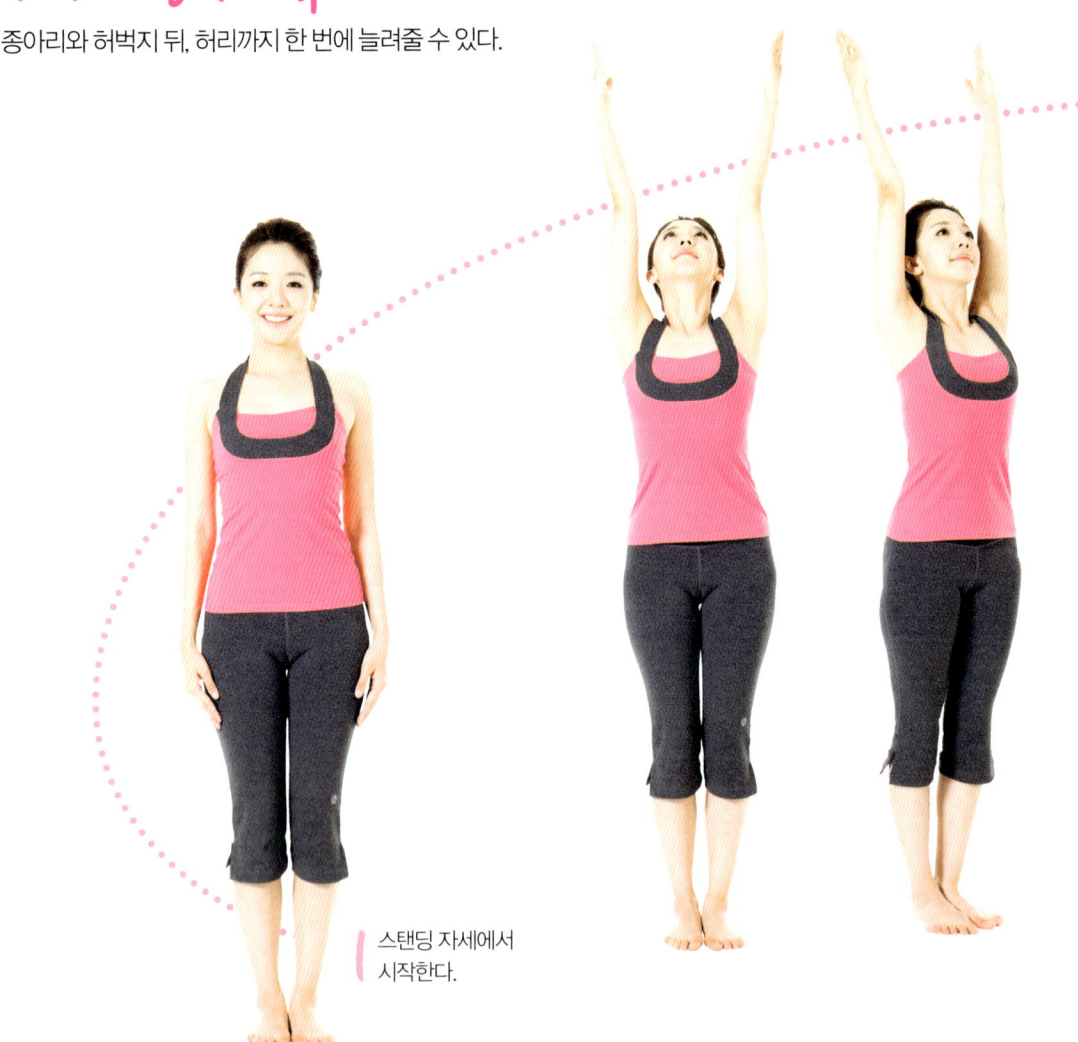

스탠딩 자세에서 시작한다.

동작순서>>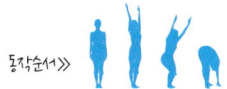

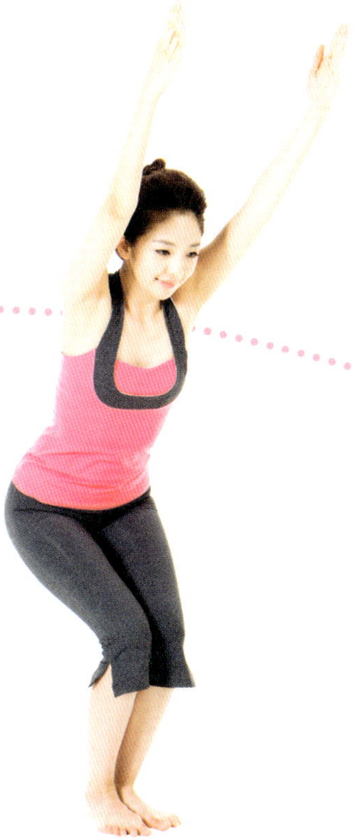

2 상체를 숙여서 양손을 발 옆에 두고 상체와 하체가 최대한 가까워지도록 숙인다. 하체는 일직선이 되게 한다.

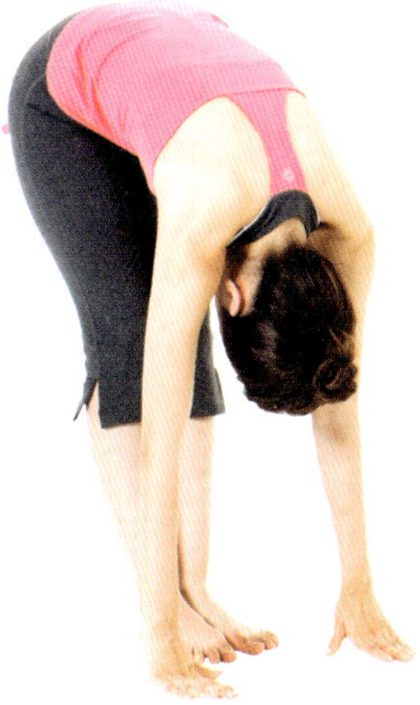

Easy level

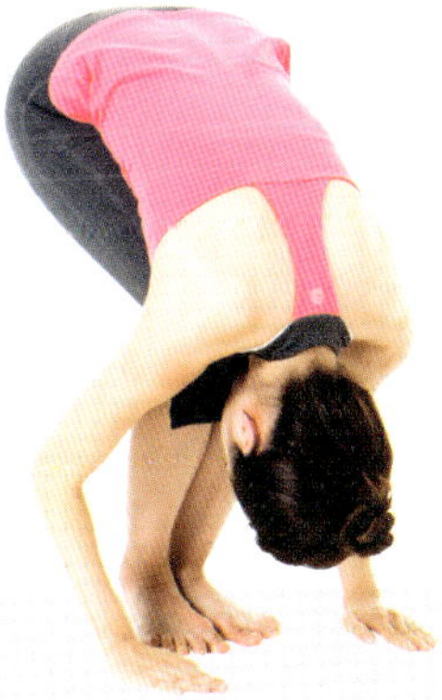

양쪽 무릎을 살짝 구부려 다리 뒤편을 조금씩 늘리면서 익숙해지면 무릎을 점점 펴준다.

Part 3 내 몸이 건강해지는 힐링 요가 167

HealingYoga

● 종아리 풀어주기

피라미드 자세

뒤에 놓인 다리의 발뒤꿈치를 바닥에 붙이면
종아리가 시원하게 늘어나는 것을 느낄 수 있다.

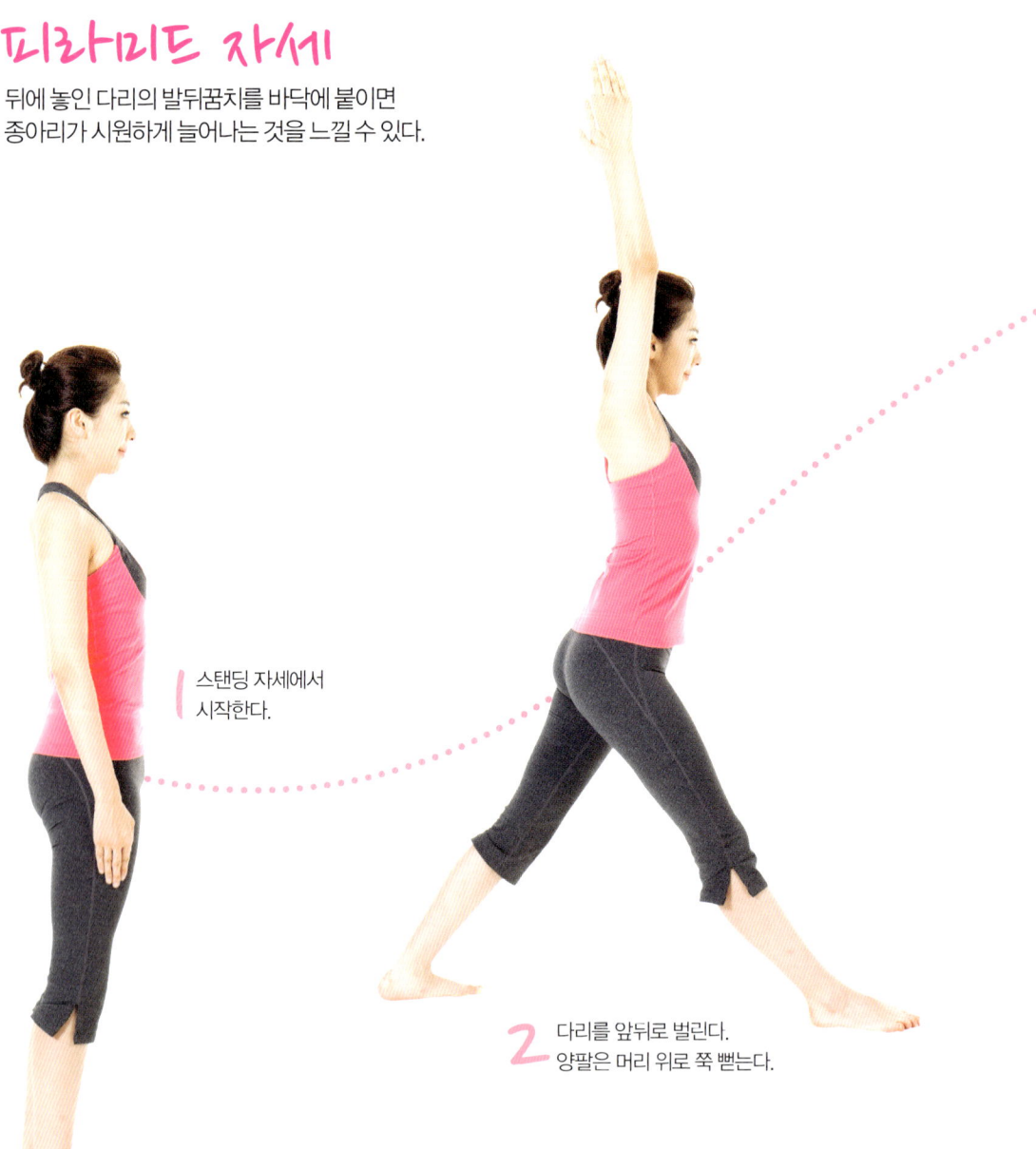

1 스탠딩 자세에서 시작한다.

2 다리를 앞뒤로 벌린다. 양팔은 머리 위로 쭉 뻗는다.

동작순서>>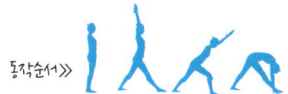

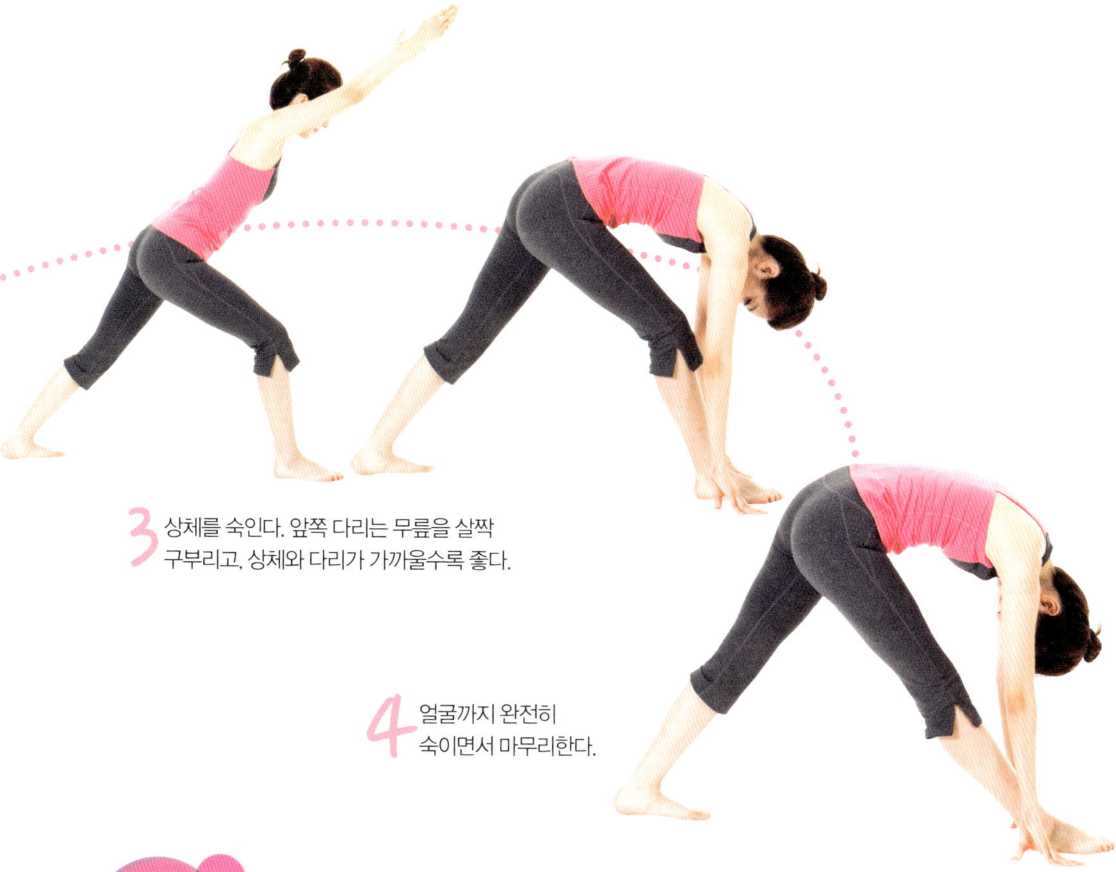

3 상체를 숙인다. 앞쪽 다리는 무릎을 살짝 구부리고, 상체와 다리가 가까울수록 좋다.

4 얼굴까지 완전히 숙이면서 마무리한다.

Easy level 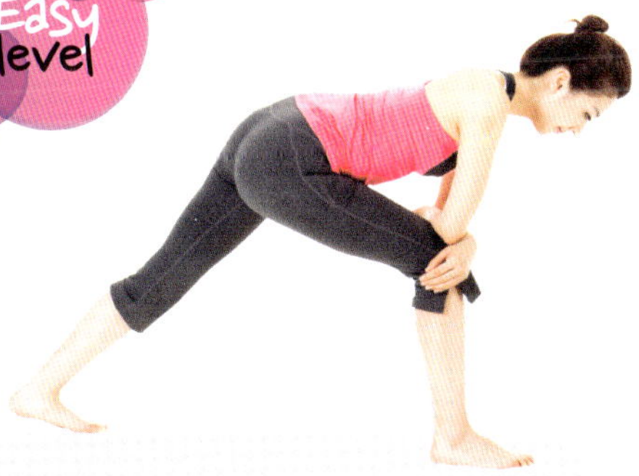
양 팔꿈치를 앞에 놓인 다리 위에 포개어 지탱하면서 적당히 몸을 숙이면 좀 더 수월하다.

NG 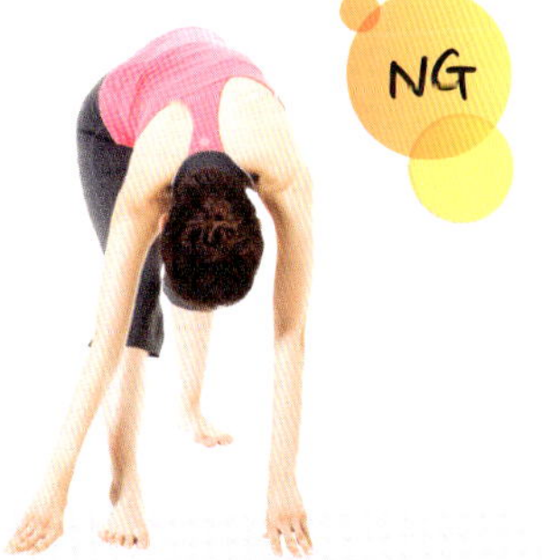
골반이 수평이 되지 않고 틀어지면 척추 전체의 균형이 깨지므로 주의한다.

HealingYoga

● 종아리 풀어주기

아래로 향한 개 자세

척추를 곧게 펴고 발뒤꿈치가 바닥에 닿게 만드는 것이 포인트이며, 종아리 근육이 늘어나는 자세이다.

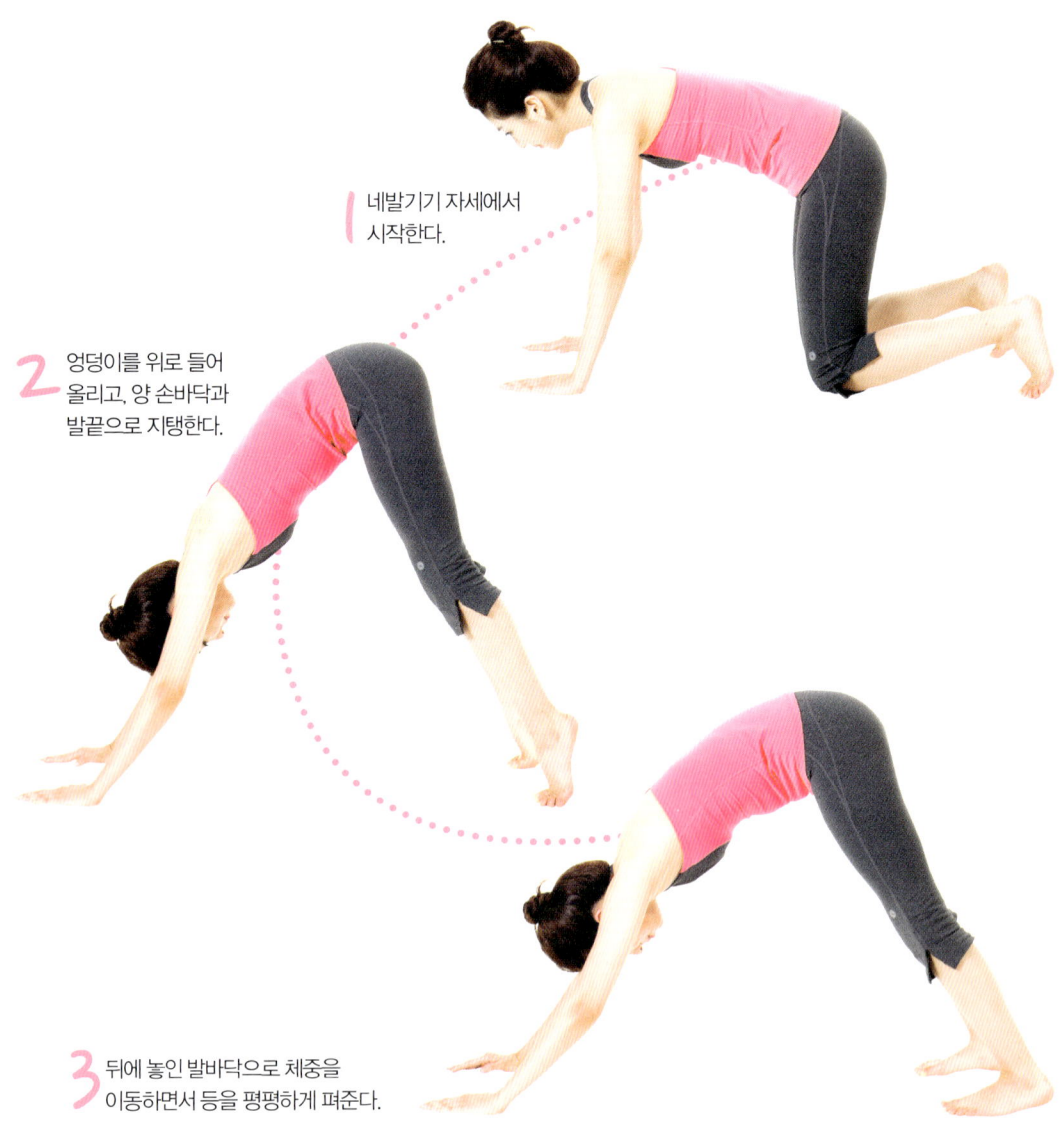

1. 네발기기 자세에서 시작한다.
2. 엉덩이를 위로 들어 올리고, 양 손바닥과 발끝으로 지탱한다.
3. 뒤에 놓인 발바닥으로 체중을 이동하면서 등을 평평하게 펴준다.

동작순서》

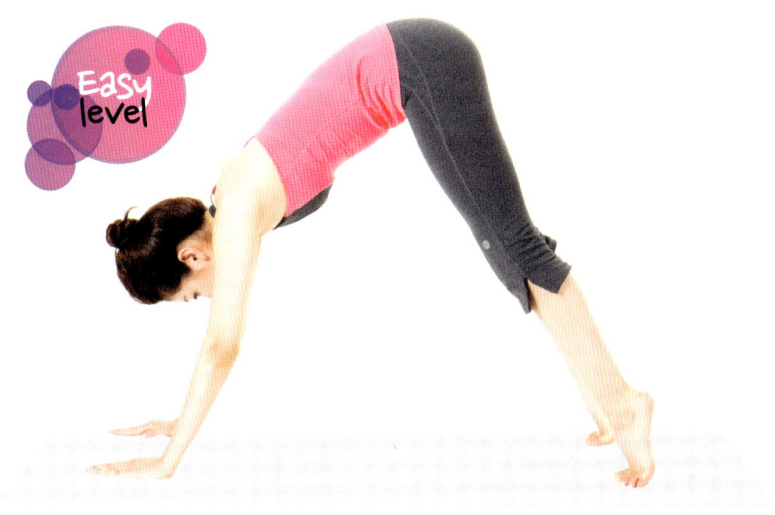

발뒤꿈치를 바닥에서 떨어뜨리면 좀 더 쉽게 할 수 있다.

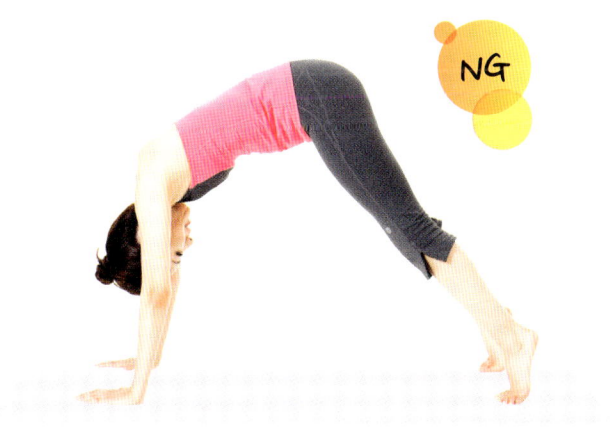

체중이 상체 쪽에 실려 어깨가 무너지고 허리가 둥글게 말리지 않도록 주의한다.

Part 3 내 몸이 건강해지는 힐링 요가 | 71

HealingYoga

● 종아리 풀어주기

종아리 주무르기

경직되고 지친 종아리를 가벼운 마사지로 풀어줄 수 있다.

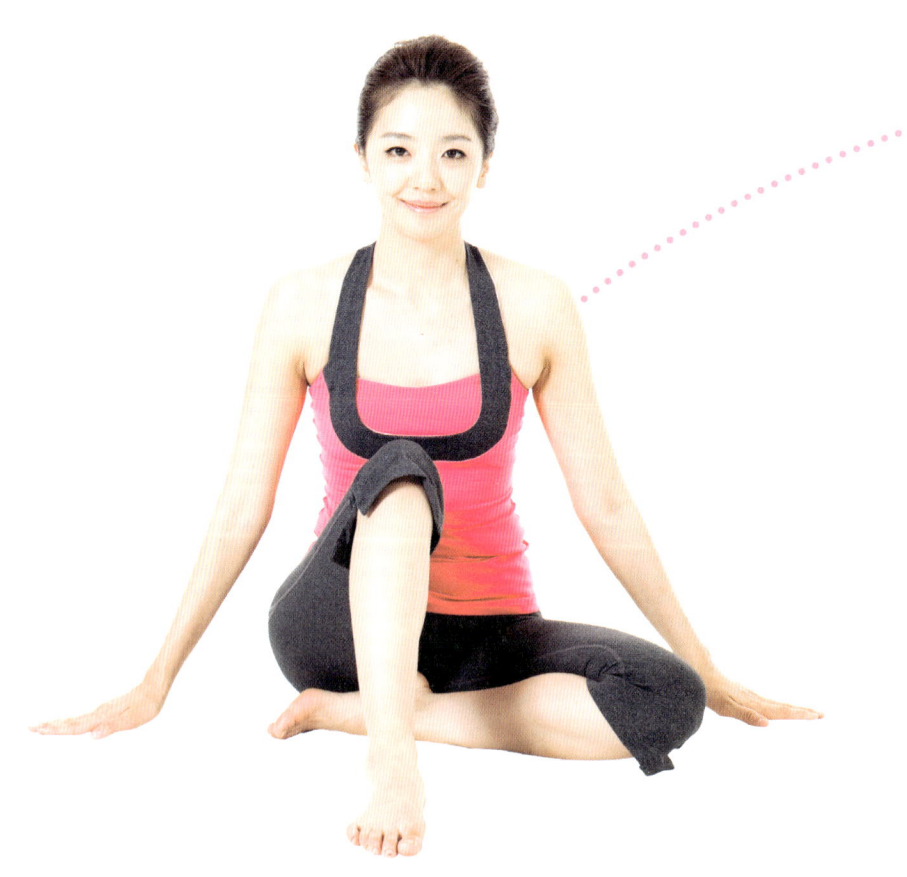

한쪽 다리를 옆으로 구부려 바닥에 눕히고, 반대쪽 다리는 구부려 상체 앞에 세워 놓는다.

동작순서》

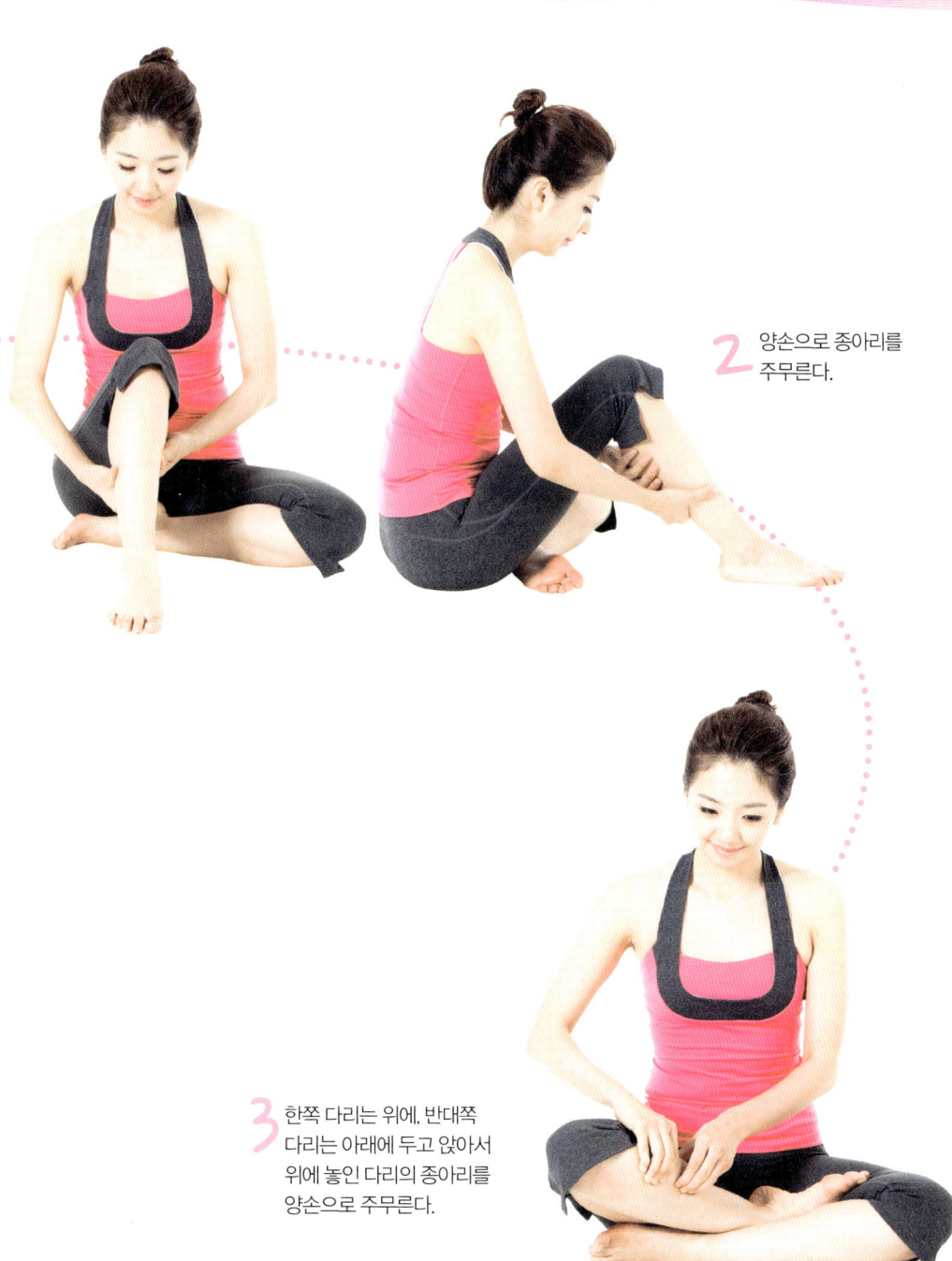

2 양손으로 종아리를 주무른다.

3 한쪽 다리는 위에, 반대쪽 다리는 아래에 두고 앉아서 위에 놓인 다리의 종아리를 양손으로 주무른다.

HealingYoga

● 엉덩이 풀어주기

엉덩이는 좌식생활을 하는 현대인들에게 가장 많이 혹사당하는 부위 중 하나이다. 뿐만 아니라 걷고, 서고, 앉고, 일어나는 동작, 거의 모든 동작에 쓰이는 근육이기도 하다. 다음 요가 동작을 따라해서 혹사 당한 엉덩이 근육을 풀어주자.

뻗은 백조 자세

앞쪽에 놓인 다리 쪽의 엉덩이가 강력하게 늘어난다.

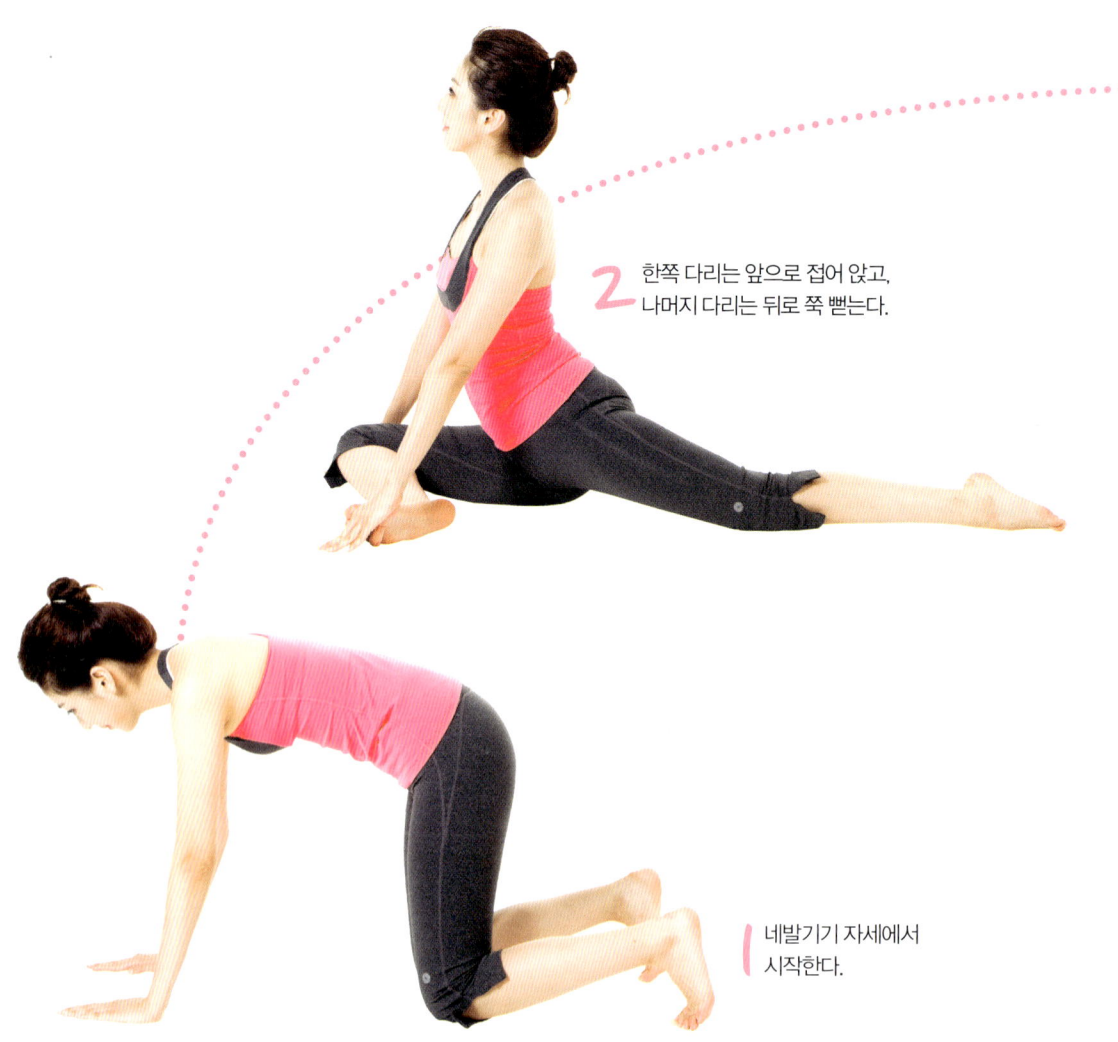

2 한쪽 다리는 앞으로 접어 앉고, 나머지 다리는 뒤로 쭉 뻗는다.

1 네발기기 자세에서 시작한다.

동작순서》

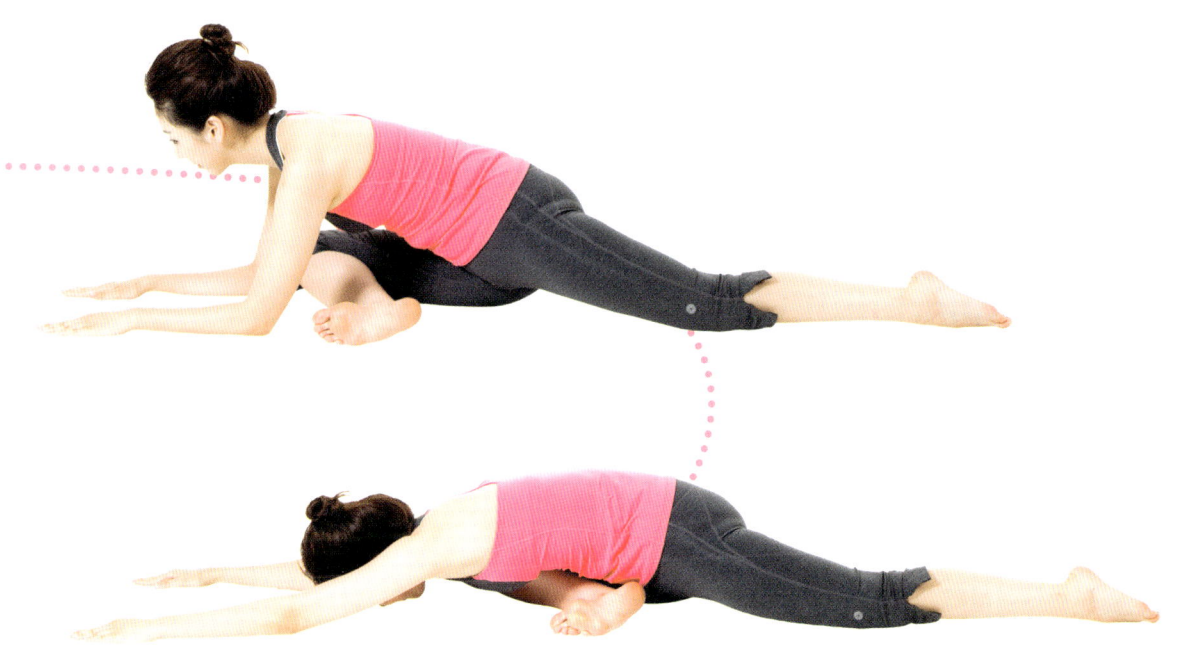

3 팔꿈치로 지면에 지지하면서 상체를 앞으로 기울인다. 복부와 머리가 완전히 기울어질 때까지 앞으로 숙이고 두 팔을 뻗는다.

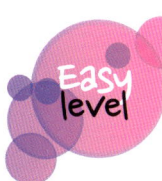

뒤에 놓인 다리를 구부리면 좀 더 쉽게 할 수 있다.

HealingYoga

● 엉덩이 풀어주기

앉아서 엉덩이 스트레칭

위로 포개서 눕혀 놓은 쪽 엉덩이가 늘어난다.

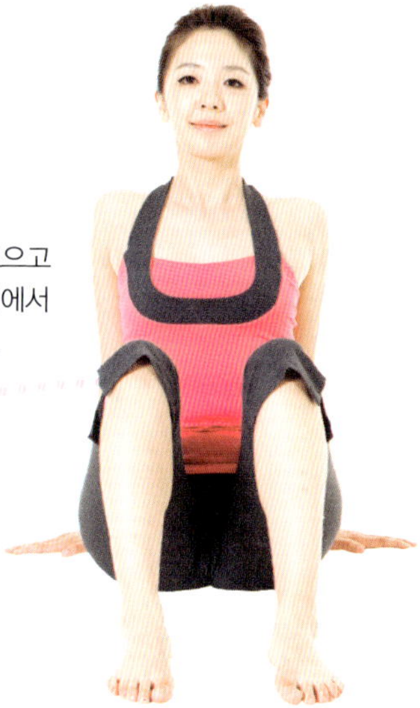

1. 무릎을 모으고 앉은 상태에서 시작한다.

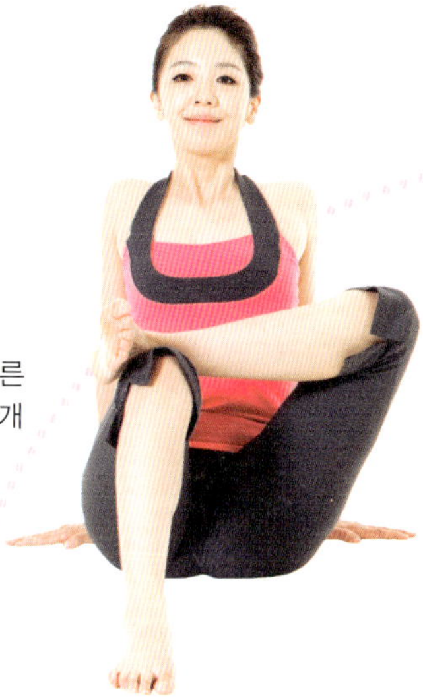

2. 한쪽 다리를 다른 쪽 허벅지에 포개 올린다.

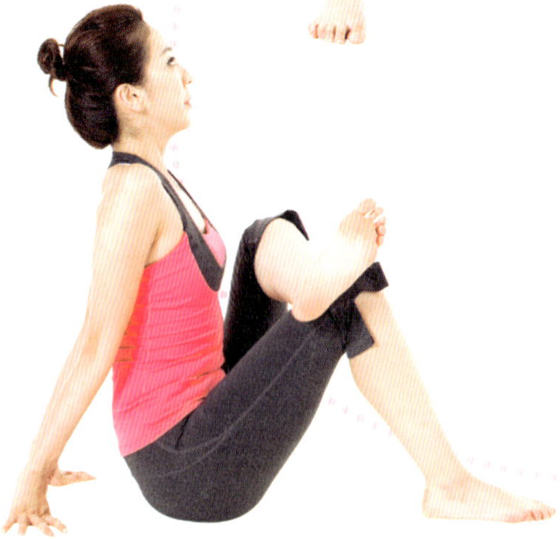

3. 세운 다리를 조금 더 엉덩이 가까이에 두고 척추를 뻗어 올리면서 상체를 포갠 다리에 붙인다.

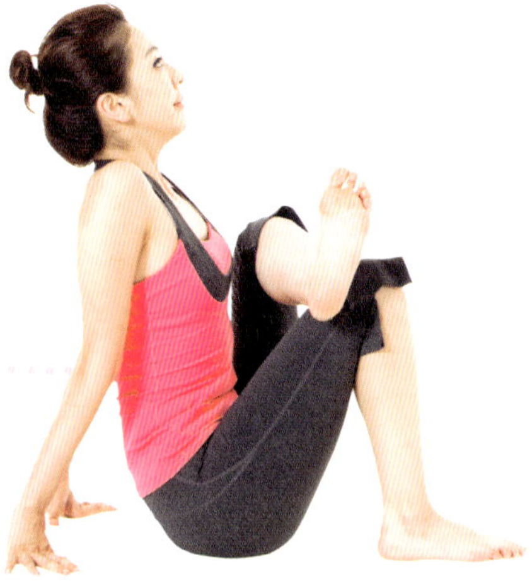

동작순서>>

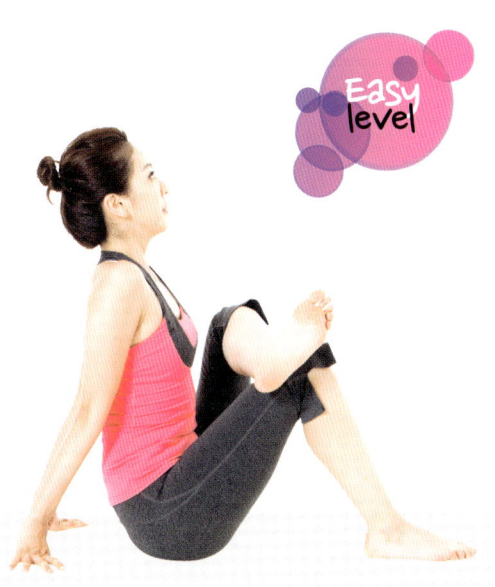

두 번째 동작까지만 하면 쉽게 할 수 있다.

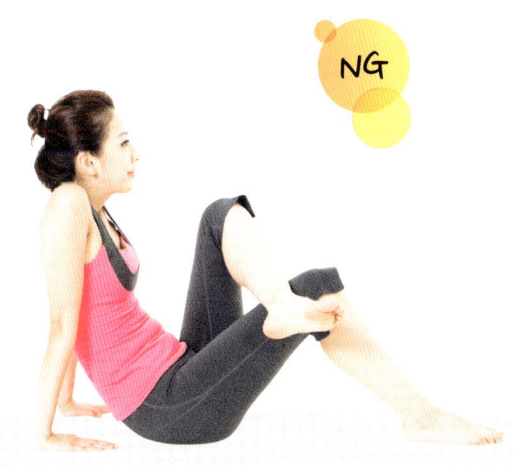

어깨가 움츠러들면서 허리가 웅크러지지 않게 주의한다.

HealingYoga
● 엉덩이 풀어주기

누워서 엉덩이 스트레칭
둔부의 심부 근육을 늘릴 수 있다.

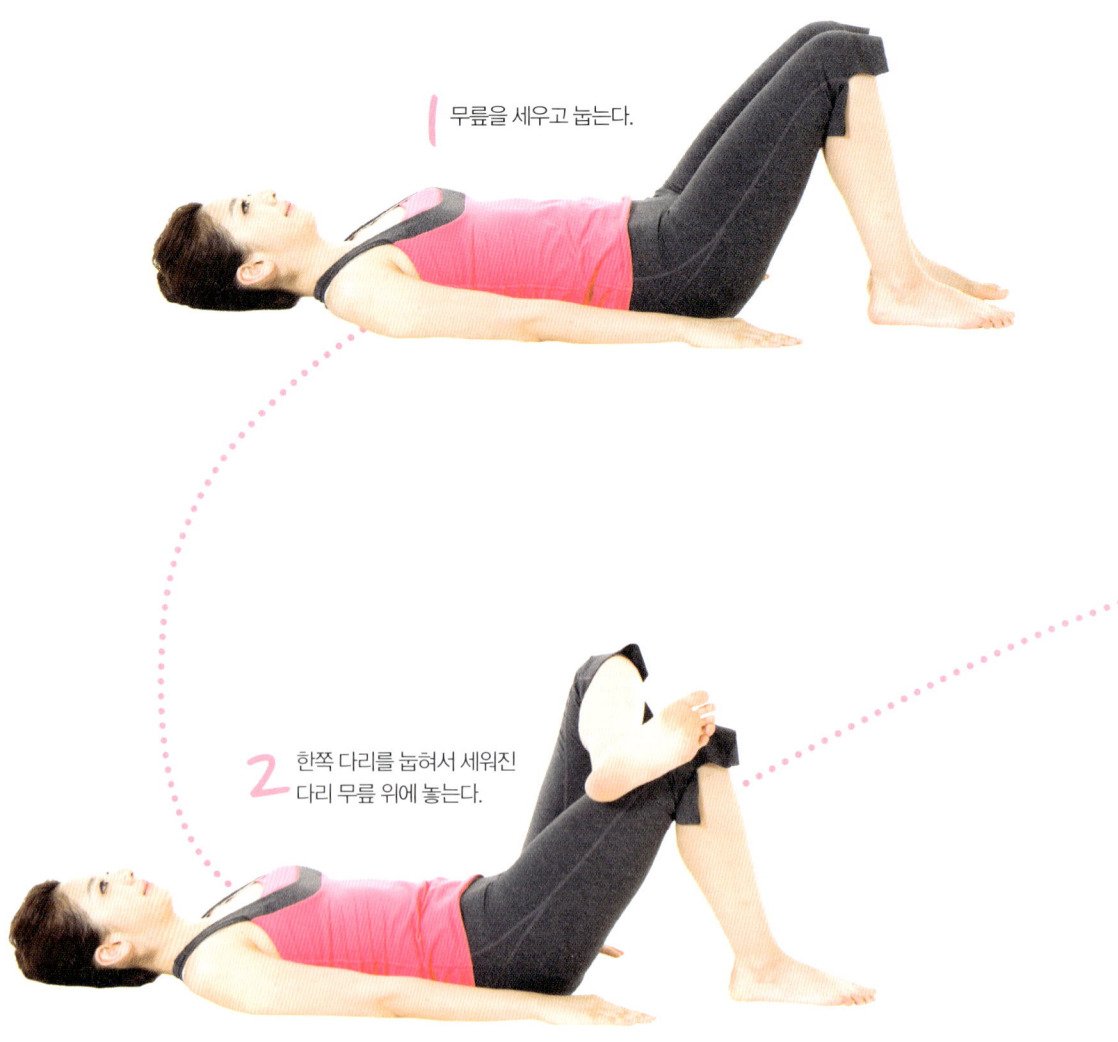

1 무릎을 세우고 눕는다.

2 한쪽 다리를 눕혀서 세워진 다리 무릎 위에 놓는다.

동작순서》

3 양손으로 세워진 다리의 무릎을
잡고 가슴 방향으로 당긴다.

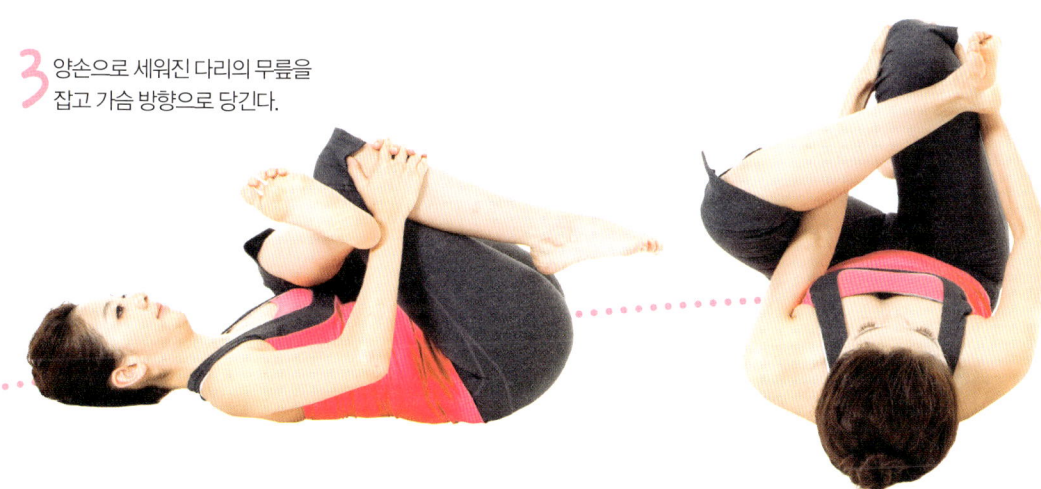

HealingYoga

● 엉덩이 풀어주기

반딧불이 자세

가슴 옆에 놓인 다리 쪽 엉덩이를 늘릴 수 있을 뿐만 아니라 뒤로 뻗은 다리의 고관절 근육과 골반 근육을 늘려줄 수 있다.

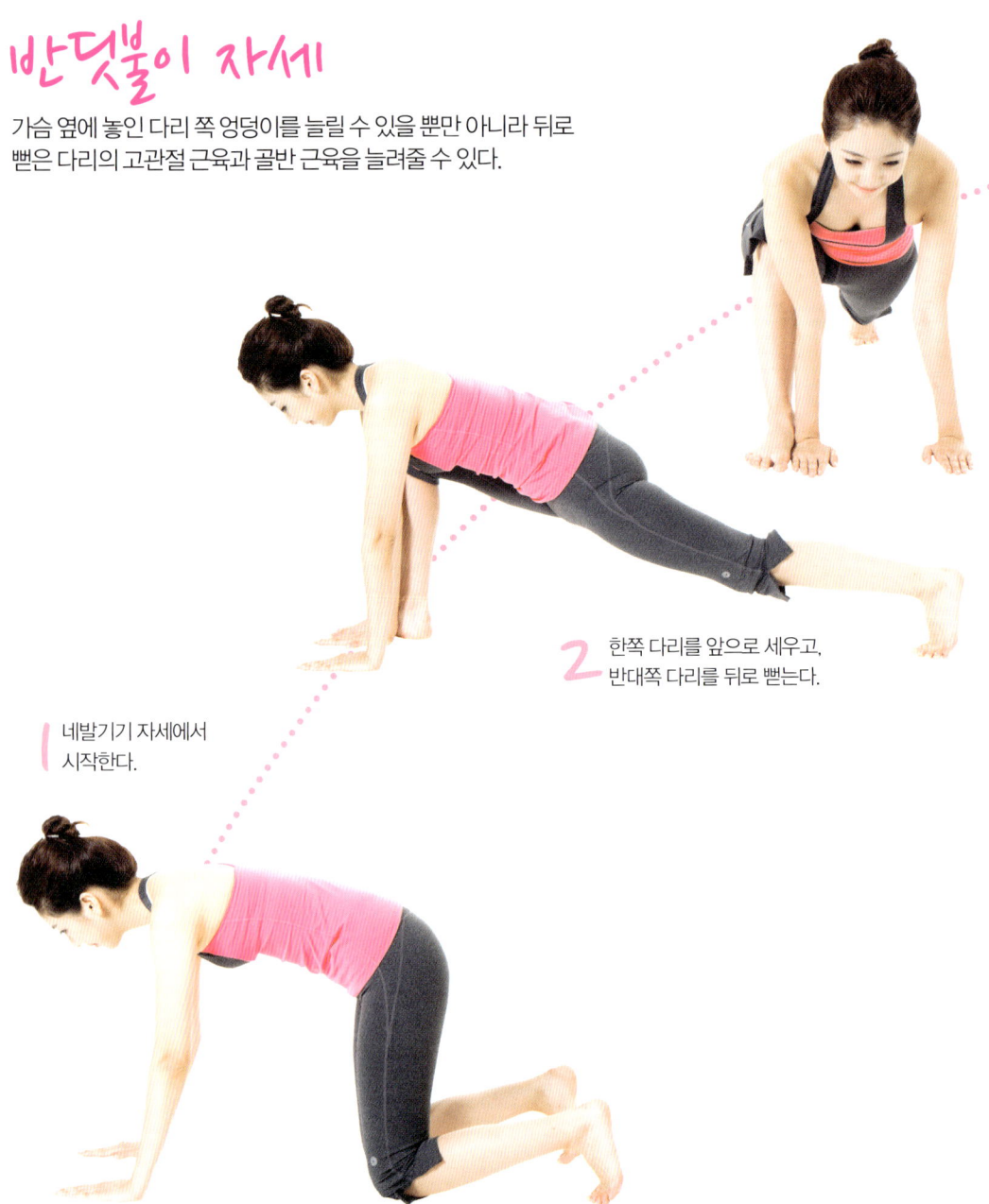

1 네발기기 자세에서 시작한다.

2 한쪽 다리를 앞으로 세우고, 반대쪽 다리를 뒤로 뻗는다.

동작순서 >>

3 앞으로 세워진 다리를 옆으로 눕힌다.

4 팔꿈치로 무릎을 옆으로 밀어주면서 골반을 더 강하게 열어준다.

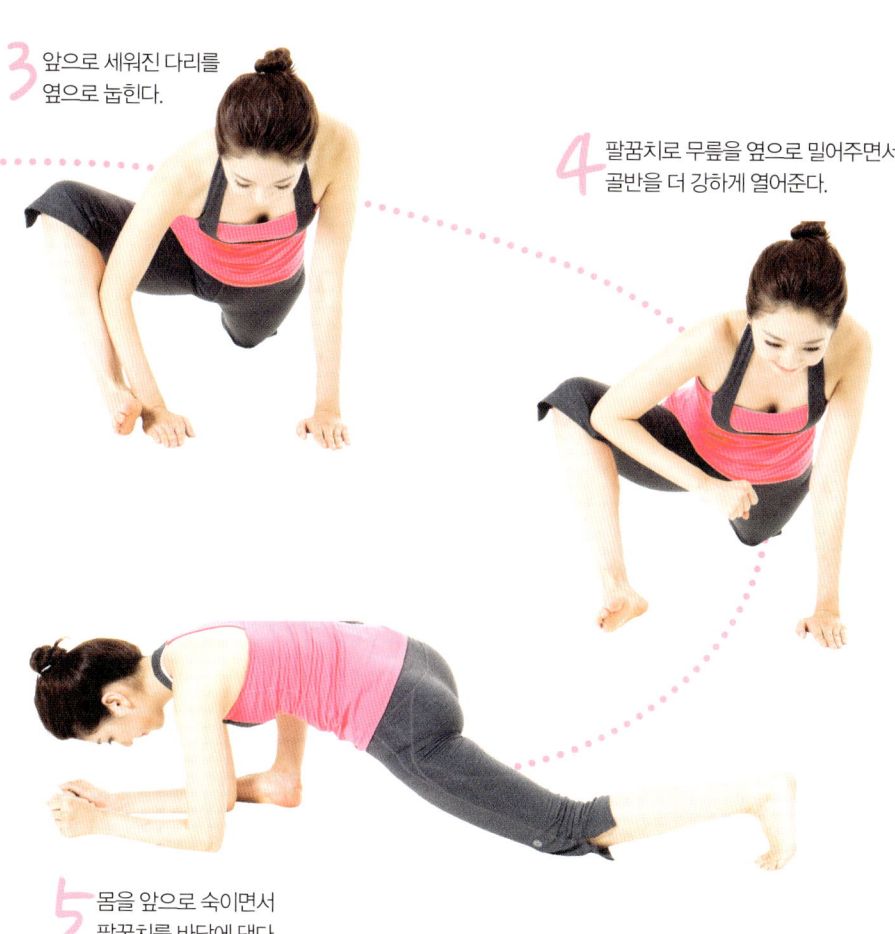

5 몸을 앞으로 숙이면서 팔꿈치를 바닥에 댄다.

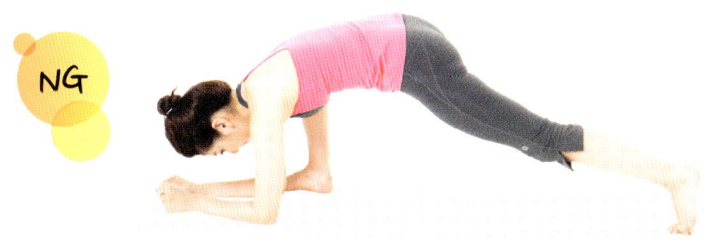

NG

엉덩이를 위로 들지 않는다.

HealingYoga

● 허리 통증 완화시키기

요통의 원인은 너무나 많다. 대부분의 요통은 허리, 골반, 고관절 부위의 근육들이 과도한 긴장, 잘못된 움직임으로 인해 오는 경우가 많다. 주변 근육들을 잘 이완시키고 풀어준다면 허리 통증을 완화시킬 수 있을 것이다.

동작순서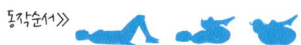

바람빼기 자세

웅크린 자세로써 엉덩이부터 목까지 뒤쪽 근육 전체를 이완시키는 자세이다.

1 무릎을 세우고 눕는다.

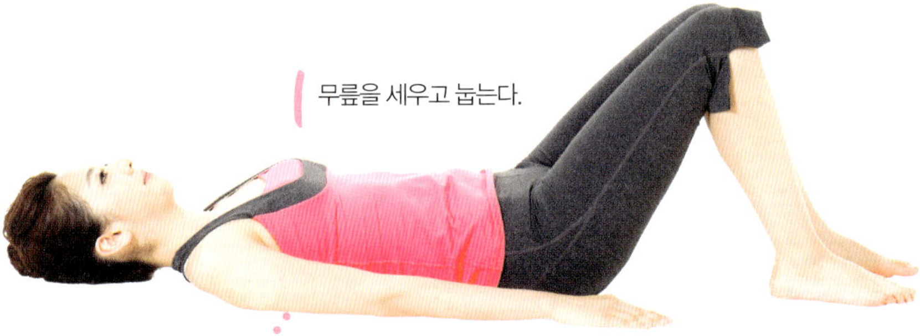

2 양손을 깍지 껴서 양 무릎을 감싸고 가슴 쪽으로 당긴다.

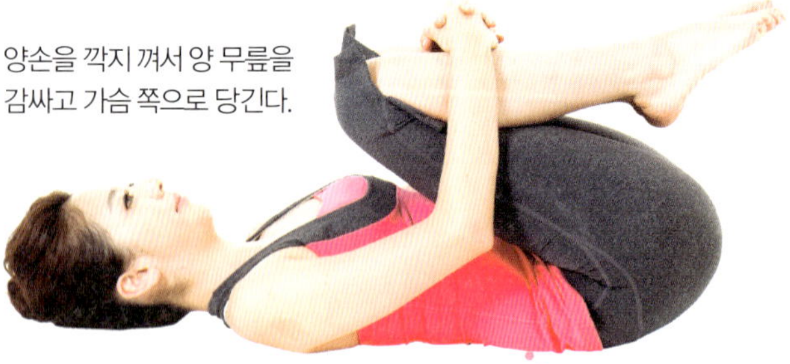

3 고개를 들어 이마를 무릎에 가져가면서 마무리한다.

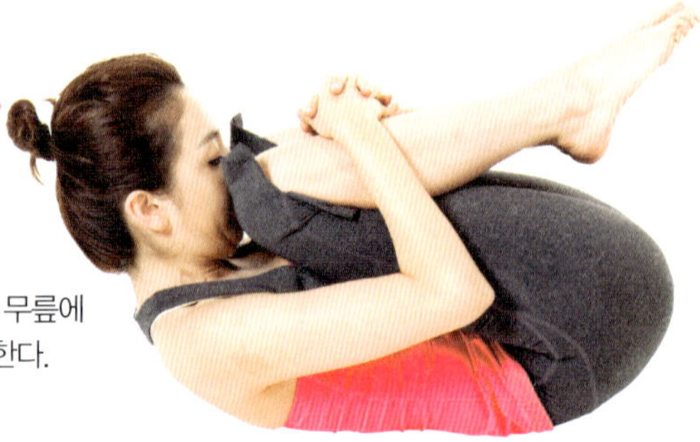

누워서 좌우 비틀기

허리를 비틀면서 척추부터 골반, 고관절 근육까지 모두 이완시킬 수 있다.

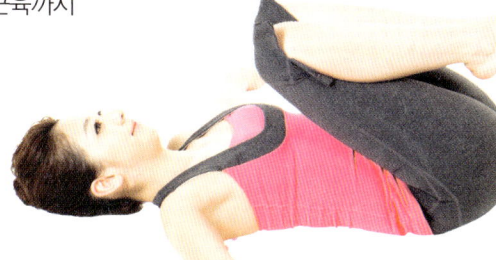

1 팔을 좌우로 벌린 상태로 눕고 양 무릎을 가슴으로 당긴다.

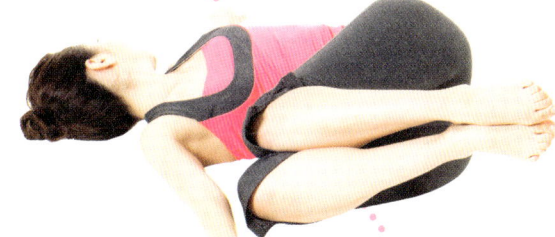

2 허리와 골반을 옆으로 비틀고 시선은 반대 방향을 바라본다.

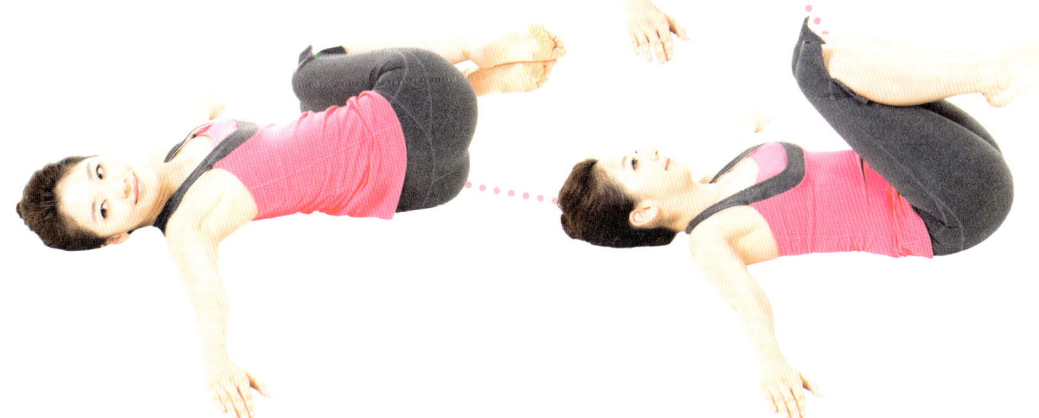

HealingYoga

● 허리 통증 완화시키기

무릎 잡고 구르기

몸이 왔다갔다 하면서 등 전체가 바닥에 눌려 가벼운 마사지까지 가능한 자세이다.

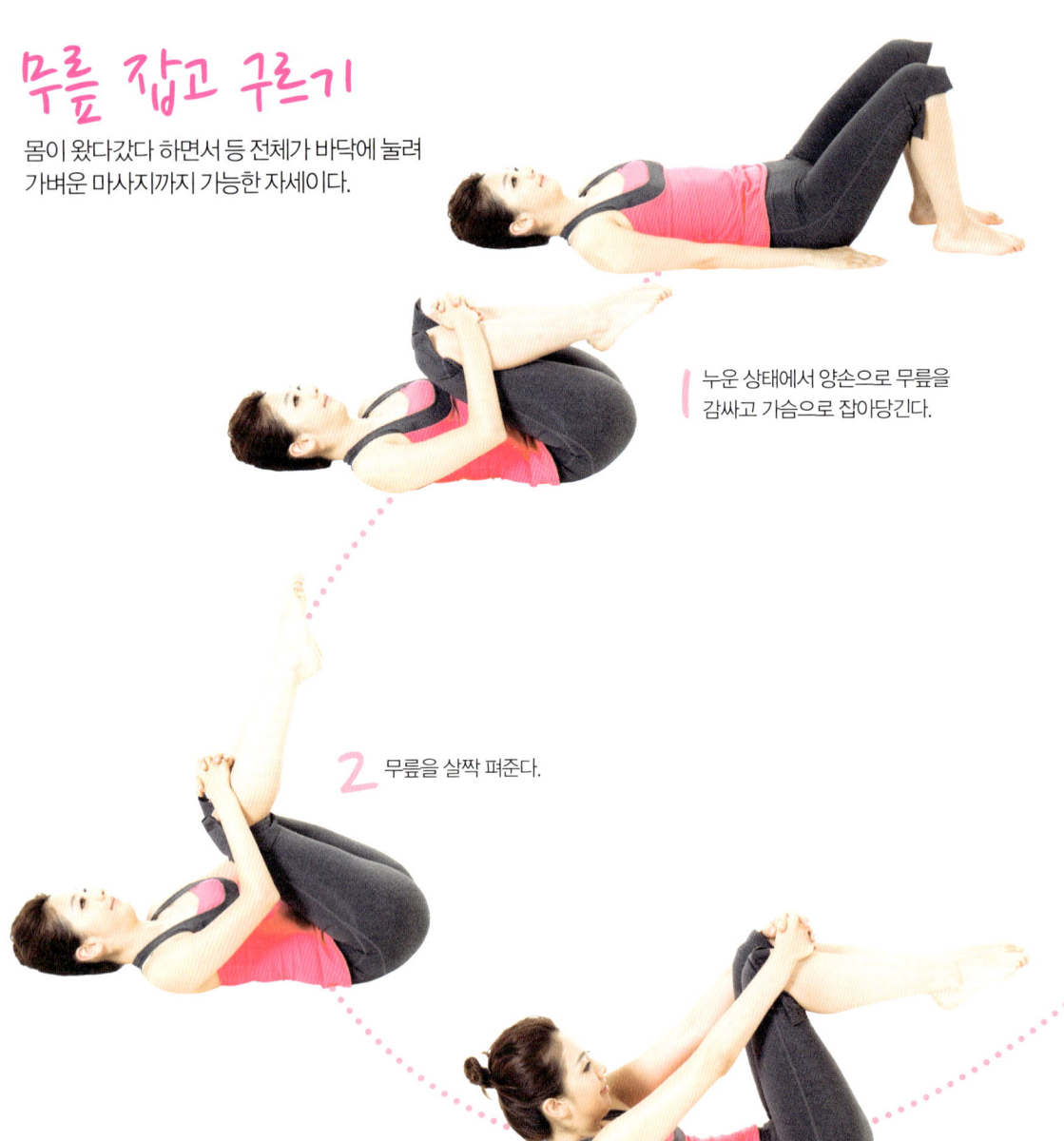

1 누운 상태에서 양손으로 무릎을 감싸고 가슴으로 잡아당긴다.

2 무릎을 살짝 펴준다.

3 머리를 바닥에서 들면서 엉덩이 쪽으로 무게 중심을 옮긴다.

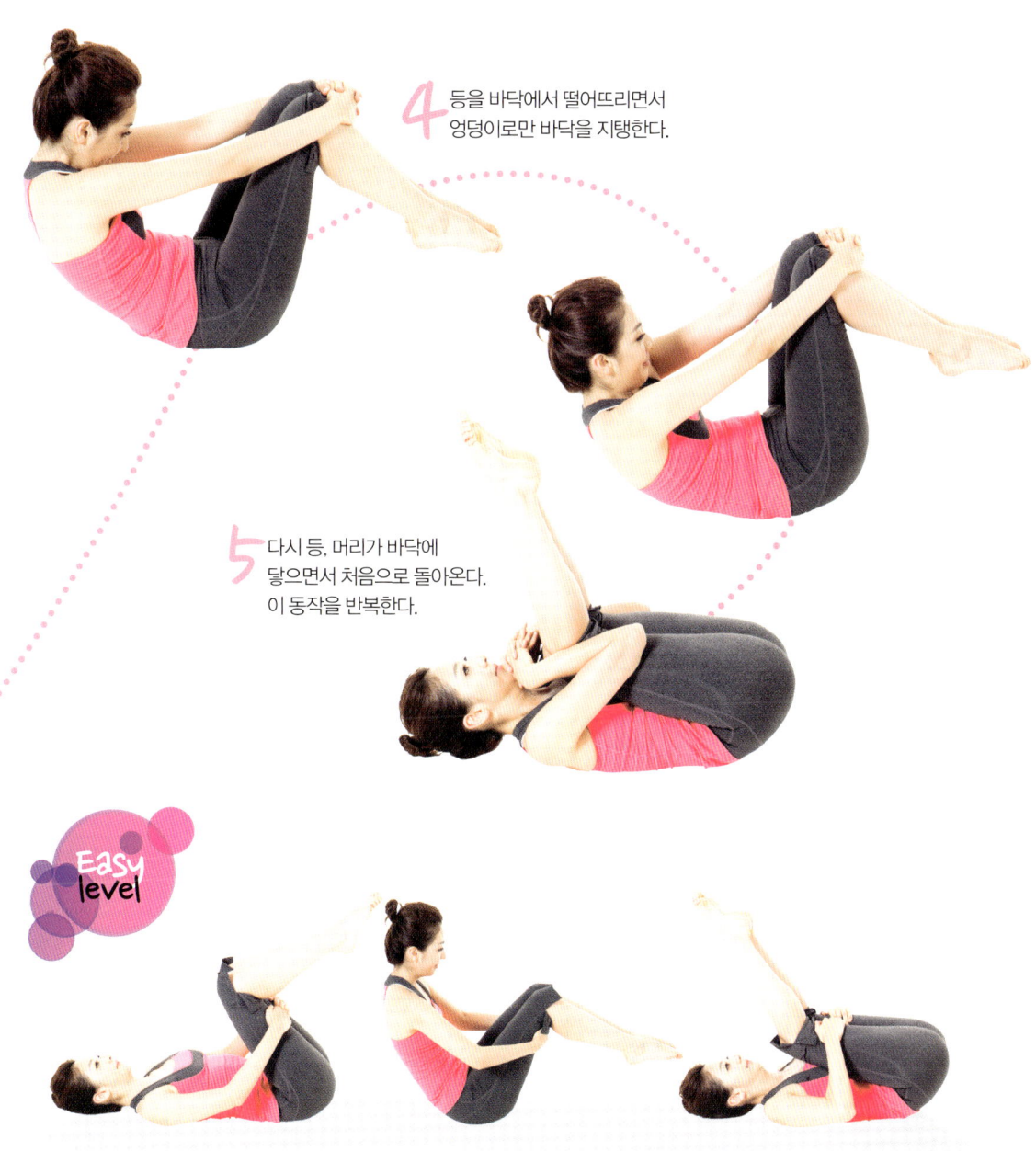

4 등을 바닥에서 떨어뜨리면서 엉덩이로만 바닥을 지탱한다.

5 다시 등, 머리가 바닥에 닿으면서 처음으로 돌아온다. 이 동작을 반복한다.

Easy level

허벅지 뒤쪽을 잡고 하면 좀 더 쉽게 할 수 있다.

HealingYoga
● 허리 통증 완화시키기

교각 자세
척추를 유연하게 만들면서 동시에 강화시킬 수 있다.

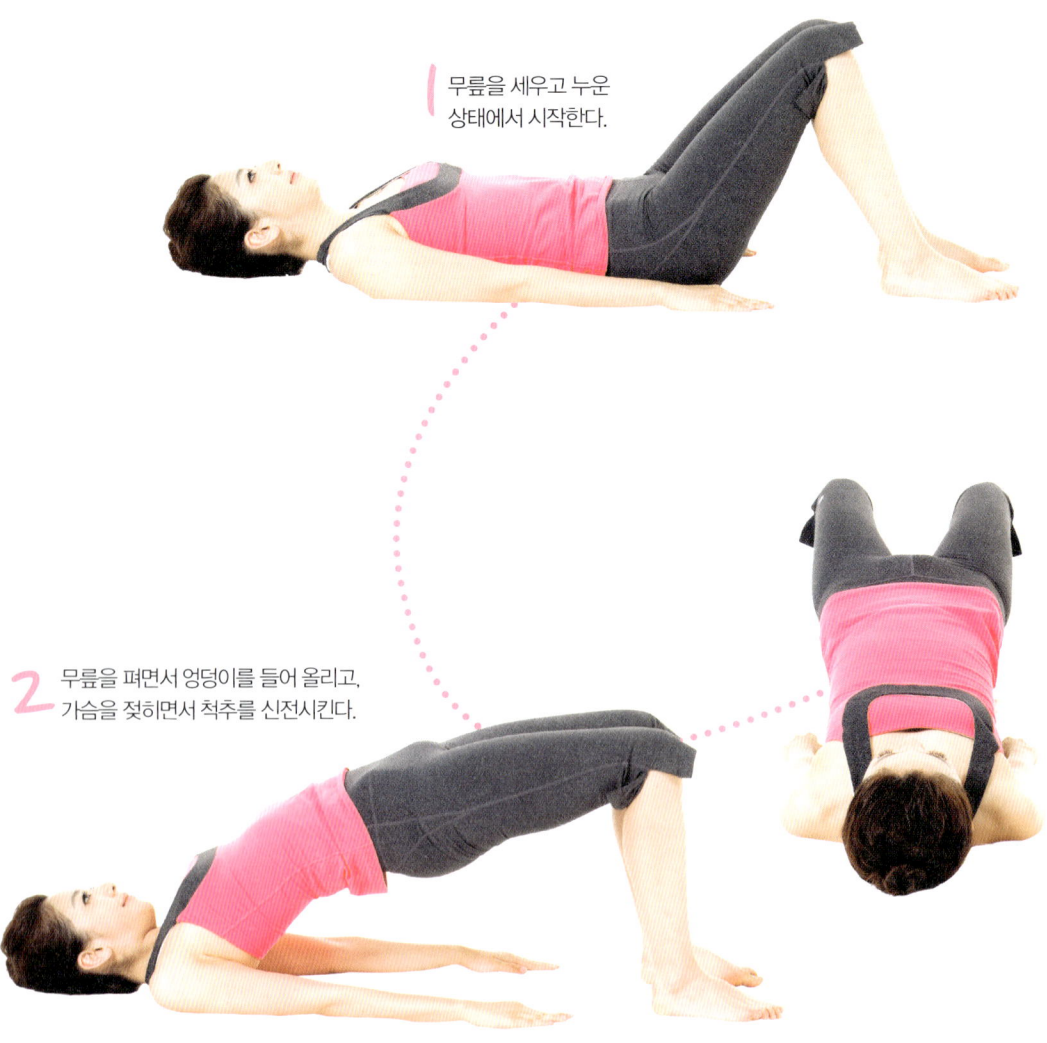

1 무릎을 세우고 누운 상태에서 시작한다.

2 무릎을 펴면서 엉덩이를 들어 올리고, 가슴을 젖히면서 척추를 신전시킨다.

동작순서》

Easy level

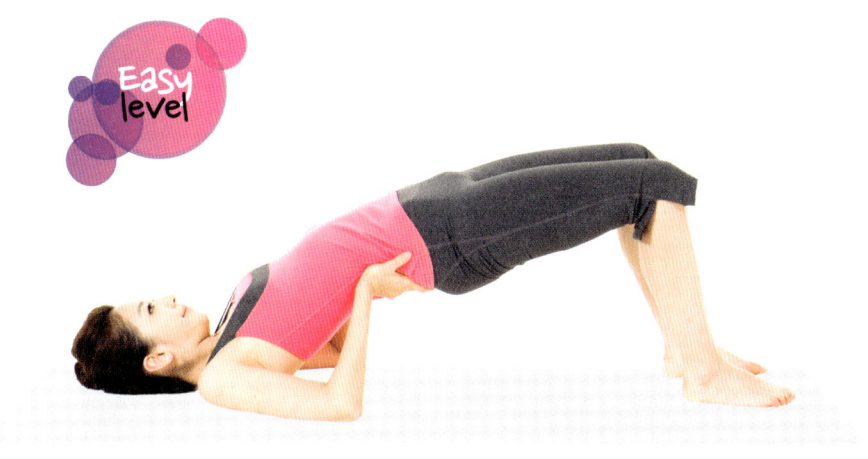

양손으로 골반을 받쳐주면 좀 더 쉽게 할 수 있다.

NG 가슴이 무너져 내리면 잘못된 자세이다.

HealingYoga

● 골반 교정하기

골반이 틀어지거나 비뚤어지면 하체비만이 될 수 있으므로 골반은 꼭 교정하는 게 좋다. 또 몸의 좌우 균형도 바로 잡을 수 있다.

소머리 자세

위로 포갠 다리의 골반 근육이 이완되는 것을 느낄 수 있다.

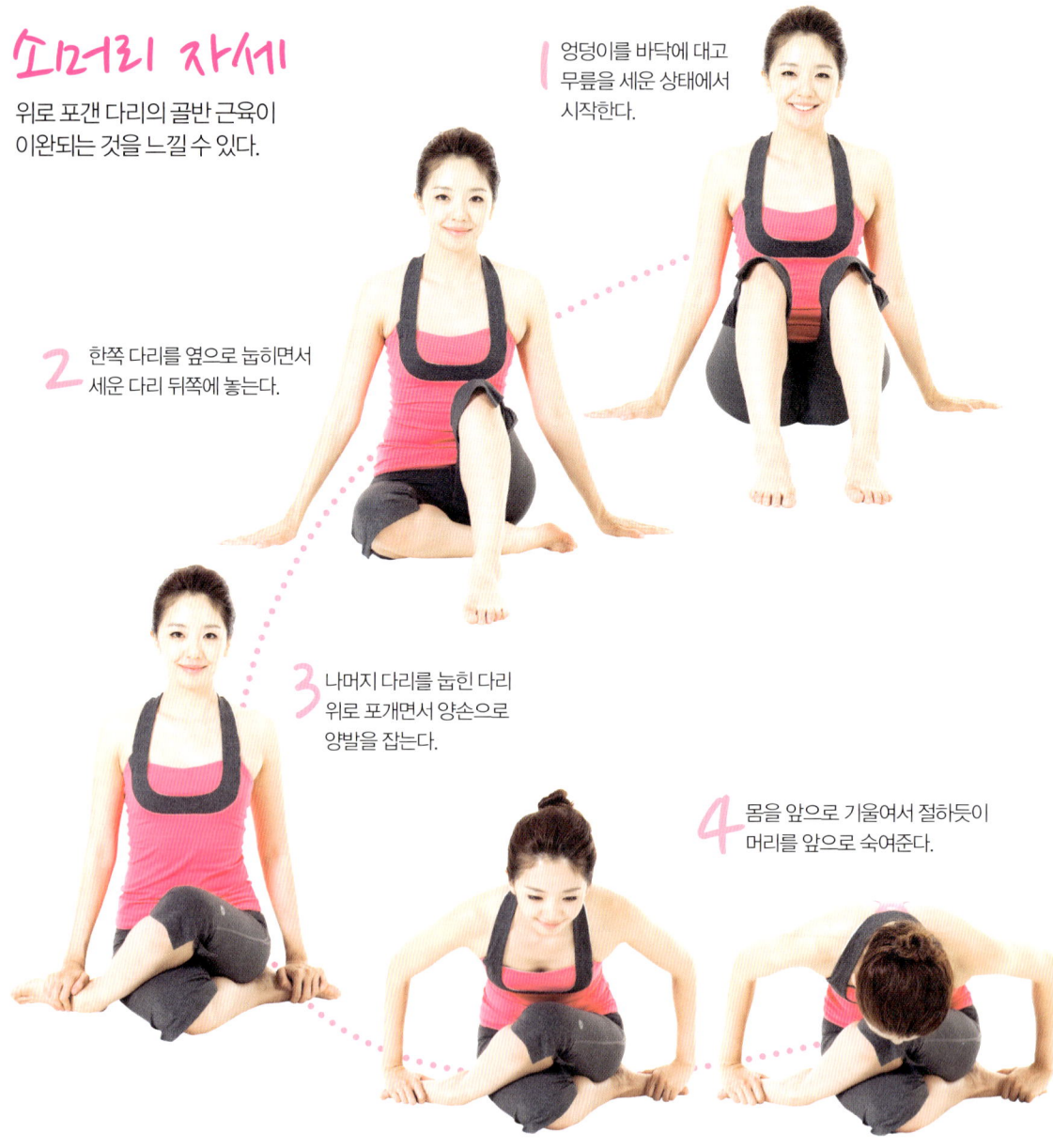

1 엉덩이를 바닥에 대고 무릎을 세운 상태에서 시작한다.

2 한쪽 다리를 옆으로 눕히면서 세운 다리 뒤쪽에 놓는다.

3 나머지 다리를 눕힌 다리 위로 포개면서 양손으로 양발을 잡는다.

4 몸을 앞으로 기울여서 절하듯이 머리를 앞으로 숙여준다.

동작순서 >>

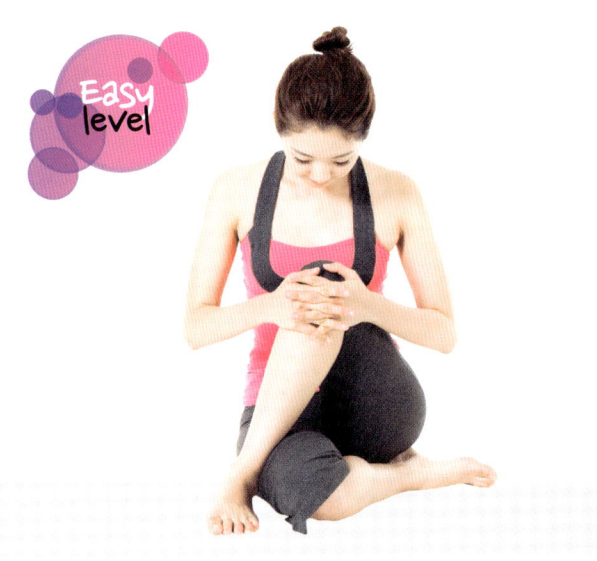

한쪽 무릎을 세운 상태에서 양손으로 무릎을 가슴 가까이 당겨주는 자세가 좀 더 쉽다.

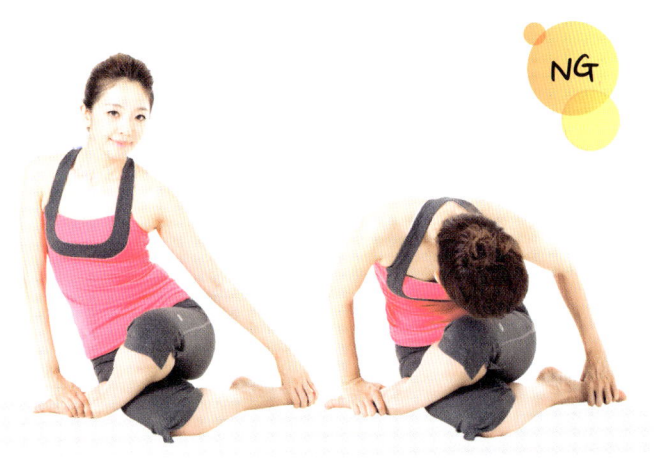

한쪽 엉덩이가 땅에서 떨어져서 척추가 휘지 않게 주의한다.

HealingYoga

● 골반 교정하기

변형 반연꽃자세

소머리 자세보다 좀 더 쉽게 할 수 있는 자세이다.

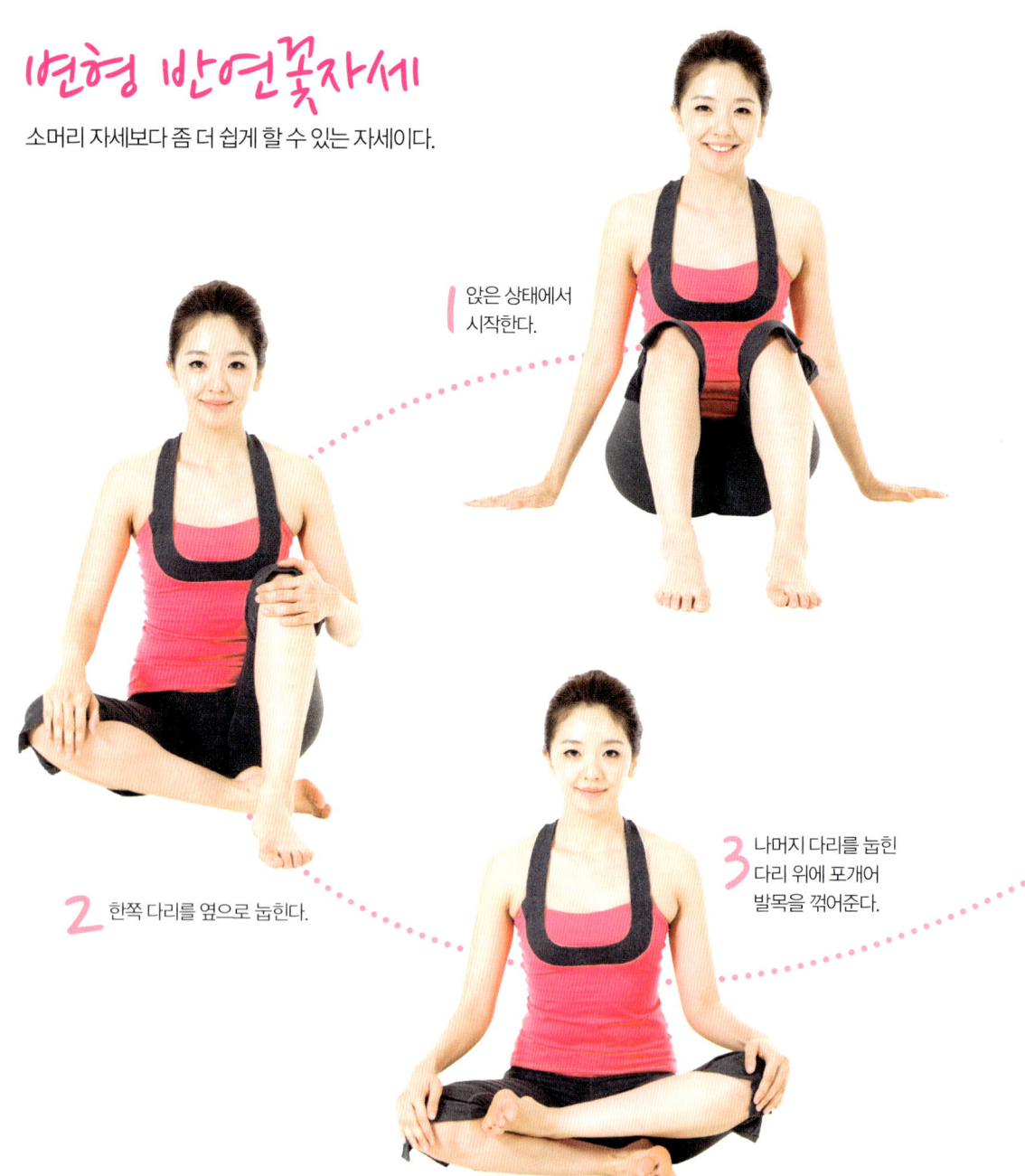

1 앉은 상태에서 시작한다.

2 한쪽 다리를 옆으로 눕힌다.

3 나머지 다리를 눕힌 다리 위에 포개어 발목을 꺾어준다.

동작순서 >>

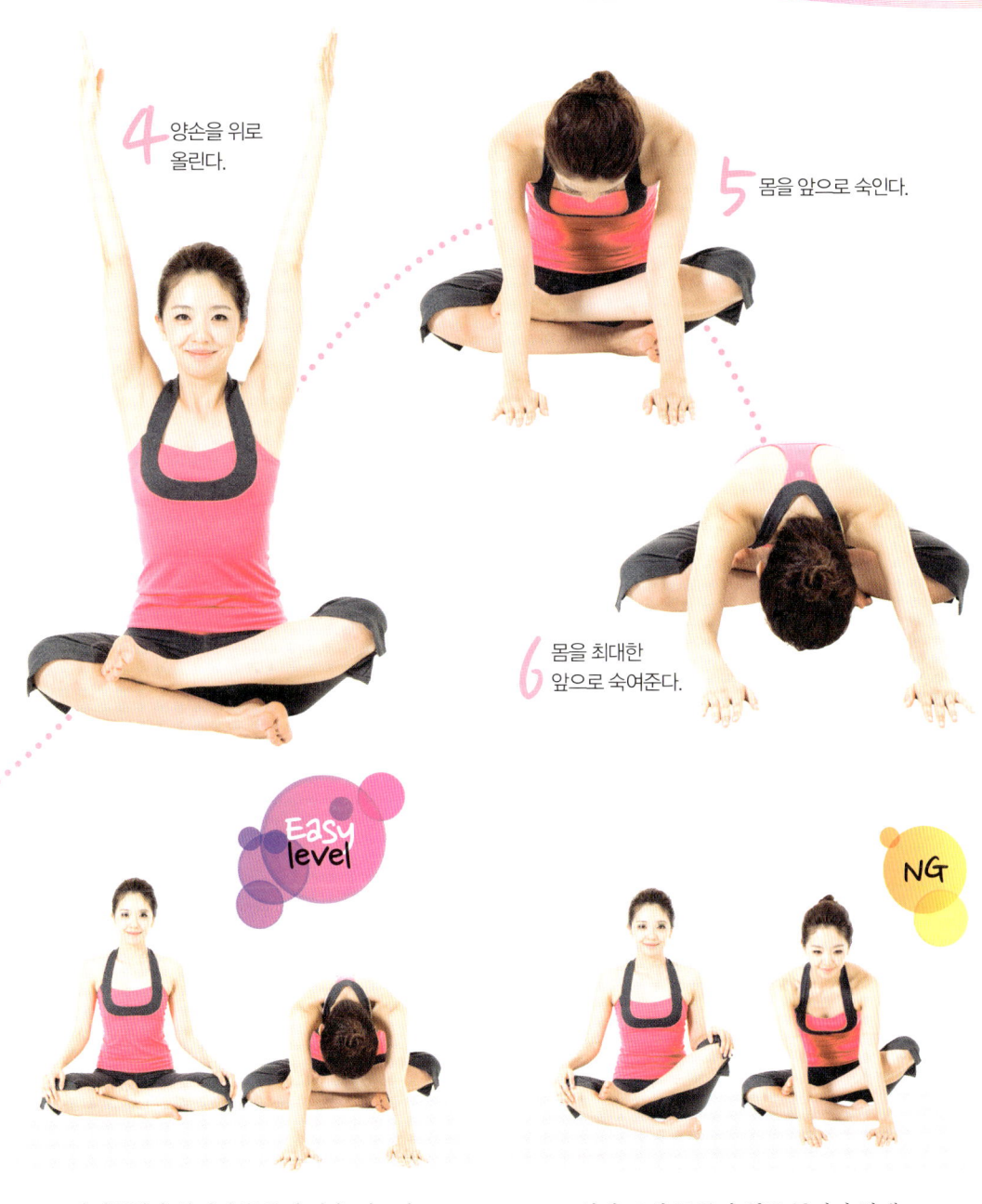

4 양손을 위로 올린다.

5 몸을 앞으로 숙인다.

6 몸을 최대한 앞으로 숙여준다.

Easy level

NG

발뒤꿈치가 완전히 무릎에 닿을 정도가 아닌 허벅지 뒤편에 닿을 만큼만 포개서 한다.

위에 포갠 무릎이 위로 들리지 않게 주의하고 발목을 구부리는 데 집중한다.

HealingYoga

● 골반 교정하기

골반 교정 자세

고관절부터 골반, 무릎, 발목까지 유연하게 만드는 자세이다.

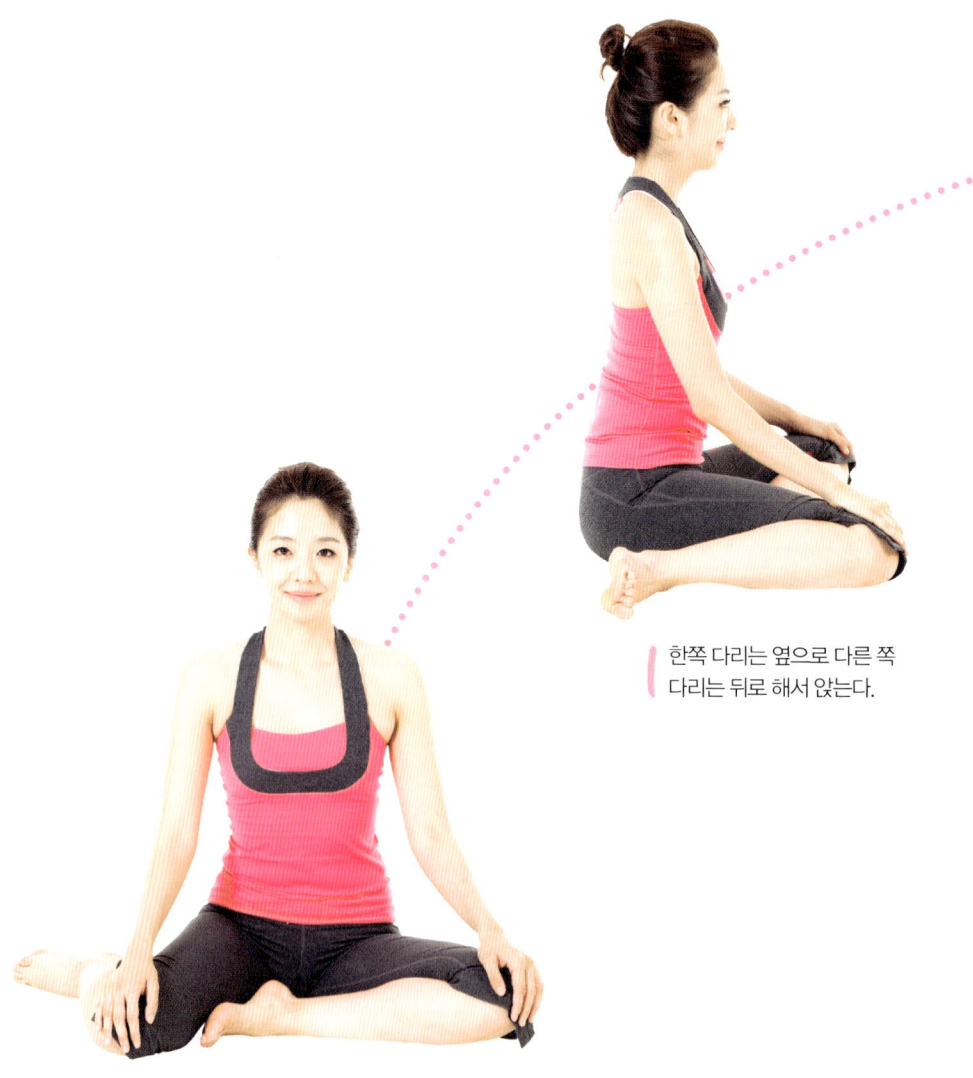

| 한쪽 다리는 옆으로 다른 쪽 다리는 뒤로 해서 앉는다.

동작순서》

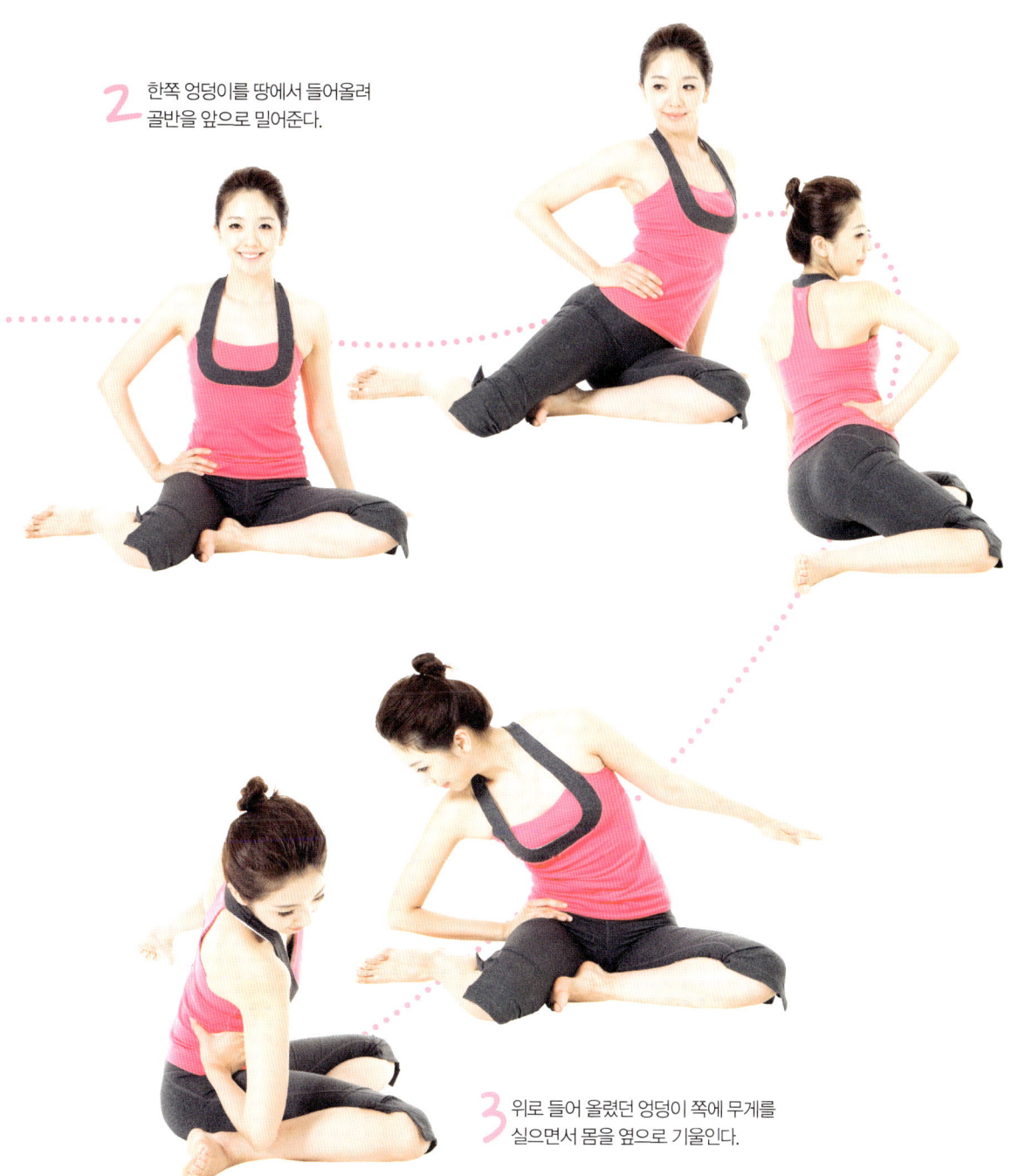

2 한쪽 엉덩이를 땅에서 들어올려 골반을 앞으로 밀어준다.

3 위로 들어 올렸던 엉덩이 쪽에 무게를 실으면서 몸을 옆으로 기울인다.

Part 3 내 몸이 건강해지는 힐링 요가 193

HealingYoga
● 골반 교정하기

나비 자세
고관절 주변 다리 안팎으로 근육이 이완되는 것을 느낄 수 있다.

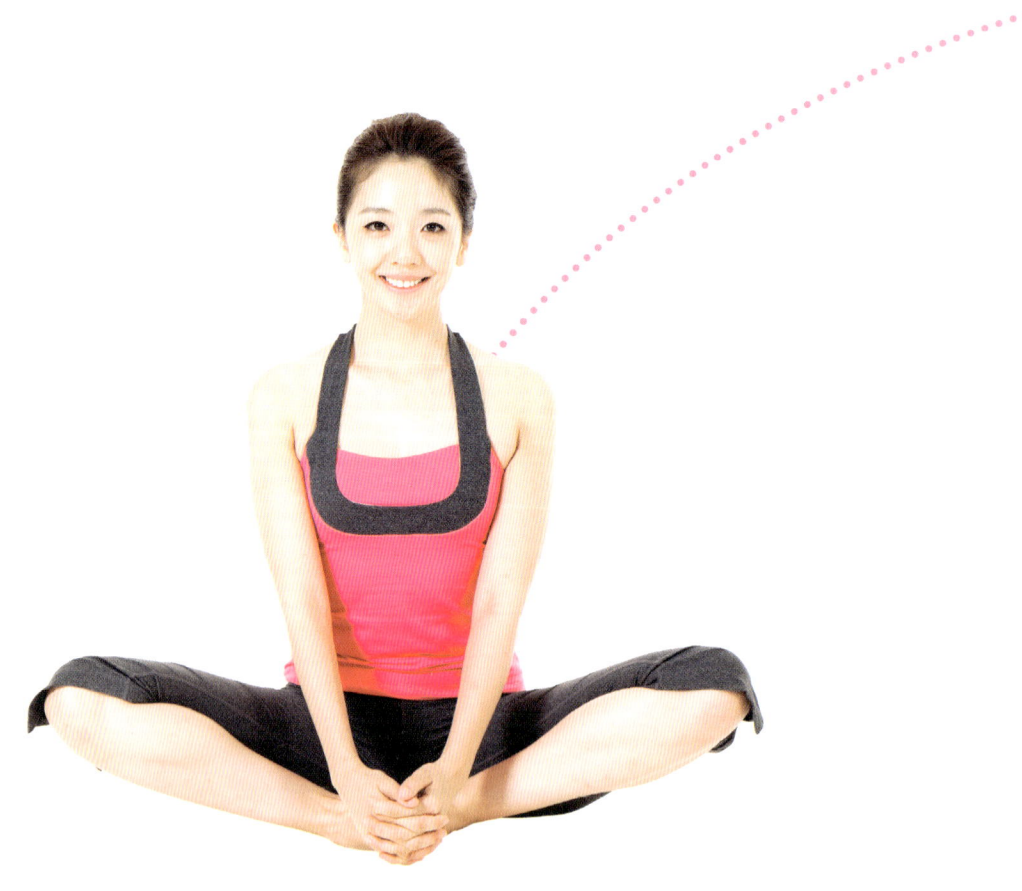

양발을 맞대고 무릎을 옆으로 벌린 상태로 앉는다.

동작순서

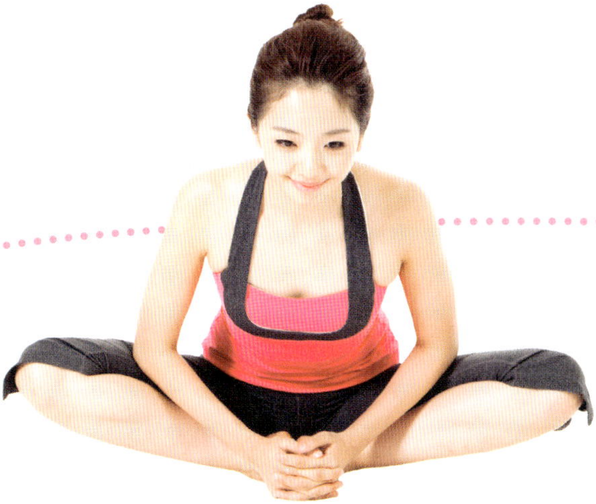

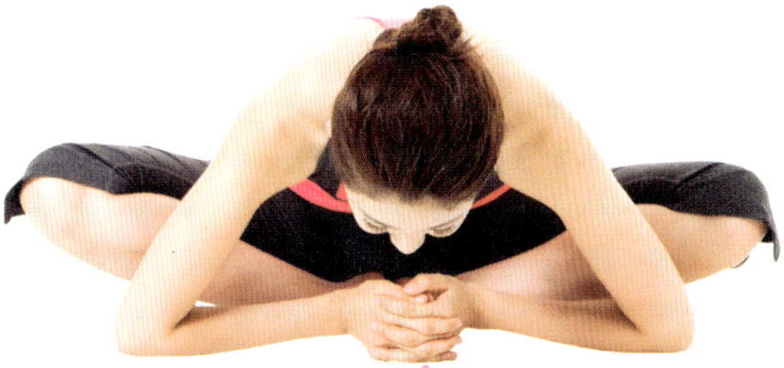

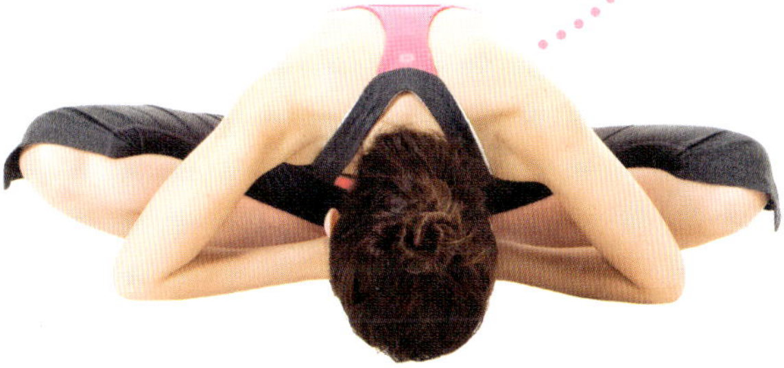

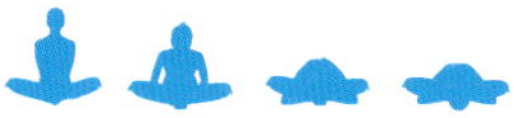

2 양손으로 발끝을 잡고 상체를 앞으로 숙인다.

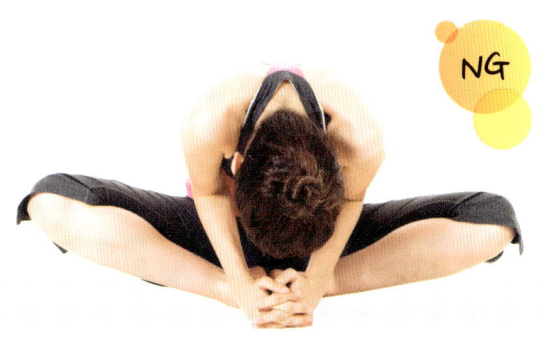

골반이 앞으로 기울어지지 않고 가슴만 웅크리고 어깨에 과도하게 힘이 들어가지 않게 주의한다.

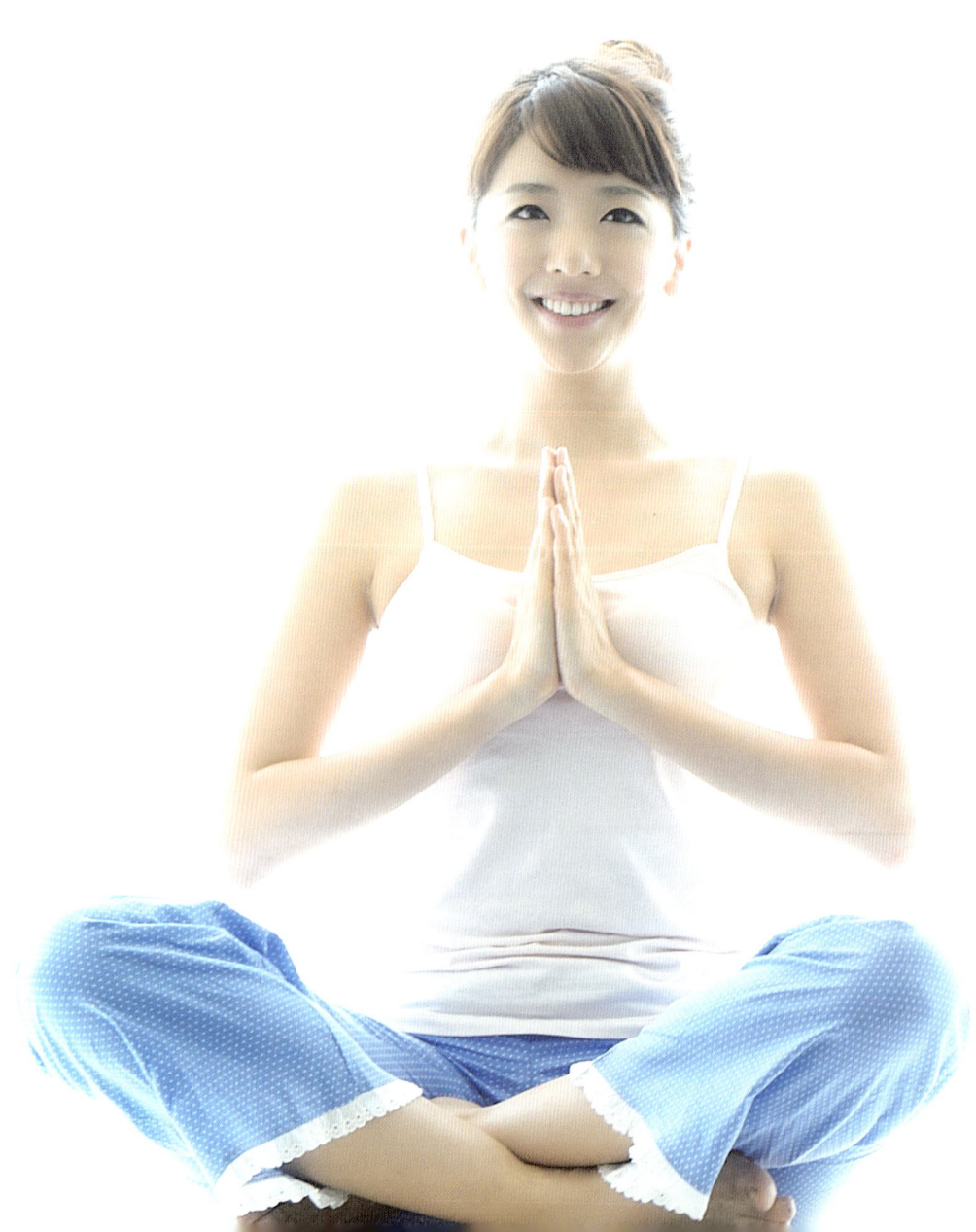

Part 4
내 몸이 즐거워지는 툴 요가

침대, 의자, 책상 등을 이용하거나 사물과 함께 즐겁게 운동할 수 있는 요가 동작을 소개했습니다. 혼자서도 지루하지 않게 재미있게 운동할 수 있습니다. 요일 요가와 함께 따라해보세요.

ToolYoga
● 침대를 이용한 요가

피라미드 자세
척추 전체를 비틀면서 동시에 앞뒤쪽 다리가 스트레칭된다.

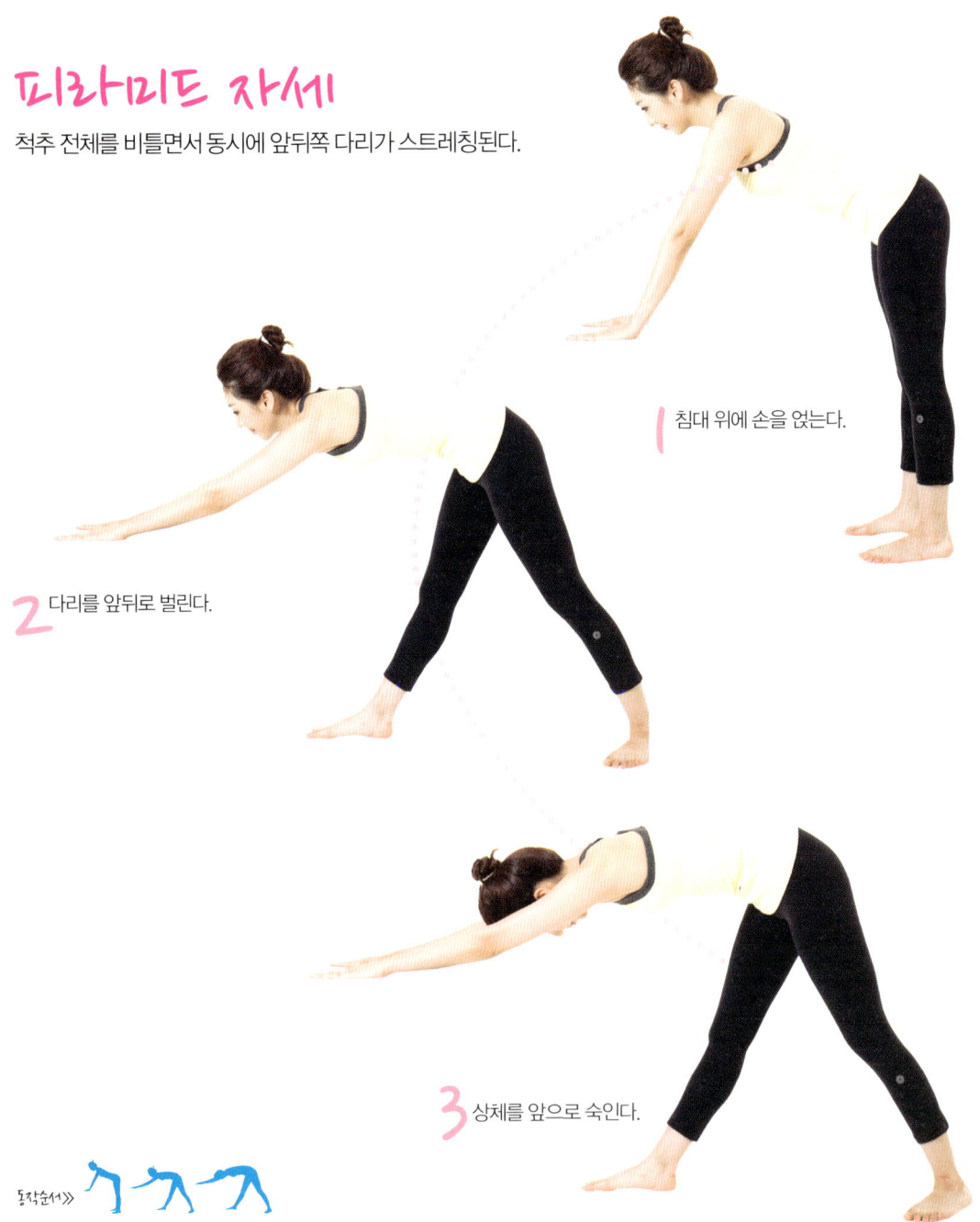

1 침대 위에 손을 얹는다.

2 다리를 앞뒤로 벌린다.

3 상체를 앞으로 숙인다.

동작순서》

동작순서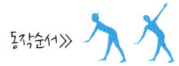

피라미드 트위스트 자세

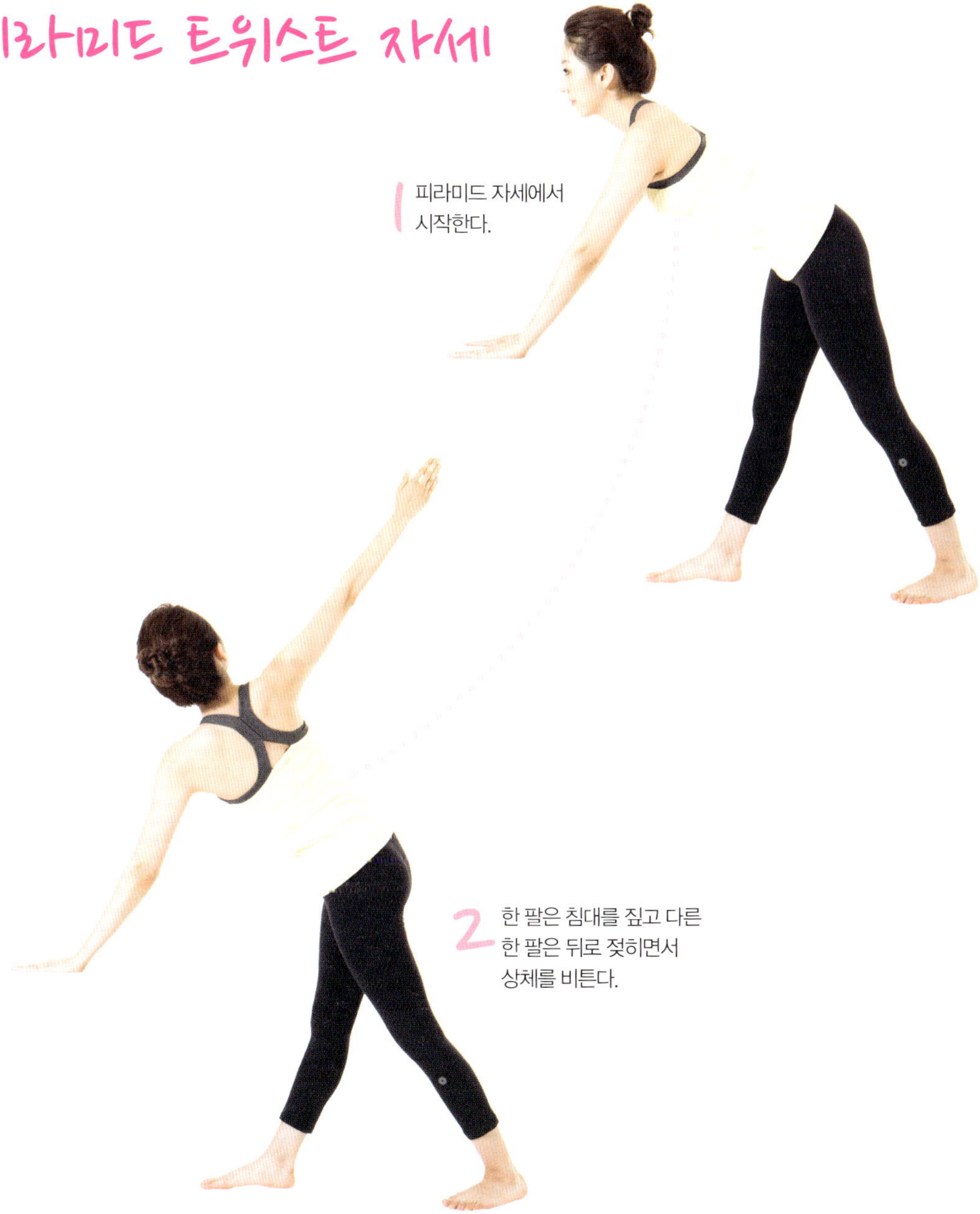

1 피라미드 자세에서 시작한다.

2 한 팔은 침대를 짚고 다른 한 팔은 뒤로 젖히면서 상체를 비튼다.

ToolYoga
● 침대를 이용한 요가

한 손 위로 들고 상체 젖히기

척추를 유연하게 하고, 하체를 강화시킨다.
엉덩이는 업된다.

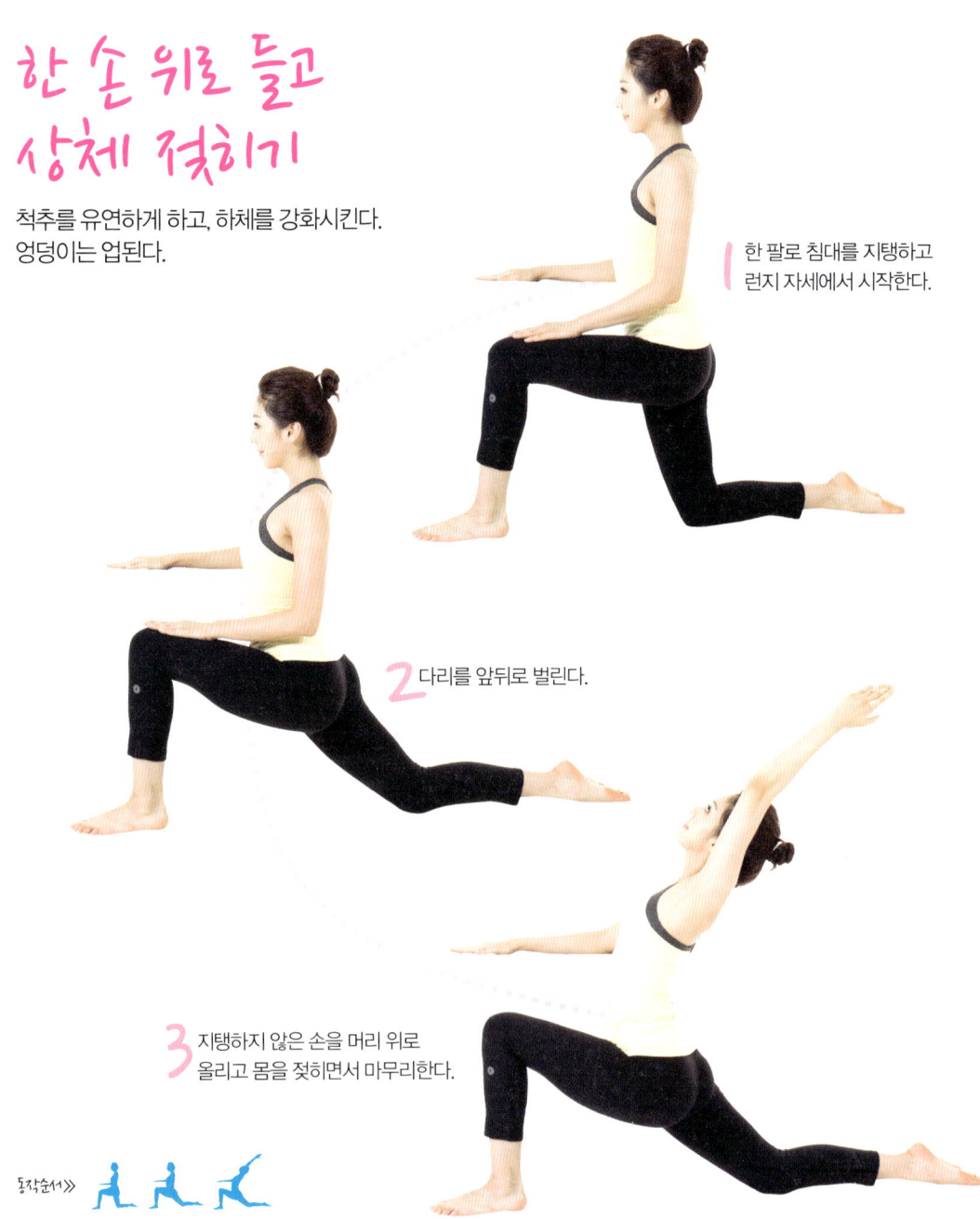

1 한 팔로 침대를 지탱하고 런지 자세에서 시작한다.

2 다리를 앞뒤로 벌린다.

3 지탱하지 않은 손을 머리 위로 올리고 몸을 젖히면서 마무리한다.

동작순서》

동작순서 >>

한 다리 앞으로 펴고 상체 숙이기 (런지 변형)

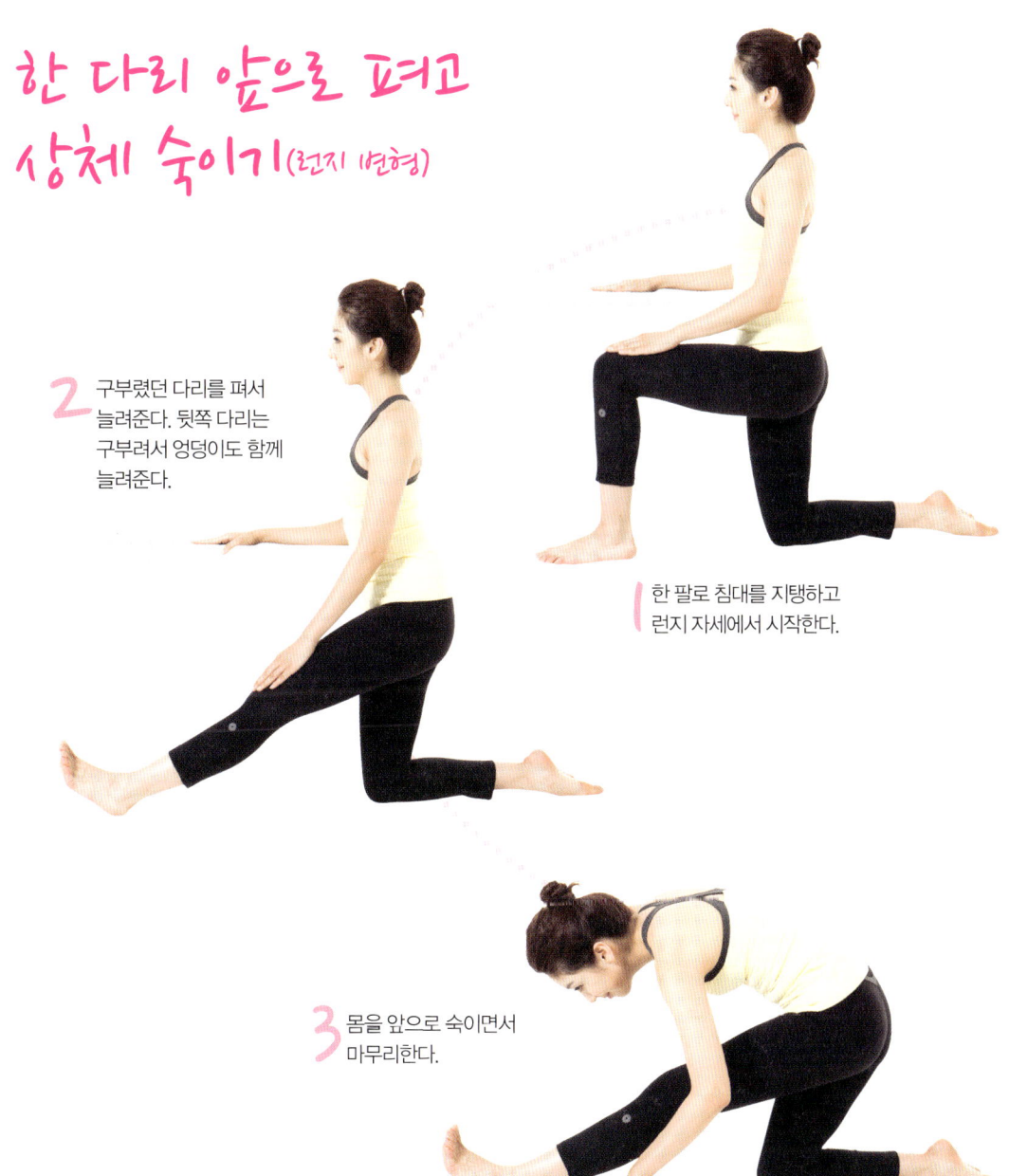

1 한 팔로 침대를 지탱하고 런지 자세에서 시작한다.

2 구부렸던 다리를 펴서 늘려준다. 뒷쪽 다리는 구부려서 엉덩이도 함께 늘려준다.

3 몸을 앞으로 숙이면서 마무리한다.

ToolYoga
● 책상을 이용한 요가

책상 잡고 앞으로 숙이기
척추와 다리 뒤쪽이 스트레칭된다.

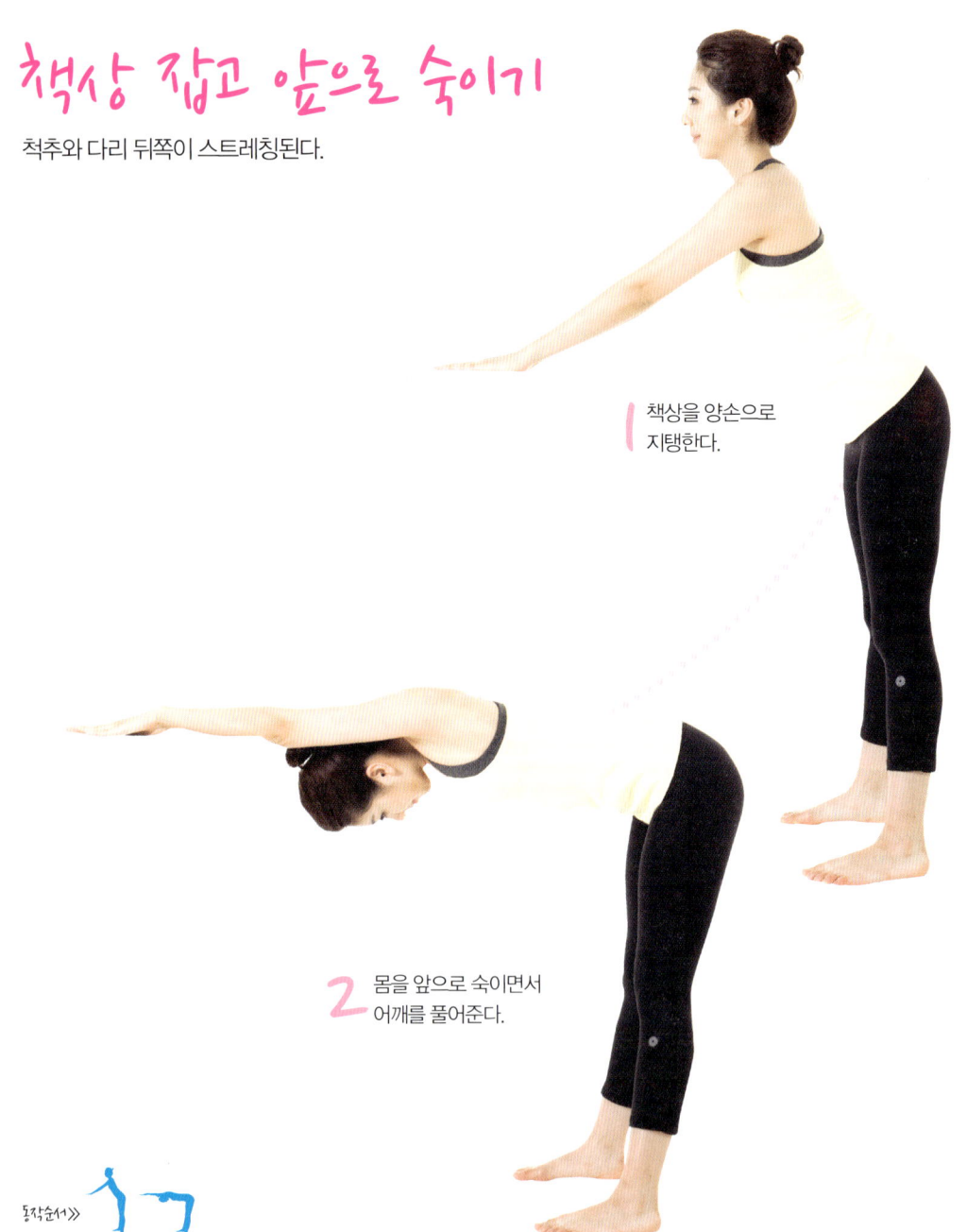

1 책상을 양손으로 지탱한다.

2 몸을 앞으로 숙이면서 어깨를 풀어준다.

동작순서》

동작순서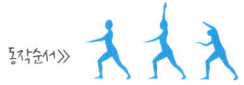

전사 자세 1 + 옆으로 기울이기

허벅지가 단련되고, 골반과 옆구리가 스트레칭된다.

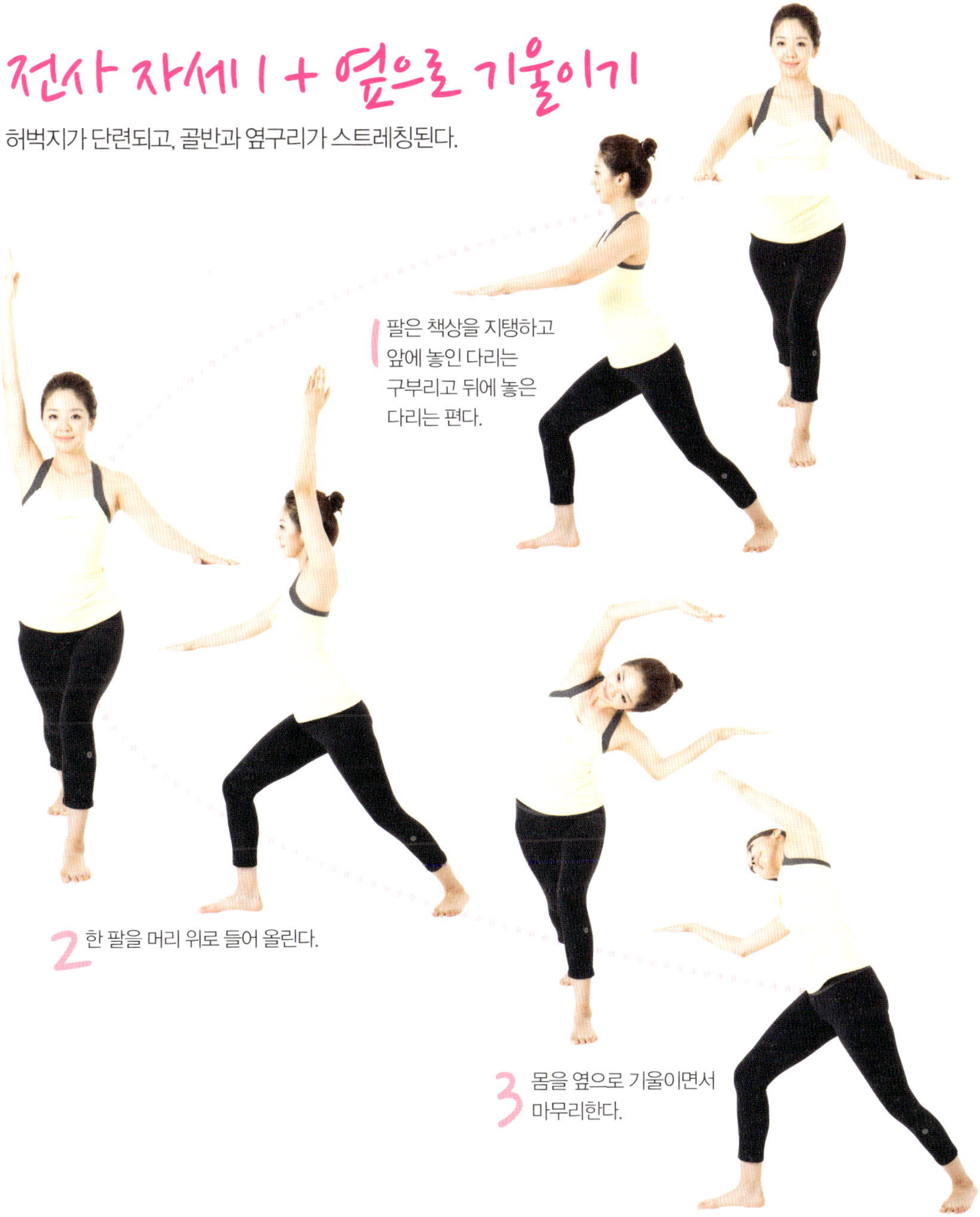

1 팔은 책상을 지탱하고 앞에 놓인 다리는 구부리고 뒤에 놓은 다리는 편다.

2 한 팔을 머리 위로 들어 올린다.

3 몸을 옆으로 기울이면서 마무리한다.

ToolYoga
● 책상을 이용한 요가

전사 자세 2 + 옆으로 기울이기

허벅지가 단련되고, 골반과 옆구리가 스트레칭된다.

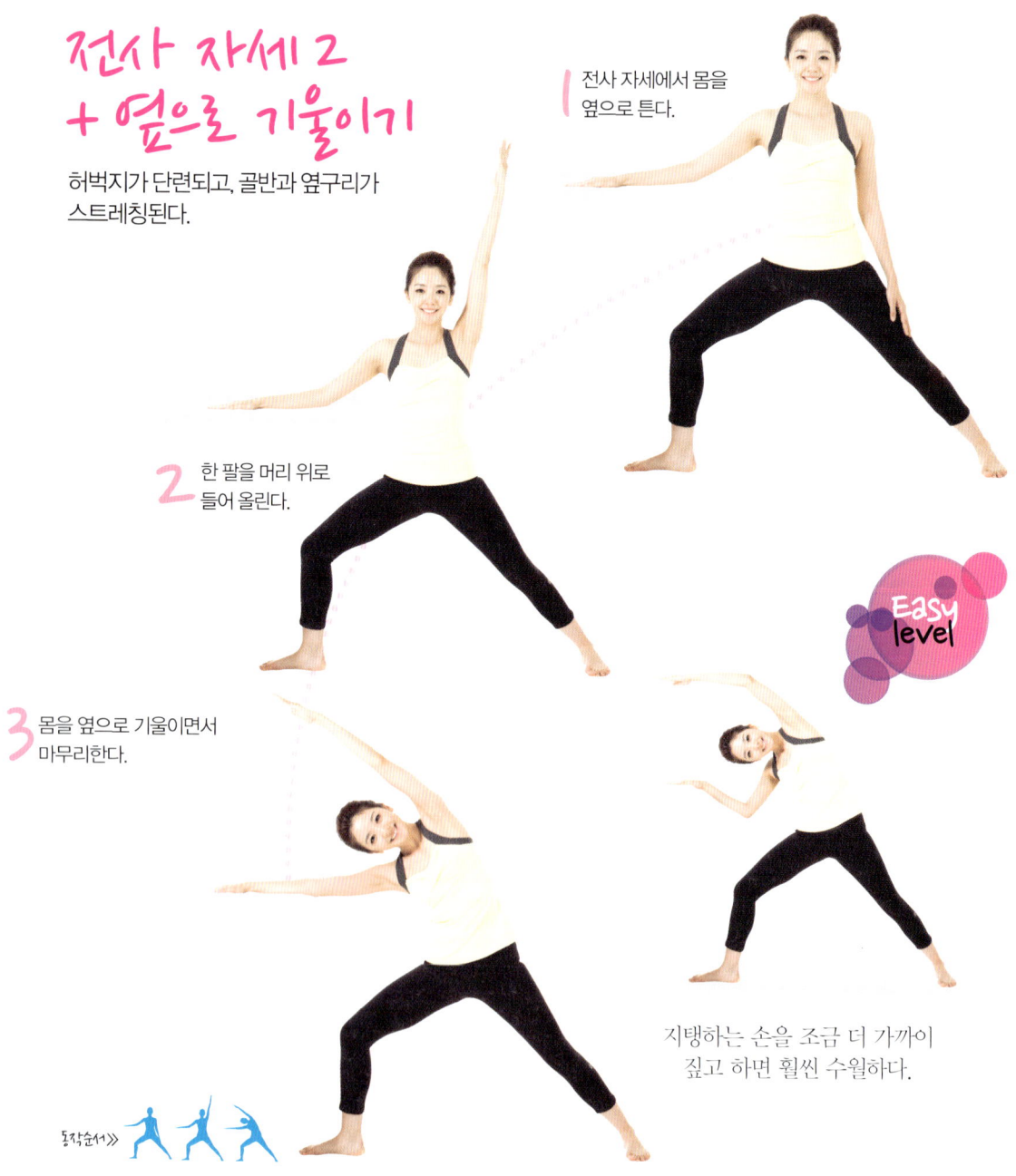

1 전사 자세에서 몸을 옆으로 튼다.

2 한 팔을 머리 위로 들어 올린다.

3 몸을 옆으로 기울이면서 마무리한다.

지탱하는 손을 조금 더 가까이 짚고 하면 훨씬 수월하다.

Easy level

동작순서 >>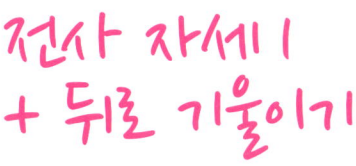

전사 자세 1
+ 뒤로 기울이기

척추와 하체가 단련된다.
뒤로 뻗은 다리 쪽 엉덩이가 업된다.

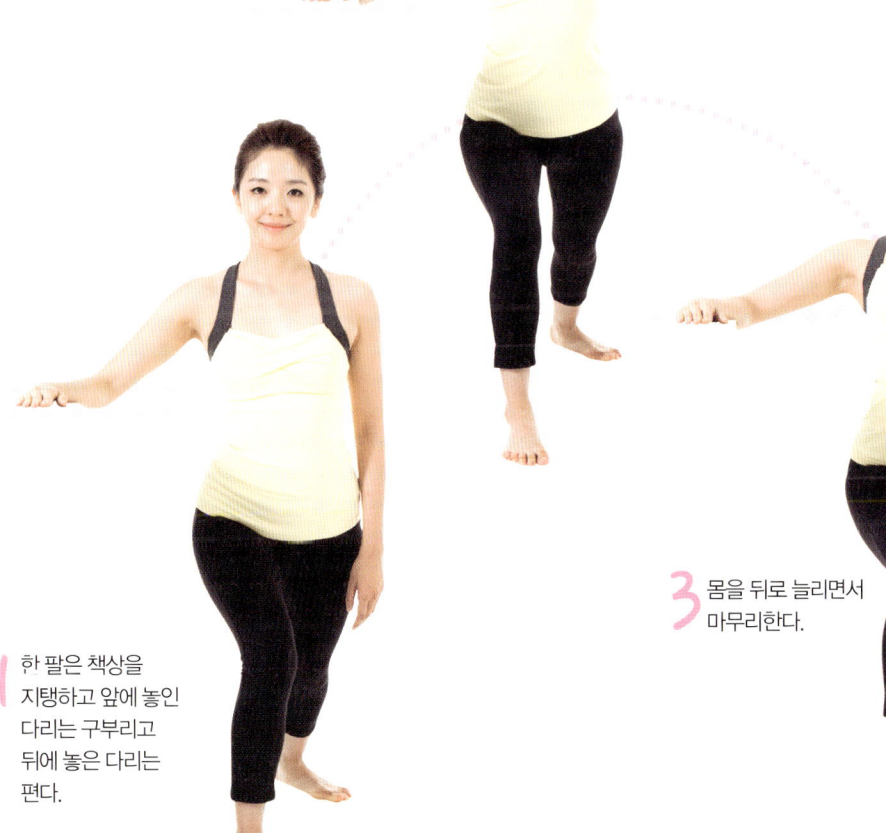

1 한 팔은 책상을 지탱하고 앞에 놓인 다리는 구부리고 뒤에 놓은 다리는 편다.

2 한 팔을 머리 위로 들어 올린다.

3 몸을 뒤로 늘리면서 마무리한다.

Part 4 내 몸이 즐거워지는 툴 요가 205

ToolYoga
● 의자를 이용한 요가

다리 옆으로 눕혀 상체 숙이기

포개 올린 다리, 엉덩이 심부 근육까지 늘려줄 수 있어 하체 긴장이 해소된다. 혈액 순환에도 도움된다.

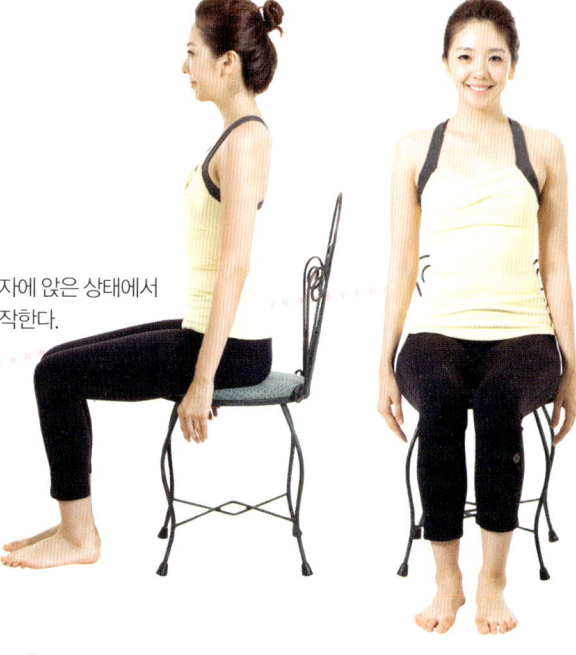

1 의자에 앉은 상태에서 시작한다.

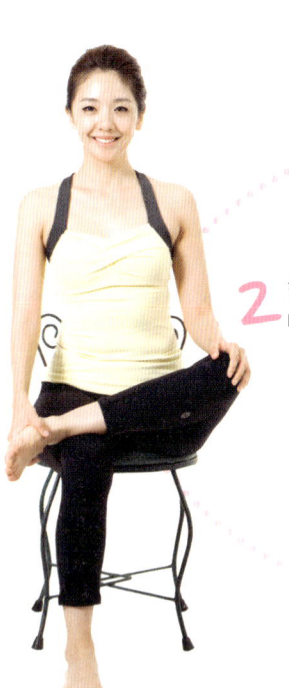

2 한 다리를 다른 쪽 다리 위에 포갠다.

3 몸을 앞으로 숙이면서 마무리한다.

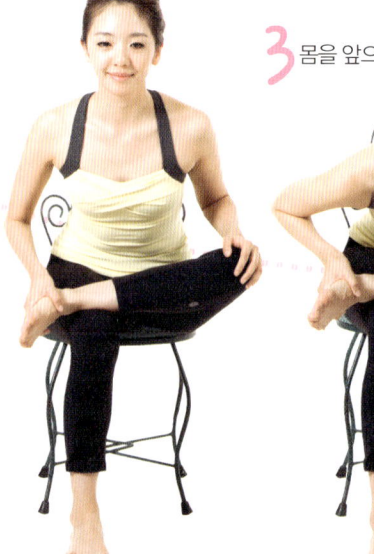
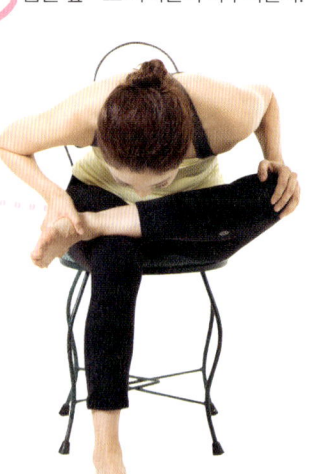

동작순서≫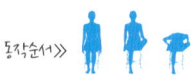

동작순서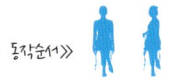

다리 꼬고 앉아 비틀기

척추를 비틀어 허벅지 바깥쪽을 이완시키는 자세이다.
척추 전체 긴장도 해소된다.

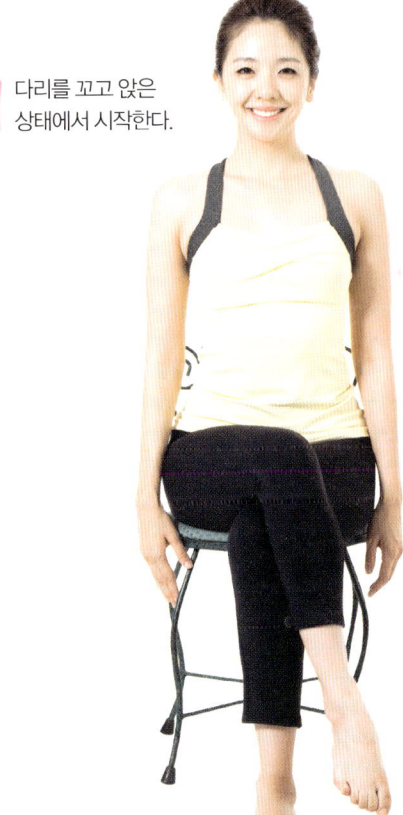

1 다리를 꼬고 앉은 상태에서 시작한다.

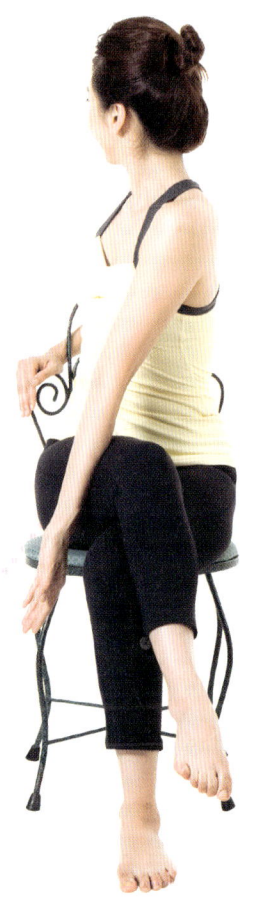

2 한쪽 손으로 의자를 잡는다. 위로 꼬아 올린 다리 바깥쪽에 반대편 팔을 위치시키고 다리를 밀면서 몸을 비튼다.

ToolYoga
● 의자를 이용한 요가

손 모아 기지개 켜기

의자에 앉아 척추를 충분히 늘려주어 상체의 전반적인 피로해소를 돕는다.

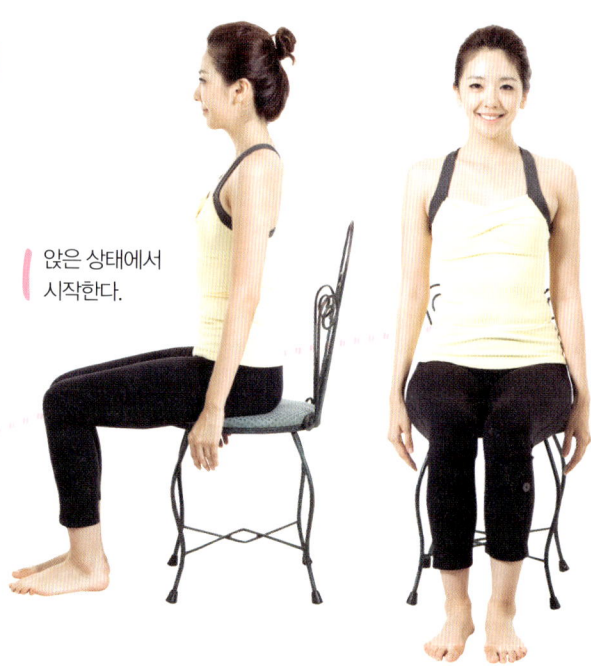

1 앉은 상태에서 시작한다.

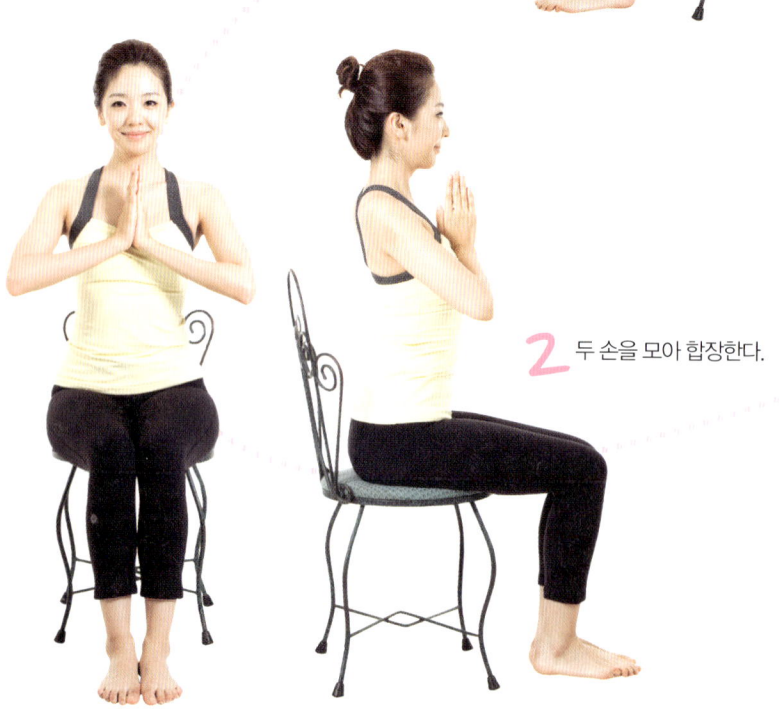

2 두 손을 모아 합장한다.

동작순서》

3 손을 머리 위로 들면서 머리를 젖힌다.

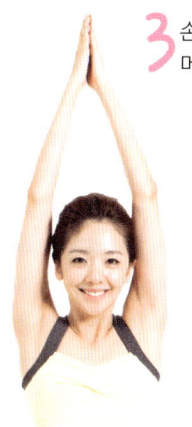

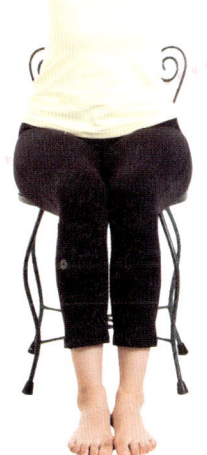

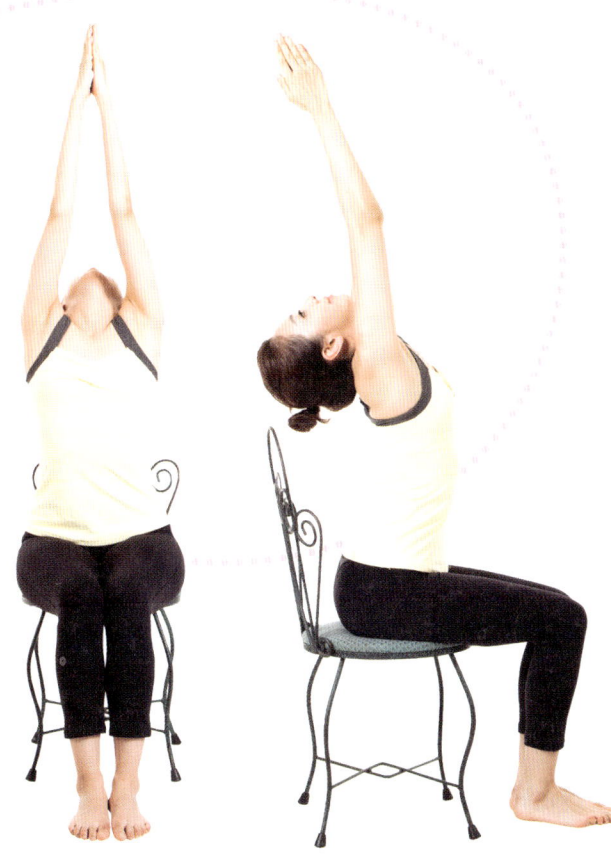

Part 4 내 몸이 즐거워지는 툴 요가

ToolYoga
● 의자를 이용한 요가

목 뒤, 등 늘리기

목 뒤, 견갑골 사이, 척추 사이사이 근육들을 이완시켜 주고, 등의 전반적인 피로를 풀어줄 수 있다.

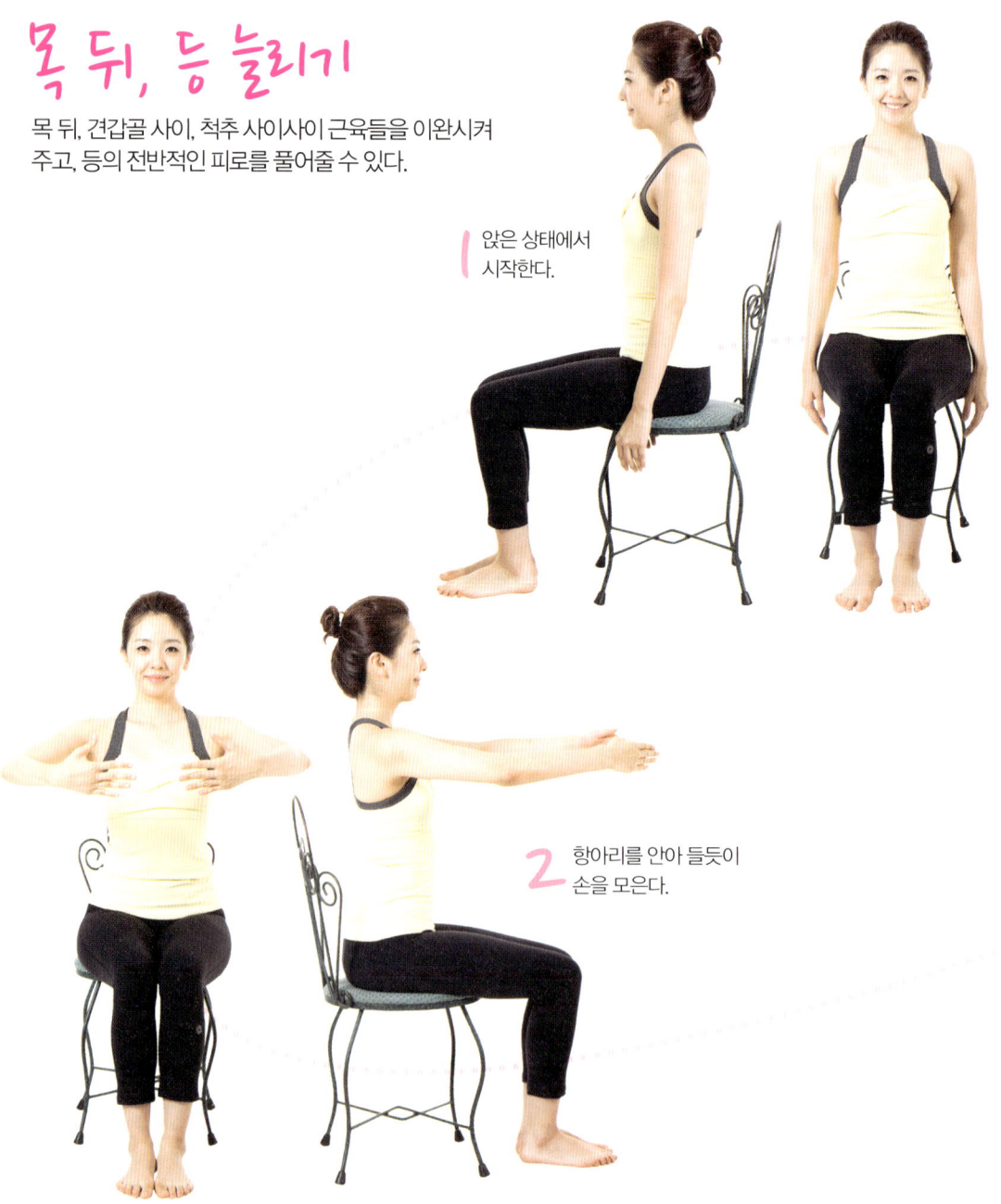

1 앉은 상태에서 시작한다.

2 항아리를 안아 들듯이 손을 모은다.

동작순서 >>

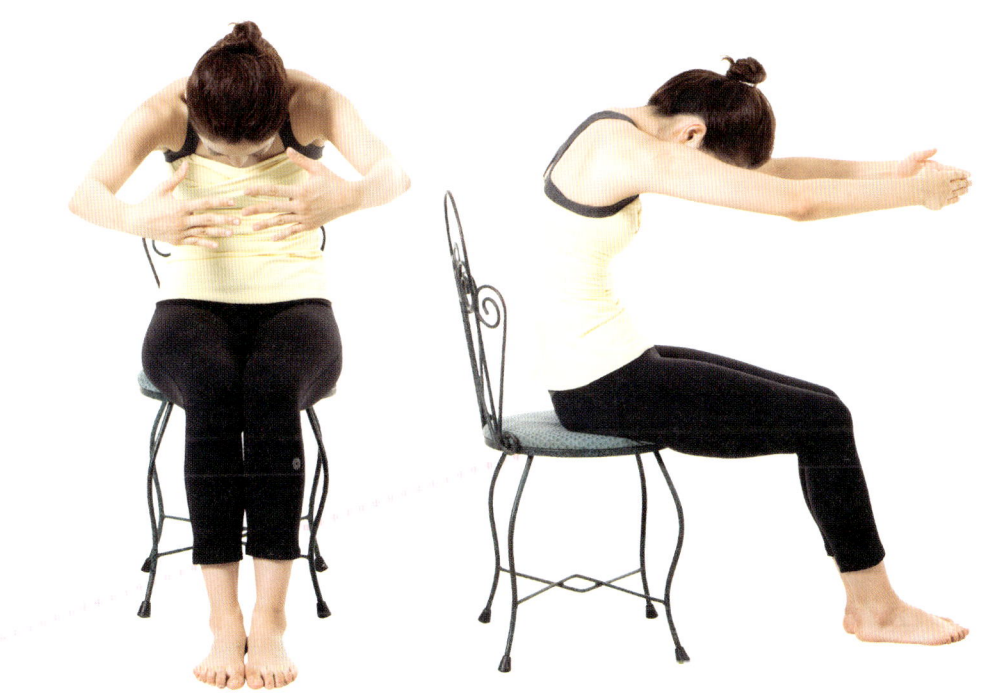

3 몸을 웅크리면서 등을 이완시킨다.

ToolYoga

● 의자를 이용한 요가

의자 잡고 상체 비틀기

의자에 앉아서 간단하게 몸을 풀어줄 수 있는 가장 대표적인 자세이다. 척추의 혈액 순환을 도와 피로를 풀어주는 데 도움이 된다.

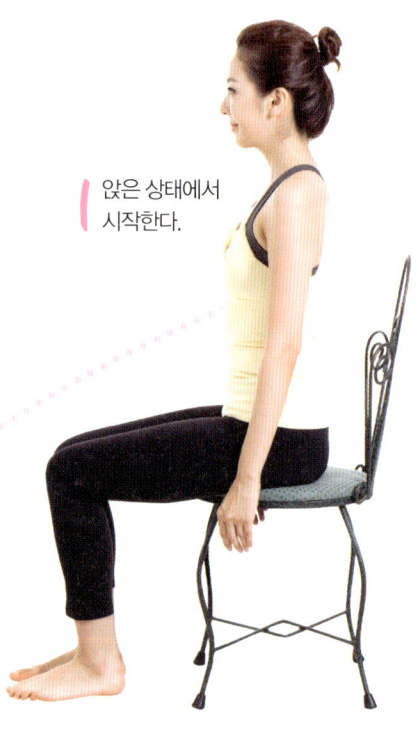

1 앉은 상태에서 시작한다.

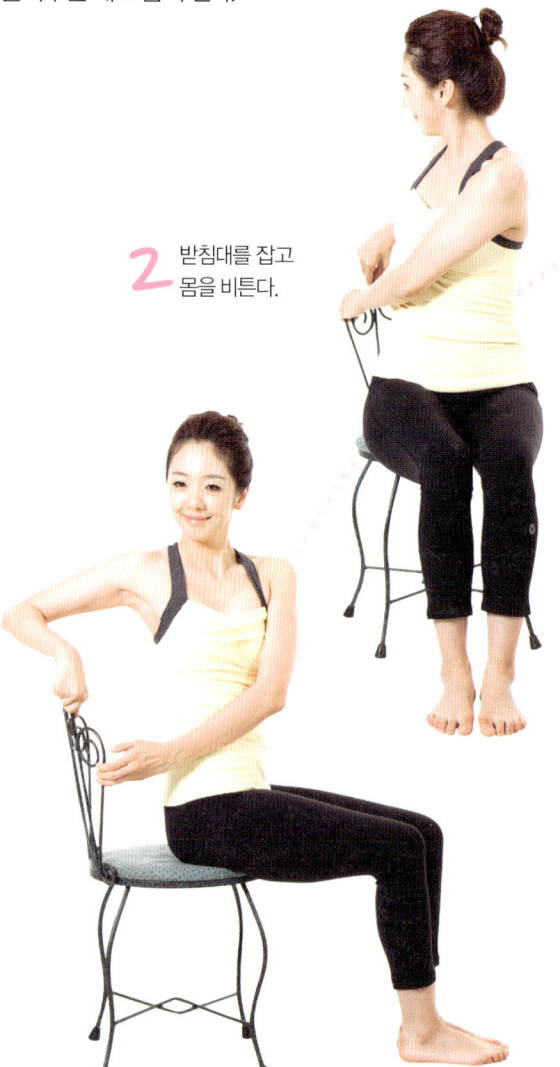

2 받침대를 잡고 몸을 비튼다.

동작순서>>

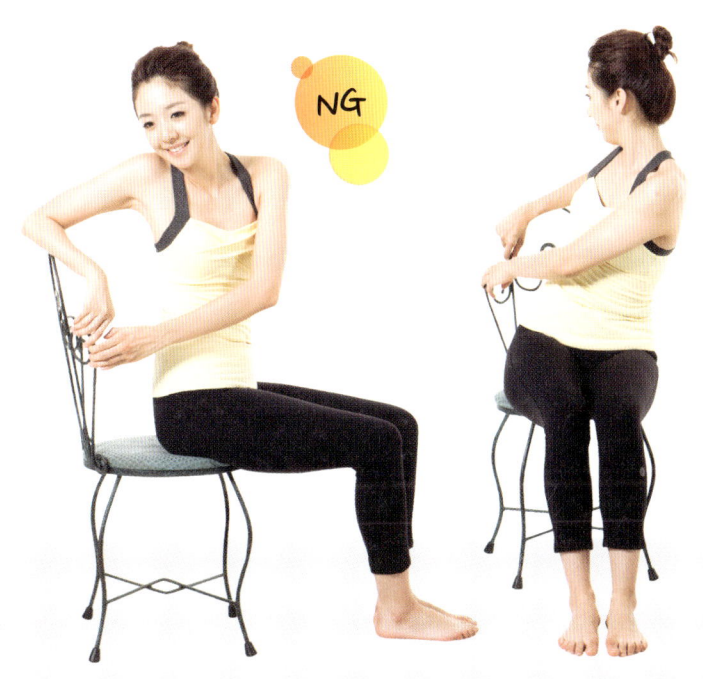

어깨가 들리거나 상체가 꾸부정해지지 않게 주의한다.

ToolYoga
● 커플 요가

전사 자세 1

전신의 피로를 회복시켜주고 적절한 하체 강화 운동이 병행된다. 평소에 혼자하기 힘들었던 동작을 상대의 도움을 받아 수월하게 수행할 수 있다.

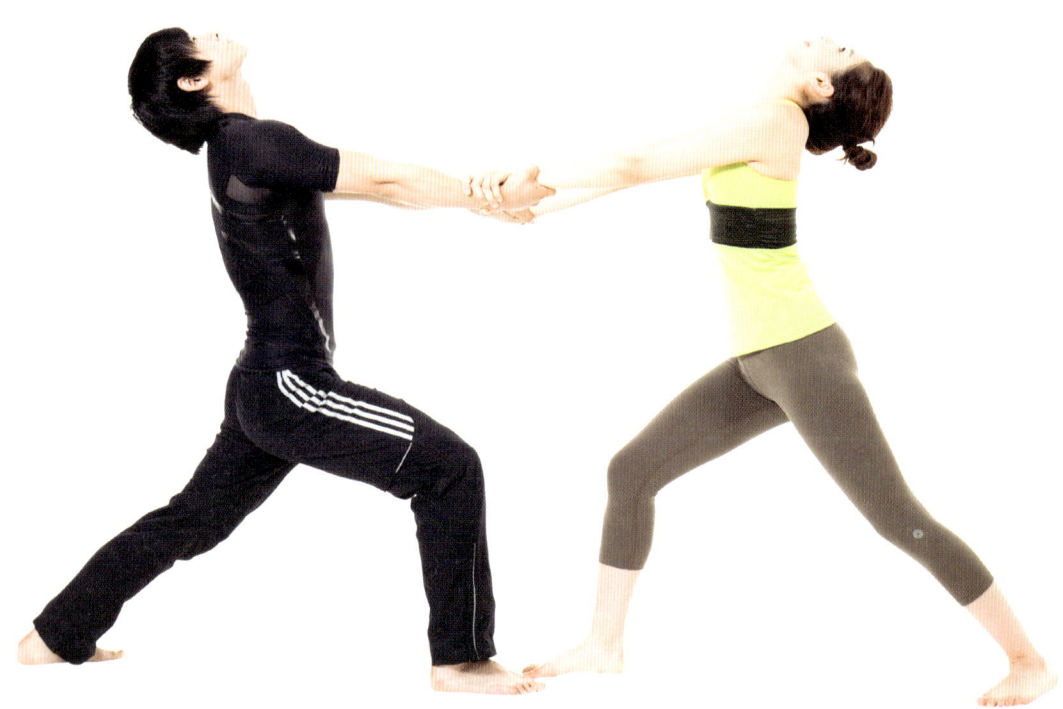

전사 자세에서 손을 맞잡고 상체를 젖힌다.

동작순서 >>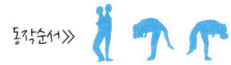

등 맞대고 전후굴 자세

내 체중을 상대에게 의지하여 편안한 상태에서 척추 앞뒤로의 움직임을 통해 척추 전체의 피로 해소에 도움이 된다.

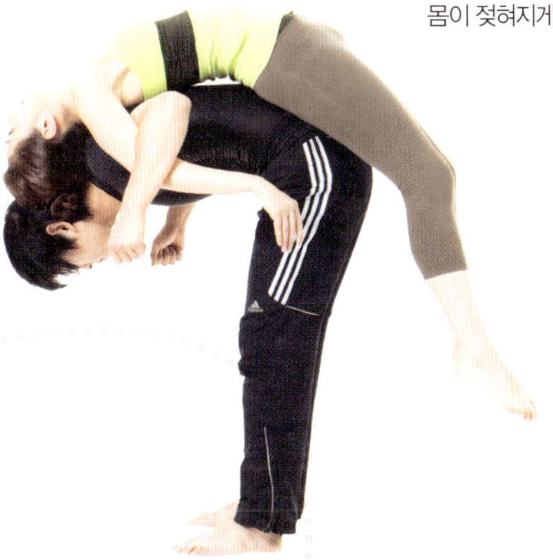

2 한 사람이 중심을 낮추고 몸을 숙여서 상대방의 몸이 젖혀지게 한다.

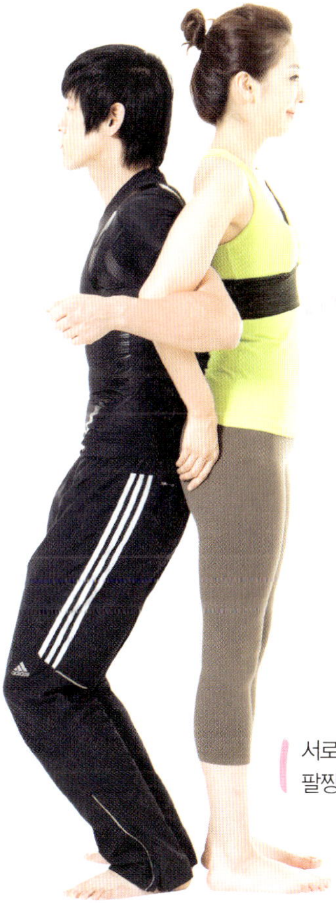

1 서로 등을 맞대고 팔짱을 낀다.

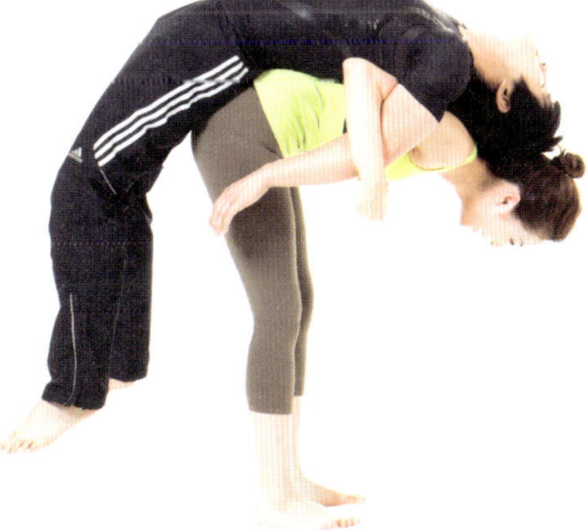

ToolYoga
● 커플 요가

넓게 서서 상체 숙이기
어깨와 가슴을 늘려주는 데 도움을 받을 수 있다.

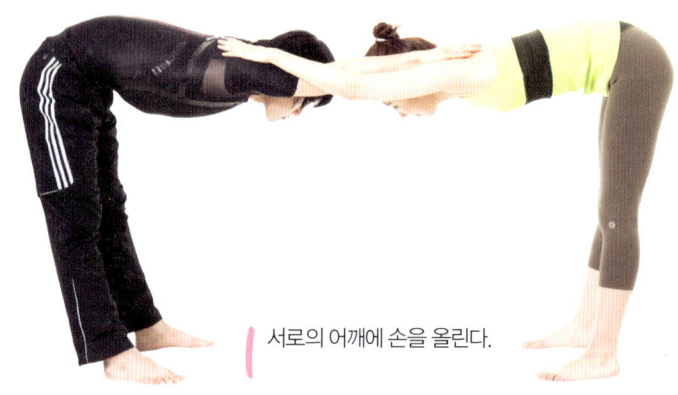

1 서로의 어깨에 손을 올린다.

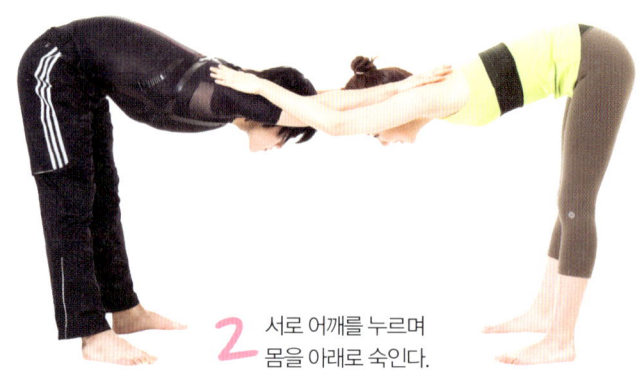

2 서로 어깨를 누르며 몸을 아래로 숙인다.

동작순서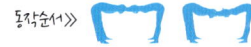

동작순서 >>

태양을 향한 전사 자세

골반, 옆구리, 하체가 단련된다.

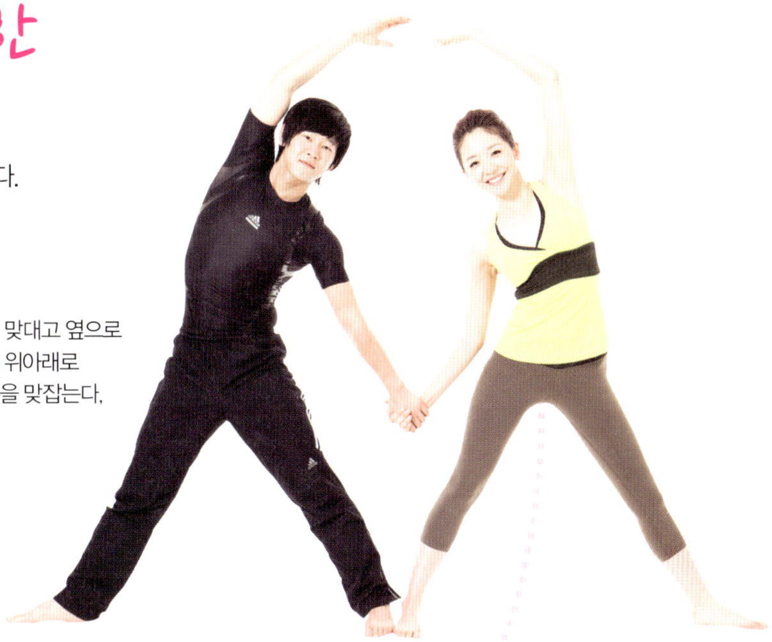

1 발을 맞대고 옆으로 서서 위아래로 양손을 맞잡는다.

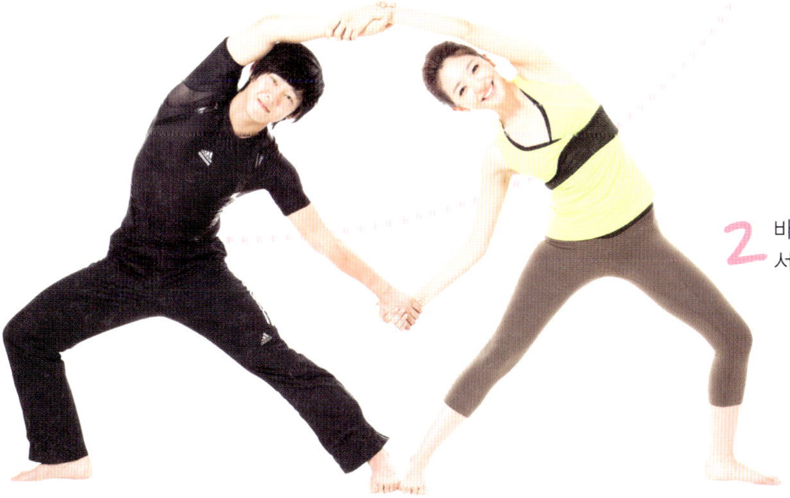

2 바깥쪽 무릎을 구부리면서 서로를 가볍게 당겨준다.

ToolYoga
● 커플 요가

나비 자세
골반 기관의 순환을 돕고 가슴을 열어주는 동작이
척추 피로해소에 도움이 된다.

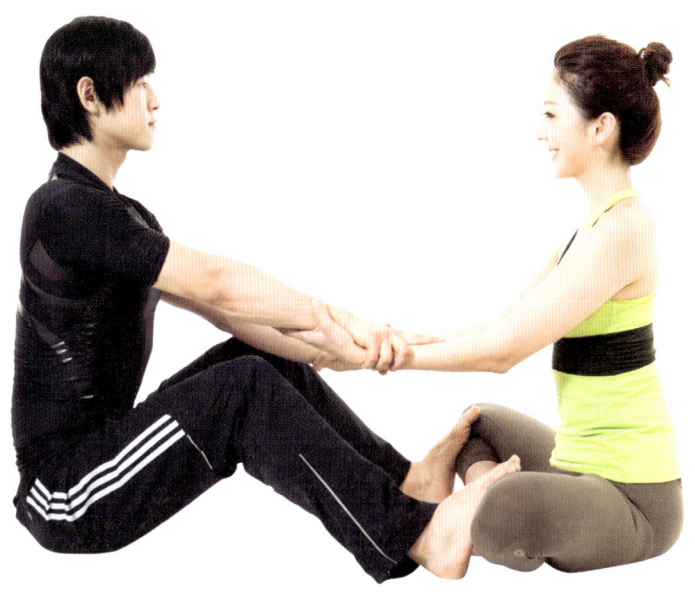

| 양손을 맞잡고 앉아 한 사람은 나비자세를 취하고,
보조자는 발로 상대방의 정강이를 고정시킨다.

동작순서》

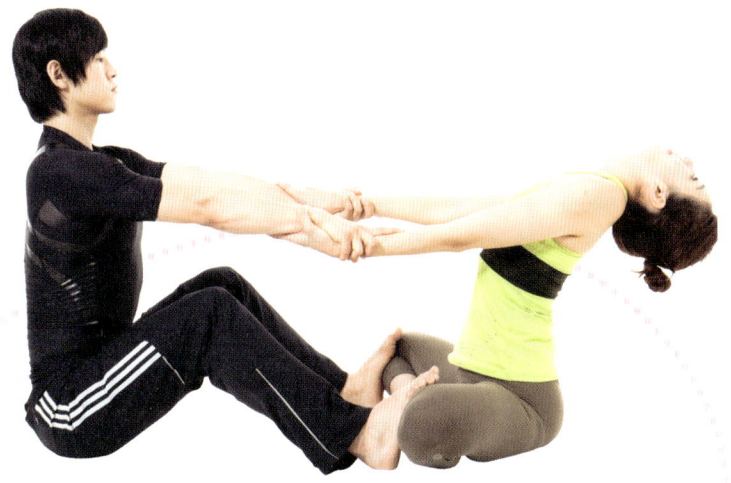

2 보조자의 팔을 잡고 몸을 뒤로 젖힌다.

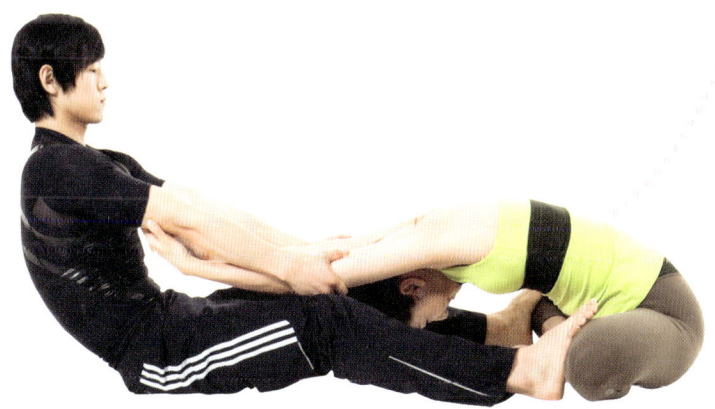

3 보조자는 상대와 맞잡은 팔을 자신의 몸 쪽으로 잡아당기고, 몸을 앞으로 숙이면서 쭉 늘인다.

ToolYoga
● 커플 요가

엎드려 상체 들어 올리기

척추를 유연하게 해주고 가슴을 열어주어 어깨와
등의 긴장까지 해소된다.

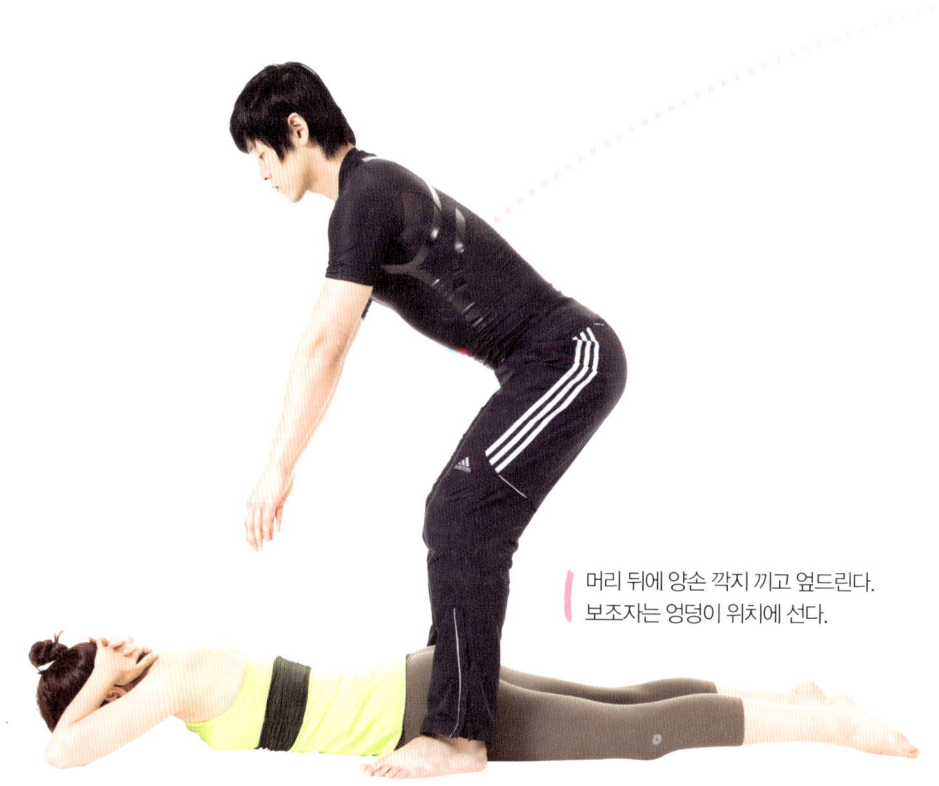

머리 뒤에 양손 깍지 끼고 엎드린다.
보조자는 엉덩이 위치에 선다.

동작순서》

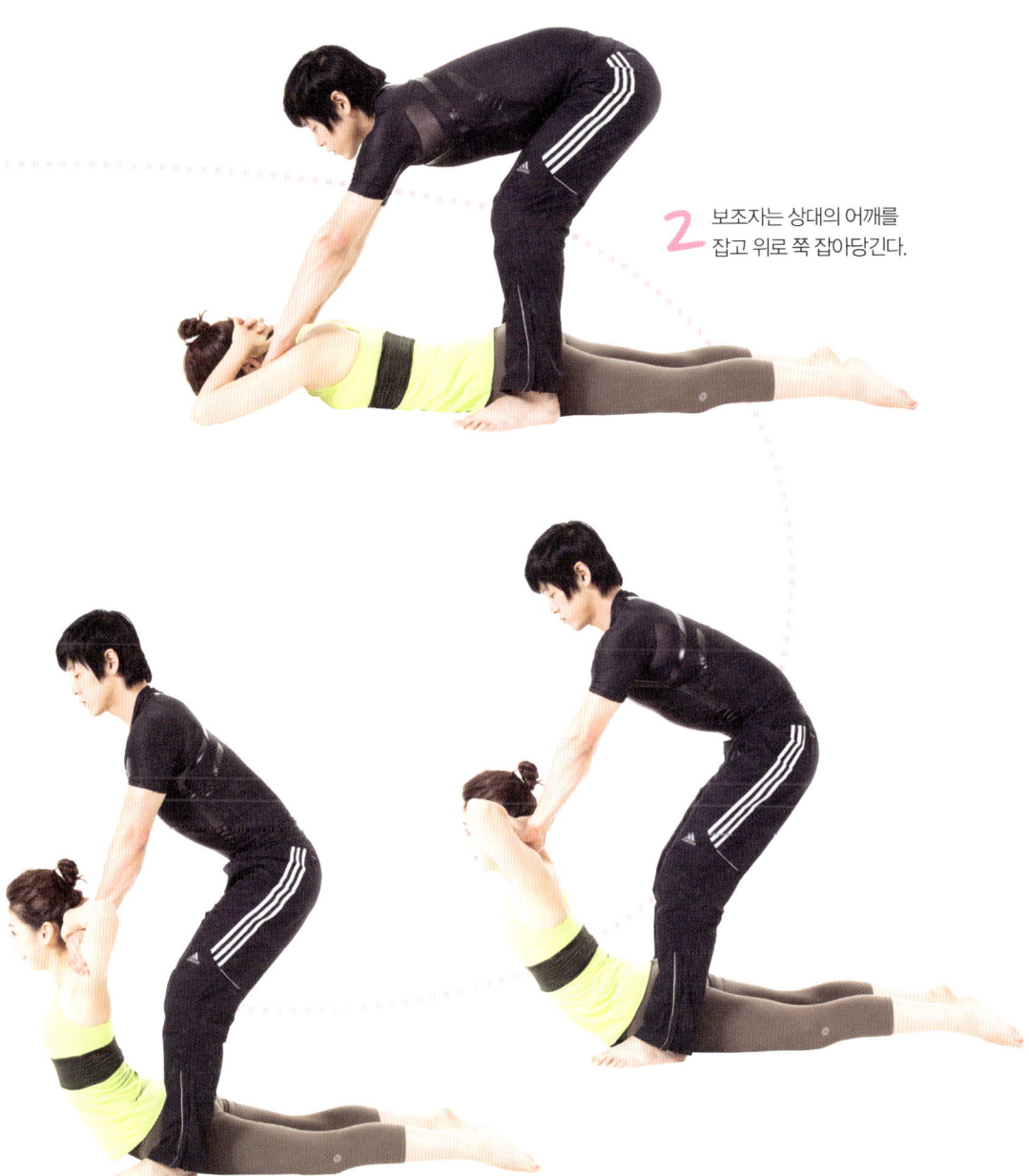

2 보조자는 상대의 어깨를 잡고 위로 쭉 잡아당긴다.

ToolYoga
● 커플 요가

엎드려 하체 들어 올리기

하체를 들어올리는 자세는 평소에 혼자서 하기에 쉽지 않은 동작이다. 상대의 도움을 받아 동작을 완성시킬 수 있다. 다리 쪽의 체액이나 혈액을 몸의 중심부로 보내주어 전체적인 몸의 순환에 도움이 되고 척추를 유연하게 해주고 단련시킨다.

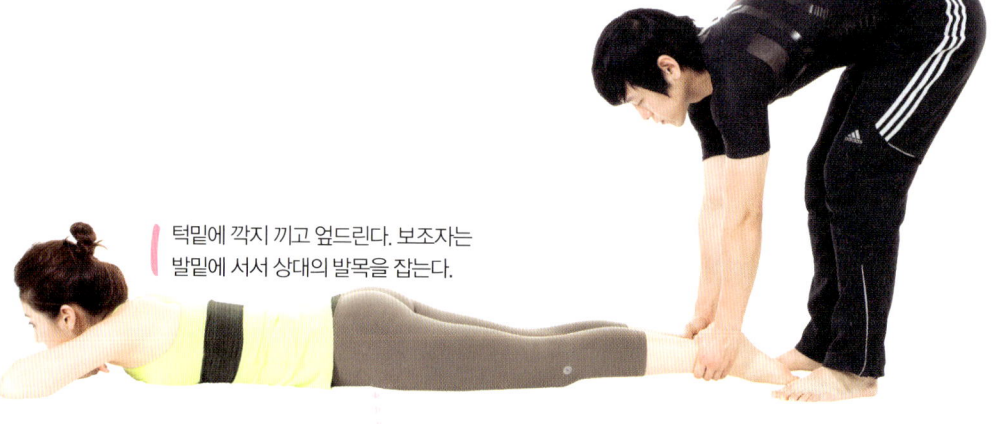

1. 턱밑에 깍지 끼고 엎드린다. 보조자는 발밑에 서서 상대의 발목을 잡는다.

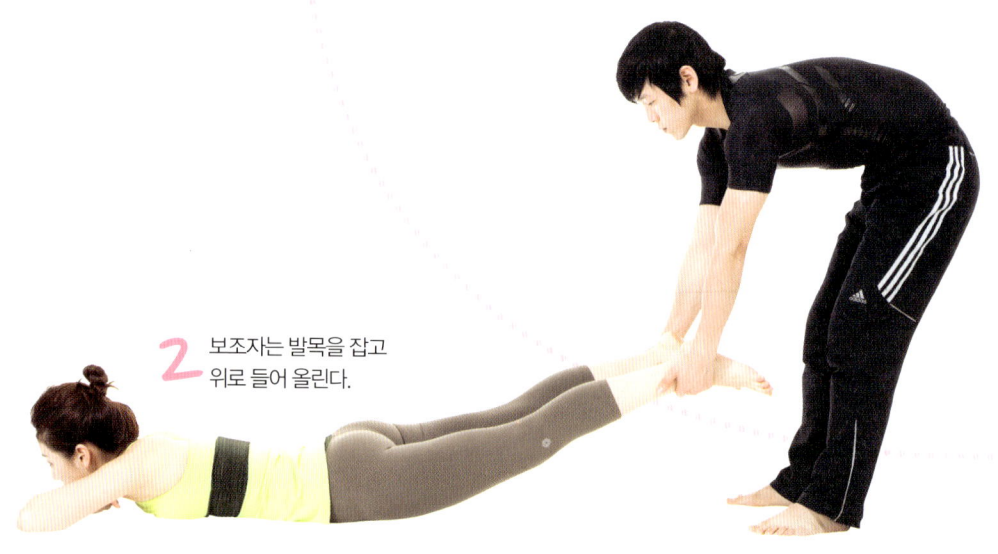

2. 보조자는 발목을 잡고 위로 들어 올린다.

동작순서 »

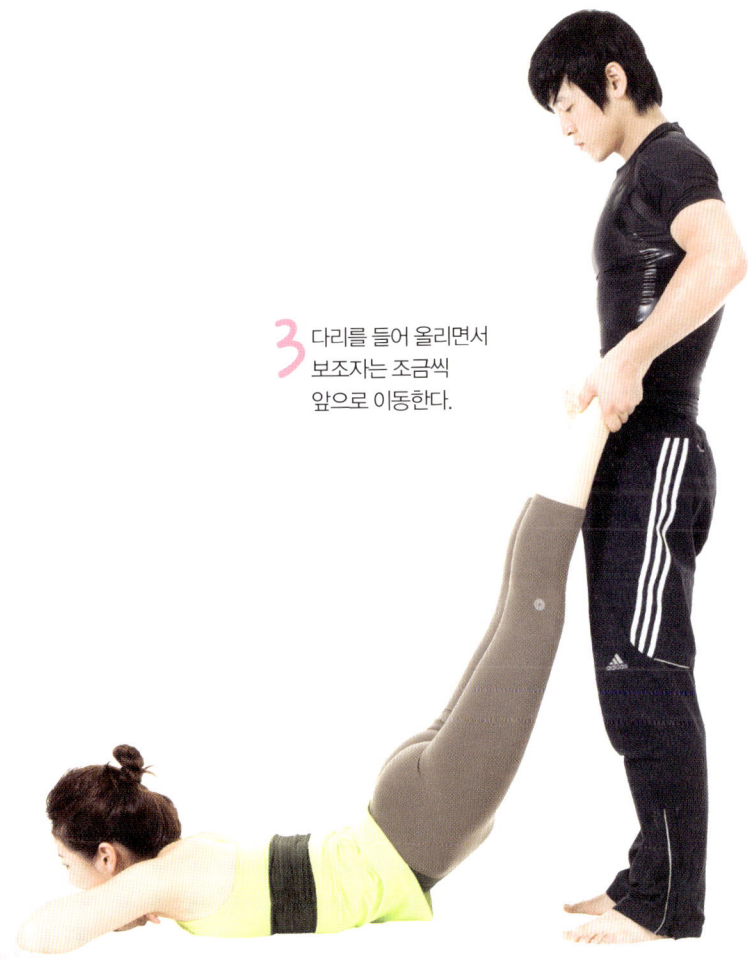

3 다리를 들어 올리면서 보조자는 조금씩 앞으로 이동한다.

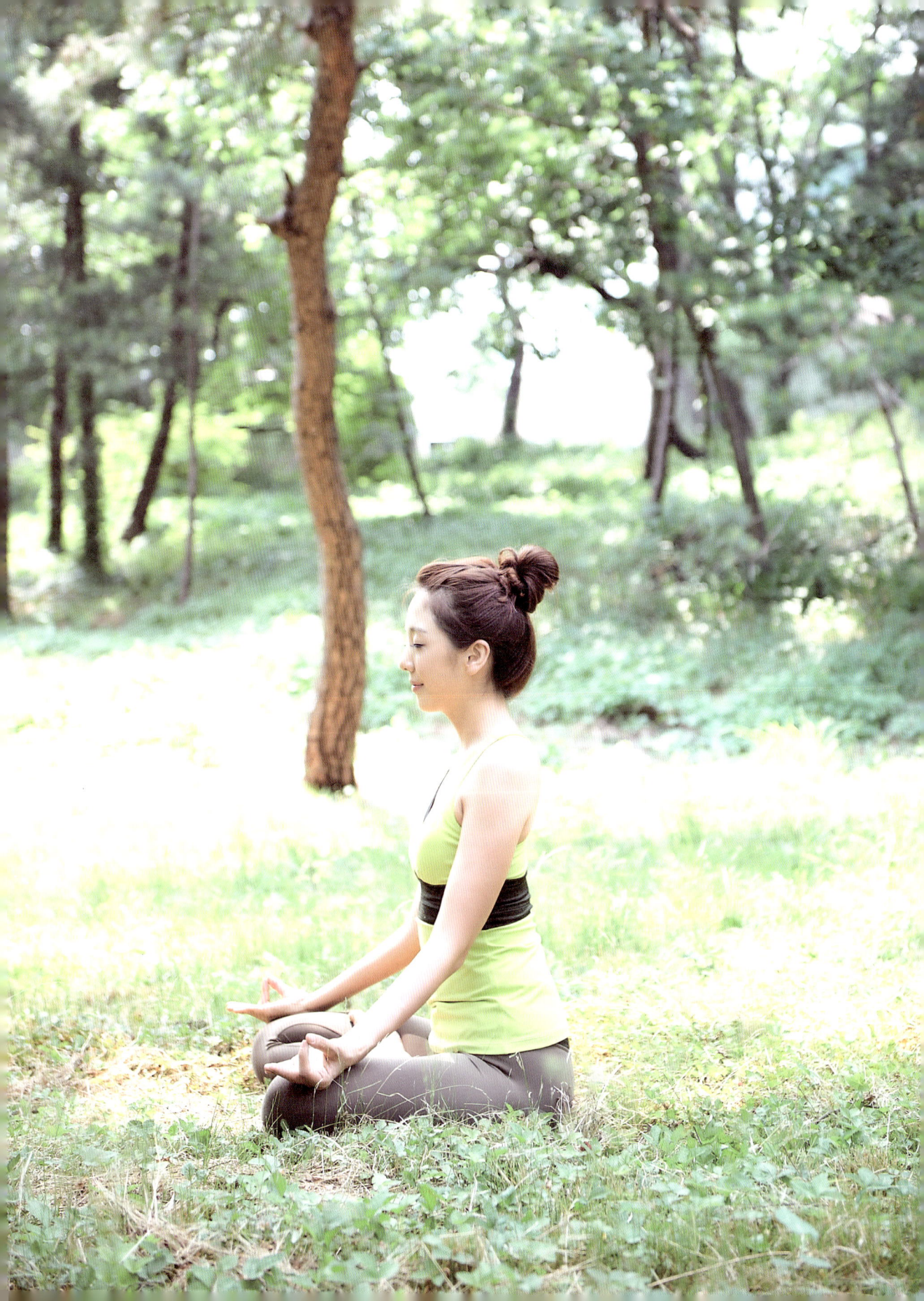